U0218574

本研究受中国人民大学科学研究基金
（中央高校基本科研业务费专项资金）项目（19XNI001）资助

Functional Status
and
Care Needs of
the Elderly in China

张文娟　著

中国老年人
活动能力
及照料需求

社会科学文献出版社
SOCIAL SCIENCES ACADEMIC PRESS (CHINA)

前　言

一　研究背景

健康长寿是人类千百年来梦寐以求的美好愿景，也是评价社会进步的重要标志。近半个世纪以来，中国人口的预期寿命增长迅速，长寿不再是遥不可及的梦想，但人们活得更久并不意味着会活得更健康。近年来，随着中国老年人口数量的快速增长，失能人口的规模持续扩张，长期照料服务需求不断增加。寿命的延长也改变了个体和家庭的生命周期，如何满足老年人日渐旺盛的养老服务需求，减轻家庭和社会所承担的养老与照料负担，是积极应对人口老龄化挑战的重要内容。《"十四五"国家老龄事业发展和养老服务体系规划》中明确提出：构建长期护理保险制度政策框架，协同促进长期照护服务体系建设，解决失能老年人的照料问题，为老年人提供精准化、个性化和专业化服务。发展失能老年人照护服务，探索建立长期护理保险制度，也是"十四五"期间社会养老服务体系和社会保障制度建设的重要内容。但是政府和社会各界对于普遍实施长期护理保险制度的可行性仍心存疑虑，这在很大程度上源自对失能老年人规模及照料需求的不确定性；同时，失能老年人照料服务存在明显的供需错位，专业的医疗和康复护理服务匮乏，无法为长期护理保险制度提供有力的支撑。

准确把握老年期个体的活动能力变化规律以及由此衍生的照料需求，是满足老年人的基本养老需求、改善其生活质量的重要前提。老年人的活动能力指完成基本的躯体动作以及日常活动的能力，包括躯体的行动能力、基本生活自理能力、工具性生活自理能力等。在特定社会环境中，能力受损会使老年人处于无法独立生活的失能状态，而失能程度和失能后的存活时间决定了需要长期照料的强度和时间。因此，活动能力不仅是个体衰老水平的反映，也是评估老年人的照料需求，为其提供精准化服务的基本依据。中国老年人的活动能力呈现何种变化趋势？不同时期老年人群活动能力的衰退过程有何差别？随着年龄增加，他们在余寿中对各类照料服务的需求如何变化？这些问题仍有待学术界做出进一步探索。

　　尽管学界针对上述问题进行了诸多研究，但是不同调查和研究的结论并未达成一致。首先，预期寿命延长与失能后存活时间的关系存在病残期压缩、病残期扩张和动态均衡三种模式，在人口转变的不同时期，老年人活动能力受损后存活时间的变化趋势并不一致。其次，中国老年人活动能力的变化趋势并不稳定，不同时期、不同特征的老年人群的活动能力和失能水平存在较大差异。再次，老年人的活动能力衰退过程存在异质性，不同活动能力的变化轨迹存在差异，扩张和压缩两种发展趋势可以在不同的活动能力指标中同时出现，影响因素的差异折射为个体生命历程、行为模式、社会经济背景、生活环境等因素对各种活动能力的作用方向和程度上的差别。因此，老年人活动能力变化过程存在差异性、不确定性，这将进一步强化其在长期照料服务需求上的差异性和不确定性。此外，在人口与社会双重转型背景下，中国面临照护资源匮乏的窘境，尽管社会化力量参与养老的作用日益突出，但不同老年人群对社会服务的接受度与支付能力存在很大差异；加之受制于政策环境、个人和家庭等多种因素，老年人的照料服务使用行为也表现出高度的不确定性。上述种种因素均增加了照护服务精准化供给的难度。

二　主要分析内容和逻辑

　　针对失能老年人照料面临的诸多挑战，本研究意在为这一问题的解决提供理论和数据支撑。本研究通过对大型专项调查数据的动态分析，细致展现中国老年人余寿中的生活自理能力、认知能力等若干活动能力指标的变化过程，以及这一过程在不同人群间的异质性，并以高龄老年人和失能老年人为重点人群，评估他们的照料需求、照料资源和照料负担，探寻满足失能老年人群照料需求的有效途径。为了达成上述目标，本研究主要围绕以下三部分内容展开。

第一部分，老年人余寿中的活动能力衰退轨迹以及内部差异。研究团队利用全国性的老年人专项跟踪调查数据，以高龄老年人为重点关注人群，分析了老年人增龄过程中活动能力的变化轨迹；比较了不同出生队列、不同特征老年人群之间的差异；从微观和宏观视角剖析了社会经济因素对老年人个体失能风险和整体失能率的影响机制。这部分内容构成了本书的第一至五章。

第二部分，老年人临终阶段的照料需求和照料安排。老年人临终阶段是其失能风险最高、家庭照料负担最重的时期。在本书的第六、第七章，本研究利用大型老年专项跟踪调查对死亡样本去世之前状态的回顾性调查信息，深入剖析了老年人在生命末期的临终照料需求、照料资源和获得的照料支持，并比较了不同特征老年人群之间存在的差异。

第三部分，长期照护体系和长期护理保险制度建设。针对失能人群的生活照料和专业护理（简称"照护"）服务是满足失能老年人照料需求的关键。而长期照护体系和长期护理保险制度是保障失能老年人获得照料服务的重要途径，前者提供社会化服务支持，后者从制度上解决资金来源。第八至十一章旨在全面掌握失能老年人的照护资源供需状况，揭示长期照护体系存在的问题及挑战。本研究从长期照护制度建设的角度出发，以失能率和带残存活时间为指标，评估了老年人的长期照护服务需求，探讨了评估长期照护需求的失能评估工具的发展状况，并系统分析了我国的长期照护体系和长护险试点的建设进展。

最后，本研究基于上述三部分的研究结论，提出了优化老年人活动能力衰退轨迹、完善失能老年人长期照护体系的策略和建议。

三　资料来源

本书的第一至八章的分析采用定量研究方法，使用的数据包括全国人口普查、全国人口抽样调查及大型老年专项调查数据。其中，又以中国老年健康影响因素跟踪调查（Chinese Longitudinal Healthy Longevity Survey,

CLHLS）和中国老年社会追踪调查（China Longitudinal Aging Social Survey，CLASS）两个专项调查为主。CLHLS 调查内容涵盖存活老人及家庭基本状况、社会经济背景、经济来源和健康状况、生活照料与疾病负担，以及死亡老人临终健康状况、医疗和照料需求成本等。CLASS 定期、系统地收集中国老年人群个人与家庭基本信息、经济来源、健康状况、社会交往与社会参与等数据，同时调查死亡老人去世前生活质量与照料状况等信息。两者均为国内顶尖高校研究所主持的全国性、连续性的大型社会调查项目，数据质量高、代表性强、应用广泛，有助于掌握老年人在衰老过程中面临的各种问题和挑战，为改善长期照护体系提供重要的理论和事实依据。在第一至八章，本研究利用发展模型、潜变量分析技术、多元线性和非线性回归模型、生存分析技术等定量分析技术，通过对不同人群衰老轨迹的比较，揭示生命历程、生活环境、社会经济资源等因素对衰老进程的影响，并分析照护资源和照护需求。

在对长期护理保险制度的分析部分，本研究采用定性和定量相结合的研究方式。其中的定性分析资料主要包括本研究团队收集的国内外长期护理保险制度设计以及实践案例。

四 研究价值和意义

本书以老年人余寿中的活动能力变化过程为主要分析对象，展现了老年人增龄过程中的活动能力变化趋势，揭示了预期寿命增长对老年人活动能力变化轨迹的影响。上述研究旨在帮助学界、政府和社会更加准确地把握中国人口老龄化过程中的长期照料需求增长态势，为长期照护体系和长期护理保险制度的发展和完善提供理论与事实依据。本研究对老年人余寿中活动能力衰退过程的分析意在揭示老年人在这一过程中存在的高度异质性，以及社会经济因素对老年人口失能率的影响机制，这些发现将为准确识别失能的高风险人群并进行提前干预提供有益的参考，也为实施积极应对人口老龄化国家战略、推进健康中国建设提供有力支撑。而本书对长期护理保险试点地区的分析和比较，亦将为中国未来长期护理保险制度的完善和普及提供有益的借鉴。

目　录

第一章　中国高龄老年人的生活自理能力及其变化趋势

一　研究背景

活动能力通常指个体完成日常活动的能力，而老年人活动能力的缺损甚至丧失意味着他们需要在外界的协助下完成各项必要日常活动。随着年龄的增加，个体的活动能力在不断下降，活动能力受限甚至失能的可能性随之上升，高龄老年人因此成为失能的高风险人群。[1] 随着人口预期寿命的延长，很多国家的老年人口出现高龄化趋势，老年人口的失能风险是否会随之持续增加？有研究者认为，随着预期寿命的延长，个体的活动能力衰退进程将发生改变，他们可以在没有重度残障的状态下存活更长时间。[2] 因此，仅凭日历年龄变化无法准确预测人口老龄化带来的照料负担增加。活动能力的缺损往往是老年人死亡的前兆，[3] 常发生在去世前的最后一段时间。如果上述结论成立，尚余存活时间将成为预测老年人活动能力变化的重要依据。然而，目前对老年人活动能力衰退轨迹的研究多基于

---

[1] Peeters G. , Dobson A. J. , Deeg D. J. H. & Brown W. J. , "A Life-course Perspective on Physical Functioning in Women," *Bulletin of the World Health Organization* 91 (2013): 661-670.

[2] Christensen K. , Doblhammer G. , Rau R. , & Vaupel J. W. , "Ageing Populations: The Challenges Ahead," *Lancet* 374 (2009): 1196.

[3] Hirsch C. H. , Bůžková P. , Robbins J. A. , Patel K. V. , & Newman A. B. , "Predicting Late-life Disability and Death by the Rate of Decline in Physical Performance Measures," *Age and Ageing* 41 (2012): 155-161.

存活老年人信息，以年龄为时间坐标展开，这在很大程度上限制了对整个生命周期内老年人活动能力变化规律的考察，忽略了寿命延长可能带来的变化。因此，我们有必要从老年人的死亡时间回溯，完整考察余寿与活动能力之间的动态关系，从而可以更加准确地预测活动能力下降和缺损的持续时间，评估老年人由此所引致的照料需求。

以往关于老年人活动能力的研究中曾经使用过诸多指标，其中基本生活自理能力（ADL）是最常使用的测量指标。[1] 本章将以此为依据，分析高龄老年人的活动能力变化过程。基本日常生活自理能力的受限意味着老年人丧失了独立生活的能力，需要接受他人的长期照料以维持生存，这种状态也被判定为失能。失能的本质是个人的能力无法满足环境要求，导致日常活动受限。因此，老年人的活动能力不仅取决于其固有能力，也会受到外在社会环境的限制，比如居住条件和生活设施的改变也会对老年人的活动能力产生影响，反映为外在功能表现。各项日常活动对老年人的生理状态的要求存在差异，轻度失能状态更容易受到周围环境和设施的左右而呈现不稳定性。[2] 不同活动能力测量指标之间也会因为上述原因而出现差异，在个体衰老过程中，对于活动能力的变化轨迹，需要基于具体指标进行分析。

鉴于采用日历年龄和不同测量指标所引起的活动能力变化轨迹的不确定性，本章将以中国老年人为研究对象，以 ADL 为测量指标，分析 1998~2014 年不同队列老年人群在余寿中的活动能力变化轨迹，并比较各种特征人群之间存在的差异。

二　老年人生活自理能力的衰退轨迹及影响因素

（一）生活自理能力的衰退轨迹

对于老年个体生活自理能力随时间变化的研究，可以分为两个层

[1] Nagi S. Z. , *Some Conceptual Issues in Disability and Rehabilitation* （Washington：American Sociological Association，1965）.

[2] Fong J. H. , & Feng J. , "Comparing the Loss of Functional Independence of Older Adults in the U. S. and China," *Archives of Gerontology and Geriatrics* 74 （2018）：123-127.

次：第一个层次的研究基于个体的生命历程展开，分析老年人进入老年期后生活自理能力的变化模式，即年龄或余寿与 ADL 之间的关系；第二个层次的研究围绕队列差异进行，关注随着时间的推移，个体生命历程中生活自理能力的变化模式所发生的改变。第一个层次的研究关注个体老龄化过程中的生活自理能力下降趋势，这种伴随增龄而来的活动能力减弱可以视为年龄效应。有研究发现，虽然活动能力下降与年龄增长紧密相关，但并非呈现线性变化趋势。[1] 也有学者将老年人生活自理能力的衰退轨迹按照失能的年龄、严重程度和发展速度分成不同类型，刻画这一能力随年龄增长的动态变化过程，并识别失能的高风险人群。[2] 但是由于未充分考虑存活时间对失能变化的影响，衰退轨迹无法再现生活自理能力在老年期的衰退直至死亡的完整变化过程，导致对衰退轨迹的分类可能存在偏差。

　　不同队列人群在年龄效应上的差异可以视为队列效应。对于这种由时间推移而带来的生活自理能力衰退模式的改变，研究者多利用宏观统计数据，通过比较不同时期老年人口失能后的存活时间及其在余寿中的比重，间接反映生活自理能力衰退模式可能发生的变化。目前发现，老年人口失能后的存活时间发展趋势存在三种不同的模式，即残障期压缩模式[3]、残障期扩张模式[4]和动态均衡模式[5]。这三种模式反映了老年人的活动能力衰退过程中的队列效应及其差别。后续研究发现，即使在同一人口群体中，基于不同的活动能力指标，也会出现多种模式并存的混合协同效

---

[1]　Mor V., Wilcox V., Rakowski W., & Hiris J., "Functional Transitions among the Elderly: Patterns, Predictors and Related Hospital Use," *American Journal of Public Health* 84 (1994): 1274-1280.

[2]　Zimmer Z., Martin L. G., Nagin D. S., & Jones B. L., "Modeling Disability Trajectories and Mortality of the Oldest-Old in China," *Demography* 49 (2012): 291-314.

[3]　Fries J. F., "Aging, Natural Death and the Compression of Morbidity," *New England Journal of Medicine* 303 (1980): 130-135.

[4]　Gruenberg E. M., "The Failure of Success," *Milbank* Q 55 (1977): 3-24.

[5]　Manton K. G., "Changing Concepts of Morbidity and Mortality in the Elderly Population," *Milbank* Q 60 (1982): 183-244.

应。① 多种模式的存在反映了老年人活动能力衰退过程的复杂性和不稳定性，只有对引起队列效应的相关因素进行深入分析，方能准确把握和预测老年人生活自理能力衰退过程的动态变化。

（二）中国老年人余寿中的生活自理能力的衰退过程

在不同的人口转变阶段，老年人活动能力受损后存活时间的发展趋势会发生改变，② 由此推断，发展中国家和发达国家不同的人口转变速度和转变模式可能会导致其老年人口活动能力的衰退轨迹及发展趋势出现差异。然而，目前对于包括生活自理能力在内的老年人各种活动能力指标变化趋势的研究主要集中于发达国家。作为拥有世界上近 1/4 老年人口的国家，中国在过去的 20 年间，经历了快速的人口老龄化，失能老年人口快速增长，但目前对老年人活动能力的变化趋势判断仍存在不确定性，③ 而近年来快速发展的社会保障和养老体系进一步增强了发展趋势的不确定性，给老年人口照料负担评估和未来预测带来了很大挑战。80 岁及以上的高龄老年人群是失能的高风险人群，也是长期照料支持的主要目标。有研究显示，在过去的近 20 年间，中国高龄老年人的基本生活自理能力残障率整体呈下降态势。④ 但在这一期间，高龄老年人的生活自理能力的变化趋势并非保持一致。⑤ 因此，对于不同出生队列老年人群的活动能力的变化轨迹还需展开更加细致的分析。此外，也有学者运用组基轨迹模型对

---

① 曾毅、冯秋石等：《中国高龄老年人健康状况和死亡率变动趋势》，《人口研究》2017 年第 4 期。

② Robine J. M., & Michel J. P., "Looking Forward to a General Theory on Population Aging," *Journal of Gerontology：Biological Sciences and Medical Science* 59A（2004）：590–597.

③ 曾毅、冯秋石等：《中国高龄老年人健康状况和死亡率变动趋势》，《人口研究》2017 年第 4 期。

④ Liang Y., Song A., Du S., Guralnik J. M., & Qiu C., "Trends in Disability in Activities of Daily Living among Chinese Older Adults, 1997–2006：The China Health and Nutrition Survey," *Journal of Gerontology：Biological Sciences and Medical Sciences* 70A（2015）：739–745.

⑤ Hou C., Ping Z., & Yang K., et al., "Trends of Activities of Daily Living Disability Situation and Association with Chronic Conditions among Elderly Aged 80 Years and Over in China," *Journal of Nutrition Health Aging* 22（2018）：439–445.

存活高龄老年人的生活自理能力发展轨迹进行分类刻画，揭示这一人群在活动能力衰退方面存在的显著异质性，[①] 但无法评估生活自理能力衰退过程中的年龄效应和其他相关因素的贡献，对其中可能存在的队列差异分析也有待展开，对不同特征的中国高龄老年人的生活自理能力的发展趋势，还需要更加深入地进行分析。

（三）生活自理能力的影响因素

从已有研究来看，有诸多因素与老年人的生活自理能力变化密切相关，比如提高社会经济地位、降低活动强度、坚持锻炼身体、改善营养状况等。[②] 这些因素对生活自理能力的影响可以通过两种途径实现：第一种途径通过生理机制改善老年人的固有能力，进而反映为外在的活动能力表现。健康的生活方式，比如不吸烟、健身，可以提高身体素质，延缓生活自理能力的衰退，缩短失能状态的持续时间，甚至降低出现严重失能的风险。[③] 第二种途径是直接作用于相关外部环境，通过一系列调整和改进，降低各项活动对体能的要求，从而提高个体的外在功能表现。[④] 但是，上述两种方式在改善生活自理能力上所取得的效果可能存在差异。人们可以通过改善环境、使用辅助器具降低活动能力轻度受限的可能性，而生物医学干预可以有效抑制疾病的发生和发展，进而降低发生重度失能的可能性。[⑤] 两种

① 巫锡炜：《中国高龄老年人残障发展轨迹的类型：组基发展建模的一个应用》，《人口研究》2009 年第 4 期；Zimmer Z. , Martin L. G. , Nagin D. S. , & Jones B. L. , "Modeling Disability Trajectories and Mortality of the Oldest-Old in China," *Demography* 49 （2012）：291−314。

② Martin L. G. , & Schoeni R. F. , "Trends in Disability and Related Chronic Conditions among the Forty-and-over Population：1997−2010," *Disability and Health Journal* 7 （2014）：S4−S14.

③ Hubert H. B. , Bloch D. A. , Oehlert J. W. , & Fries J. F. , "Lifestyle Habits and Compression of Morbidity," *The Journals of Gerontology：Biological Sciences and Medical Sciences* 57A （2002）：A347−A351.

④ Heikkinen E. , *What Are the Main Risk Factors for Disability in Old Age and How Can Disability be Prevented?* （http：//www. euro. who. int/document/E82970，2003）.

⑤ Manton K. G. , Gu X. L. , & Lamber V. L. , "Change in Chronic Disability from 1982 to 2004−2005 as Measured by Long-term Changes in Function and Health in the U. S. Elderly Population," *The National Academy of Science* 13, No. 48 （2006）：18374−18389.

途径的不同效果可能会进一步强化各类老年人群在生活自理能力衰退过程中表现的差异性。

从更深层的角度剖析,无论是生理健康还是外在环境的改善,都会受到个体所处家庭和社会环境的限制。拥有较好社会经济背景的老年人失能的风险较低;[1] 个体所从事的职业也会对生活自理能力的衰退过程产生影响。[2] 然而,针对中国高龄老年人群的分析发现,具有不同社会经济背景的老年人在生活自理能力变化轨迹上并不存在显著差异。[3] 本研究将其归因于死亡的选择作用:在社会经济状况不佳的人群中,只有足够健康的个体才能够活到老年期;当这一群体进入老年后,由社会经济状况导致的生活自理能力的差距会缩小,甚至出现相反的状况。综上所述,社会经济状况对老年人生活自理能力的影响存在"选择"和"保护"两种可能的途径。选择作用是指较差的社会经济条件会通过较高的死亡率淘汰弱者,筛选足够强壮的个体进入老年期;保护作用则是指良好的社会经济状况会通过改善生活方式和生活环境、完善医疗和照护服务等途径来抑制疾病的发生、发展和对生活自理能力施加积极影响。一方面,在死亡的选择作用减弱的情况下,老年人余寿中的带残存活期将持续延长;而另一方面,健康生活方式和年龄友好的生活环境对失能风险的抑制作用远远超过对死亡风险的影响,[4] 从而导致残障期压缩。究竟哪种方式会胜出,还取决于人群所处的社会经济环境。

老年人活动能力衰退轨迹的队列差异不仅仅源于其所处的人口转变阶段的差异,他们的生命历程将会进一步强化队列间的异质性。有研究发现,个体童年期的生活经历会对其健康状况产生长期影响,贫困和患病与

---

① Freedman V. A., Martin L. G., Schoeni R. F., & Cornman J. C., "Declines in Late-life Disability: The Role of Early-and Mid-life Factors," *Social science and medicine* 66 (2008): 1588-1602.

② Leigh J. P., & Fries J. F., "Disability in Occupations in A National Sample," *American Journal of Public Health* 82 (1992): 1517-1524.

③ Zimmer Z., Martin L. G., Nagin D. S., & Jones B. L., "Modeling Disability Trajectories and Mortality of the Oldest-Old in China," *Demography* 49 (2012): 291-314.

④ Hubert H. B., Bloch D. A., Oehlert J. W., & Fries J. F., "Lifestyle Habits and Compression of Morbidity," *The Journals of Gerontology: Biological Sciences and Medical Sciences* 57A (2002): A347-A351.

老年期的生活自理能力密切相关。[①] 因此，对于童年期经历过社会动荡的人群而言，队列间的差异将更为突出。此外，女性在其生命历程中累积形成的社会经济劣势和生存优势会对她们的失能风险与失能后的死亡风险产生影响，女性老年人的生活自理能力较低，带残存活时间较长，[②] 由此导致男性和女性老年人在活动能力上可能出现不同的衰退轨迹。

三　研究方法和数据来源

（一）研究思路

本章以 80 岁及以上的中国高龄老年人为研究对象，运用线性增长模型（Hierarchal Linear Model，HLM）以基本生活自理能力（ADL）为活动能力测量指标，揭示高龄老年人在余寿中生活自理能力的下降过程，探析年龄效应和队列效应在这一过程中所发挥的作用，并讨论不同社会经济背景、健康行为、早期经历和生活环境的高龄老年人群在这一过程中所表现的差异。研究要达成以下三个目标：①通过考察高龄老年人的生活自理能力与年龄及尚存时间的动态关系来评估年龄效用，揭示高龄老年人在生命历程中活动能力的衰退轨迹。②将高龄老年人按照出生时间分为 1899～1908 年、1909～1918 年、1919～1928 年三个出生队列，通过比较三个队列人群的生活自理能力水平和下降速度来探析活动能力衰退过程中存在的队列效应。③揭示社会经济背景、健康行为、早年经历、生活环境等相关变量对老年人的生活自理能力衰退过程的影响。

对数据的分析可以分为三步：第一步，将年龄和尚余存活时间两个变量分别作为时间变量引入混合线性模型，根据模型的拟合优度选择其中之一作为时间变量。在生活自理能力随时间呈非线性变化的前提下，将时间

---

① Schoeni R. F. , Freedman V. A. , & Martin L. G. , "Why Is Late-Life Disability Declining?" *The Milbank Quarterly* 86 (2008): 47–89.

② Kaneda T. , Zimmer Z. , Fang X. , & Tang Z. , "Gender Differences in Functional Health and Mortality among the Chinese Elderly: Testing and Exposure versus Vulnerability Hypothesis," *Research on Aging* 31 (2009): 361–388.

变量多项式作为自变量引入回归模型，以确定生活自理能力随时间变化的
形态。第二步，将年龄和队列标志变量引入模型，通过比较两个变量对生
活自理能力变化的贡献，评估年龄效应和队列效应所发挥的作用。第三
步，将高龄老年人的人口特征、社会经济属性、健康行为以及生活环境等
变量放入模型，分析上述特征因素对生活自理能力变动的影响，并确认诸
因素所引发的队列效应。

（二）分析方法

研究者采用混合效应的分层线性回归模型对数据展开分析。以个体的
观测访问记录为第一层分析单位，揭示同一个体的生活自理能力随时间的
变化轨迹。第二层以个体为分析单位，探讨不同特征老年人群在生活自理
能力变化轨迹上存在的差异。模型将时间变量作为固定效应变量，考察生
活自理能力随时间推移而发生的变化，将截距作为随机效应估计参数，反
映生活自理能力存在的个体间差异。具体公式如下。

$$
\begin{aligned}
\text{level 1} \quad & y_{ti} = \pi_{0i} + \pi_{1i} time_{ti} + \varepsilon_{ti} \\
\text{level 2} \quad & \pi_{0i} = \beta_{00} + \mu_{0i} \\
& \pi_{1i} = \beta_{10}
\end{aligned}
$$

将 level 2 中的公式代入 level 1，得到公式 1-1。

$$
y_{ti} = \beta_{00} + \beta_{10} time_{ti} + \mu_{0i} + \varepsilon_{ti} \tag{1-1}
$$

在公式 1-1 中，t 为访问的次数，i 代表老年个体，y_{ti} 表示第 t 次访问
时个体 i 的生活自理能力得分；$time$ 代表时间变量年龄或者尚余存活时
间；μ_{0i} 为截距的随机效应，代表个体 i 存在的生活自理能力差异；ε_{ti} 为个
体 i 的第 t 次访问的残差。

为了反映时间变量与因变量之间的非线性关系，研究者尝试引入变量
的多次项来进行拟合。以三阶多项式回归为例，同时引入其他随时间变化
的解释变量 X_{ti}，得到公式 1-2。

$$
y_{ti} = \beta_{00} + \beta_{10} time_{ti} + \beta_{20} time_{ti}^2 + \beta_{30} time_{ti}^3 + \beta_{40} X_{ti} + \mu_{0i} + \varepsilon_{ti} \tag{1-2}
$$

当选择以尚余存活时间为时间变量时，可以将年龄作为随时间变化的

自变量引入回归模型，同时考虑个体的队列 $cohort_i$ 对活动能力水平和变动速度的影响，在公式 1-2 的基础上得到公式 1-3。

$$y_{ti} = \beta_{00} + \beta_{01} cohort_i + \beta_{10} time_{ti} + \beta_{11} cohort_i * time_{ti} + \beta_{20} time_{ti}^2 + \beta_{30} time_{ti}^3 + \beta_{40} age_{ti} + \mu_{0i} + \varepsilon_{ti} \qquad (1-3)$$

（三）数据来源

研究使用的数据源于 CLHLS 中 1998~2014 年接受调查并在后续跟踪调查中死亡的样本。本研究从样本中抽取 1899~1908 年、1909~1918 年、1919~1928 年三个出生队列的被访老年人作为分析对象。三个队列的被访者共计 33072 人，其中有 65.98% 的被访者在 2014 年的调查之前已经死亡，这部分老年人的信息成为本章分析三个队列老年人余寿中活动能力衰退过程的数据资料。三个队列人群中另有 8.41% 的被访者在 2014 年调查时仍然存活，25.61% 的被访者在跟访期间失去联系。队列 1919~1928 年、1909~1918 年和 1899~1908 年的失访率分别为 29.43%、27.36% 和 21.71%。失访人群在基线调查时的 ADL 平均得分为 10.87，略高于死亡人群的 10.59。鉴于死亡人群和失访人群的生活自理能力变化轨迹近似，[①]本章假定失访人群与死亡人群的分布接近，不会引起太大的偏差。

（四）变量测量

1. 因变量

回归分析中以基本生活自理能力（ADL）为反映老年人活动能力的指标，将模型中的因变量设定为老年人的 ADL 得分。ADL 量表包括六项内容：吃饭、穿衣、上下床、如厕、洗澡和控制大小便。上述问题均采用三级测量，2 表示自己能够独立完成，1 表示需要帮助，0 表示根本无法完成。将量表中的各项活动得分加总，即为老年人的 ADL 得分，取值范围为 0~12。

[①] Zimmer Z., Martin L. G., Nagin D. S., & Jones B. L., "Modeling Disability Trajectories and Mortality of the Oldest-Old in China," *Demography* 49（2012）：291-314.

2. 自变量

结合已有研究中对生活自理能力相关因素的判断，本研究将包括时间变量（年龄或尚余存活时间）、老年人的基本人口特征、社会经济背景、早期经历以及生活环境等五个部分的相关指标作为自变量，并按照观测和个体两个层次纳入模型。

第一层次的自变量包括两个时间变量，本研究基于每次访问时间来确定距离老年人死亡的时间长度，以访问时的年龄来反映个体的衰老进度。

第二层次的自变量包括五部分：以性别和城乡属性为基本人口特征变量；考虑到已有研究中发现教育水平与生活自理能力之间关系的不显著性，[①] 将 60 岁以前所从事的主要职业作为社会经济背景变量；以童年是否经常挨饿来反映早期经历；以现在或以前是否经常进行锻炼为健康行为变量；将去世之前家里是否有厕所作为生活环境变量。除最后的环境变量与老年人的临终状态更加贴近以外，人口基本特征、社会经济背景、早期经历和健康行为对老年人生命历程中活动能力变化轨迹的影响有一个漫长的过程，因此会在分析中考虑对 ADL 变化速度的影响。

四　高龄老年人的生存时间及生活自理能力

（一）样本的基本特征

比较表 1-1 中不同特征人群在样本中的分布可以发现，在样本人群中，女性的数量超过男性，比例达到 59.21%，越早出生的队列中，女性的比重越高，这与女性的预期寿命高于男性的规律相符；以居住在农村的老年人居多，约占总体的 61.14%；就所从事的主要职业而言，以非农业为主，其中 60 岁以前主要职业是工人或军人的老年人的比重超过 56%；三个队列人群的童年期恰逢中国社会动荡时期，有接近 70%的被访者自报童年时经常挨饿，其中在 1919~1928 年的出生队列人群中这一比例超

---

① 顾大男、曾毅：《高龄老人个人社会经济特征与生活自理能力动态变化研究》，《中国人口科学》2004 年第 S1 期。

过 73%；老年人中大多没有经常进行身体锻炼的习惯，现在/过去经常进
行身体锻炼的老年人在年轻的队列人群中比重较高，他们在 1919~1928
年出生队列中所占的比例接近 37%。

表 1-1 样本人群的特征变量取值分布

变量取值分布	样本人群			
	1899~ 1908 年	1909~ 1918 年	1919~ 1928 年	总体
死亡年龄(岁)	100.87	92.39	85.62	95.16
初次访问后的存活时间(年)	2.52	3.63	4.41	3.25
自变量特征分布(%)				
性别(女性)：男性	29.51	47.97	55.25	40.79
城乡(城市)：农村	60.85	60.94	62.52	61.14
职业(家务劳动/其他)：专业技术/管理人员	3.08	6.05	7.16	4.88
农、牧、渔民	29.47	31.85	18.93	28.80
工人/军人	56.19	52.70	68.87	56.75
童年是否经常挨饿(否)：是	69.60	68.59	73.26	69.76
现在/过去是否经常锻炼(否)：是	29.28	34.55	36.94	32.55
去世前家里有无厕所(有)：无	13.22	13.00	12.85	13.08
样本数量(人)	9809	8659	3354	21822

资料来源：根据 1998~2014 年 CLHLS 调查数据汇总计算。

（二）老年人的存活时间

三个出生队列人群的平均死亡年龄为 95.16 岁，其中 1899~1908 年队
列人群的平均死亡年龄最高，达到 100.87 岁；1919~1928 年队列人群的
平均死亡年龄最低，为 85.62 岁。以预期寿命随着时间推移不断延长的规
律推算，越晚出生的队列人群至最后一次调查时的存活比例越高，平均死
亡年龄越低，因而死亡的选择效用影响越小。就首次观测至死亡时点的时
间长度而言，三个队列中，1919~1928 年出生队列人群的平均存活时间最
长，达到 4.41 年；1909~1918 年队列人群次之，为 3.63 年；1899~1908
年队列人群的平均存活时间最短，仅 2.52 年。

（三）老年人的生活自理能力

对各年龄组样本人群的生活自理能力得分统计结果显示（见图1-1），老年人的生活自理能力随年龄增长呈缓慢下降趋势，但即使在百岁组老年人群中，他们的生活自理能力得分也超过9分，这表明样本人群的生活自理能力普遍维持在较好的状态。与75～89岁的较低年龄组人群相比，生活自理能力在90岁及以上的较高年龄组老年人群中的年龄差异更为突出，这与以往研究中老年人生活自理能力与年龄之间的非线性关系相吻合。此外，老年人的生活自理能力存在性别和城乡差异：男性老年人的生活自理能力优于女性，农村老年人的得分超过城市人群，上述差异可能是死亡的选择作用和社会经济背景的保护作用共同产生的效果。

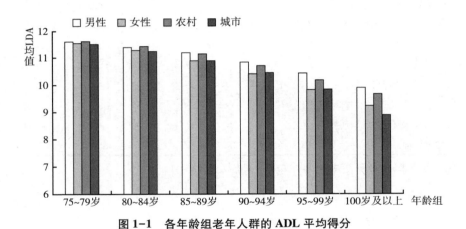

图1-1　各年龄组老年人群的 ADL 平均得分

资料来源：根据 1998～2014 年 CLHLS 调查数据计算。

出生与死亡是个体衰老进程的起点和终点，死亡前的尚存时间是在日历年龄之外，反映个体衰老进程的另一个时间变量。图1-2展示了按照尚余存活时间对样本老年人群生活自理能力进行得分统计的结果，可以发现，随着与死亡时点间隔的缩短，老年人的生活自理能力逐渐下降，而且在临近死亡的两年左右的时间内，生活自理能力出现加速下降态势。比较1899～1908 年、1909～1918 年和 1919～1928 年三个队列人群的生活自理能力下降过程可以发现，与较晚出生的队列人群相比，早出生的老年人群的生活自理能力较低，这一差异在临近死亡时更为突出，这可能与该队列人群较高的死亡年龄有关。

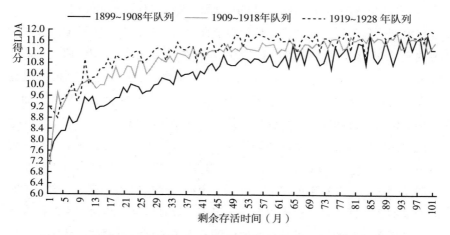

图1-2　老年人去世前的 ADL 得分变化轨迹

资料来源：根据 1998~2014 年 CLHLS 调查数据计算。

五　生活自理能力变化过程中的年龄和队列效应

（一）回归模型中时间变量的选择

对老年人生活自理能力与年龄和尚余存活时间之间关系的已有研究表明，随着时间的推移老年人生活自理能力呈现加速下降态势。时间和生活自理能力之间的非线性关系可以通过在模型中引入时间变量的多项式来表现，但是多项式的具体形式还需要通过比较模型的拟合优度来进行选择。此外，对于时间变量的选取，究竟年龄还是尚余存活时间对生活自理能力变化过程的解释力更强，也需要通过比较模型的回归结果来决定。

在多层线性回归模型中引入时间变量的多项式时，为了赋予回归结果中的截距值以更强的现实意义，本研究对时间变量做了中心化处理，分别以其均值 91 岁年龄和尚余 3 年存活时间为两个时间变量的新零点。以时间变量和截距为固定效应预测参数，以截距的随机效应来反映不同个体之间生活自理能力水平的差异，从而得到线性混合效应模型，具体形态如公式1-2。在后续的模型3、模型4和模型5中，当以尚余存活时间为时间变量时，将引入模型的年龄作为随时间变化的自变量，模型具体形态如公式1-3。

模型1和模型2分别以年龄和尚余存活时间为自变量解释生活自理能力的变化过程，但从模型的拟合结果来看，模型2的AIC值（Akaike Information Criterion index）较小，拟合优度更高，表明尚余存活时间对老年人生活自理能力的变化轨迹预测力更强。模型3在模型2的基础上加入了年龄作为随时间变化的自变量，从而在控制年龄的情况下，观察随尚余存活时间缩短而发生的生活自理能力变化。与模型2相比，模型3的AIC值下降近1098，自由度增加1，对应的P值<0.001，上述的卡方检验结果表明模型3的拟合效果取得显著改进。模型4在模型2的基础上增加了时间变量的3次项，拟合优度也有显著提高。综合模型3和模型4的拟合效果，模型5同时增加了尚余存活时间的三次项和观测时的被访者年龄作为预测变量，与模型4的AIC值比较，卡方检验对应的P值<0.001，改进后的模型拟合效果显著优于其他模型。

表1-2　应用线性混合效应模型对 ADL 时间变化趋势的拟合结果

变量	回归估计系数				
	模型1	模型2	模型3	模型4	模型5
截距	10.649	10.742	10.801	10.900	10.969
age-91	−0.107		−0.074		−0.075
$(age$-$91)^2$	−0.229				
尚余存活时间(RST-3)		0.451	0.375	0.441	0.363
$(RST$-$3)^2/100$		−4.039	−4.047	−8.386	−8.638
$(RST$-$3)^3/100$				0.514	0.543
截距方差	2.058	2.433	2.160	2.462	2.177
残差	5.235	4.751	4.750	4.690	4.692
自由度	5	5	6	6	7
AIC	176901.649	175652.416	174554.432	175414.004	174283.876

资料来源：根据 1998~2014 年 CLHLS 调查数据计算。

（二）老年人尚余存活时间中生活自理能力的变化趋势及其队列差异

为了揭示不同队列人群的生活自理能力变动轨迹，模型 6 在模型 5 的基础上纳入出生队列标志，将其作为不随时间变化的自变量，以揭示老年人群在生活自理能力水平（截距）及其变化轨迹（斜率）上存在的队列差异（见公式 1-3）。其中，变量 age 代表经过中心化处理的访问时的年龄，变量 cohort 对应样本的出生队列。

表 1-3 中的回归分析结果表明，随着年龄的增加，老年人的生活自理能力逐渐下降，距离死亡时点越近，生活自理能力受损的程度越高。与增龄带来的生活自理能力下降相比，尚余存活时间的缩短对老年人 ADL 的影响幅度更大。模型 5 的回归结果显示，老年人的年龄每增长 1 岁，ADL 得分下降 0.075，而其剩余的存活时间每减少 1 年，ADL 将下降 0.363 分。在模型 6~8 中陆续引入了其他自变量来解释 ADL 的变化后，年龄与尚余存活时间对老年人 ADL 影响幅度的差异有所减小，但是根本的模式并未发生改变，即与年龄相比，死亡的临近对 ADL 的影响更为强烈。如果以寿命和 ADL 为标准来衡量人类的生理衰老进程，那么上述分析中揭示的尚余存活时间与 ADL 之间的动态关系，或许可以为人类的生理衰老进程随人口预期寿命的延长而不断减缓的判断提供佐证。

表 1-3 中对老年人的 ADL 随时间变化的拟合结果显示，尚余存活时间（RST）与 ADL 之间存在非线性关系。模型 5 中的常数项取值为 10.969，这一数值在现实中代表了年满 91 岁且还可以继续存活 3 年的老年人群的 ADL 平均得分。回归模型中的 RST 的二次项回归系数为负值说明，随着死亡的临近，老年人的生活自理能力呈现加速下降趋势，但是 RST 的三次项回归系数的正值表明这种加速下降的态势将逐渐减弱。

模型 6 中增加了出生队列作为老年人不随时间变化的特征变量，回归结果显示，1899~1908 年、1909~1918 年和 1919~1928 年三个出生队列老年人群的 ADL 水平存在显著差异，越早的出生队列其 ADL 状态越好。对于 91 岁且可以继续存活 3 年的老年人而言，1919~1928 年出生队列人群的 ADL 均值为 10.751，1909~1918 年出生队列人群的均值为 11.018，

1899~1908 年队列均值为 11.025。但是，比较三个出生队列与尚余存活时间的交互项回归系数可以发现，在越早出生的队列人群中，ADL 下降的速度越快，但是加速下降持续的时间越短。综合均值与变化速度（斜率）的拟合结果可以推断，在具有相同日历年龄的老年人群中，较早出生队列中的老年人生活自理能力状态较好，在接近生命终点时，ADL 快速下降，与较晚的出生队列人群相比，前者处于生活自理能力严重受损的时间较短，因此需要长期照护服务的时间较短，对高强度服务的需求数量较少。本研究推测，处于不同出生队列的同龄人群所经历的死亡选择作用存在一定程度的差异，可能会导致现有存活人群在生活自理能力的变化轨迹上出现差异。与较晚出生的队列人群相比，较早出生队列人群经历了更加严苛的死亡淘汰过程，他们需要有更加健壮的体魄才能存活至与后辈相同的年龄，因此使得存活人群表现为受到衰老和疾病的侵扰较少，能够在生命历程中维持较长时间的生活自理能力完好状态。但是，也不排除社会发展进程所导致的养老资源上的队列差异，较早的出生队列在失能后无法得到良好的照护，从而导致其带残存活时间较短。上述两种因素并非相互矛盾，可能会同时影响老年人的健康和生活自理能力。

表 1-3　应用线性混合效应模型对老年人 ADL 变化趋势的回归分析结果

变量	回归估计系数			
	模型 5	模型 6	模型 7	模型 8
截距	10.969 ***	10.751 ***	9.868 ***	9.878 ***
$age-91$	−0.075 ***	−0.082 ***	−0.078 ***	−0.079 ***
尚余存活时间（RST-3）	0.363 ***	0.318 ***	0.317 ***	0.450 ***
$(RST-3)^2/100$	−8.638 ***	−8.277 ***	−7.977 ***	−7.861 ***
$(RST-3)^3/100$	0.543 ***	0.524 ***	0.506 ***	0.484 ***
队列（1919~1928 年）:1899~1908 年		0.274 ***	0.377 ***	0.387 ***
1909~1918 年		0.267 ***	0.308 ***	0.312 ***
性别（女性）:男性			0.411 ***	0.393 ***
城乡（城市）:农村			0.422 ***	0.405 ***
职业（家务劳动/其他）:农、牧、渔民			0.261 ***	0.253 ***

续表

变量	回归估计系数			
	模型 5	模型 6	模型 7	模型 8
专业技术/管理人员			−0.225 **	−0.231 **
工人/军人			0.284 ***	0.287 ***
童年是否经常挨饿(否):是			−0.081 *	−0.077 *
现在/过去是否经常锻炼(否):是			0.552 ***	0.560 ***
去世前家里有无厕所(有):无			0.150 ***	0.152 ***
与 RST 交互:				
队列(1919~1928 年):1899~1908 年		0.088 ***	0.083 ***	0.066 ***
1909~1918 年		0.024[+]	0.025 *	0.019
性别(女性):男性				−0.069 ***
城乡(城市):农村				−0.076 ***
职业(家务劳动/其他):农、牧、渔民				−0.054 **
专业技术/管理人员				0.029
工人/军人				−0.038 *
童年是否经常挨饿(否):是				0.023 *
现在/过去是否经常锻炼(否):是				−0.076 ***
AIC	174283.876	174238.387	173493.877	173366.610

注: [+] 表示 P<0.1, * 表示 P<0.05, ** 表示 P<0.01, *** 表示 P<0.001;括号中为对应分类变量的参照项。

资料来源:根据 1998~2014 年 CLHLS 调查数据计算。

在模型 8 中控制了基本人口特征、社会经济背景、生活环境等相关因素后发现,高龄老年人在生命历程中的最后 3~4 年时间内生活自理能力将出现快速下降,生活自理能力平均水平的队列间差距扩大,但是在下降速度上呈现的差异缩小。观察尚余存活时间的二次项回归系数可以发现,与模型 5 相比,高龄老年人的生活自理能力下降的速度进一步放缓,这一趋势在早期队列人群中的表现尤为突出。控制相关因素后所呈现的队列差异变化进一步凸显了死亡的选择作用,尽管较早的出生队列样本拥有更高的平均死亡年龄,但生活在近似的社会经济条件和生活环境中,他们表现了更加良好的生活自理状态,生活自理能力持续下降速度及带残存活时间也与后续队列更加接近。上述事实说明,老年人活动能力的队列差异中至少有部分应该归因于社会经济背景、健康行为和生活环境等相关因素的影响。在排除其他社会经济因素的影响下，高龄老年人在生命最后阶段的生活自理能力变化轨迹具有一定的趋同性，寿命的延长仅带来了衰退轨迹的微弱变化。这一结论与 20 世纪 90 年代以来许多欧洲国家老年人口处于活动能力重度受损的时间未出现明显增加的事实相吻合。[①] 因此，在相对稳定的社会经济环境下，随着老年人口的预期寿命不断延长，基于基本生活自理能力而估算的健康预期寿命在余寿中的比重将持续加大。

六　老年人群生活自理能力的内部差异

为了更加准确地识别老年人的生活自理能力随时间变化的趋势，模型 7 中引入老年人的基本人口特征、社会经济背景、健康行为、早期经历以及生活环境等因素，以揭示各类人群在生活自理能力水平上的差异（见表 1-3）。此外，考虑到性别、城乡、社会经济背景以及早期经历和健康行为对老年人生命历程中活动能力变化轨迹影响的长期性，模型 8 增加了上述变量与尚余存活时间的交互项，以评估各类特征对生活自理能力下降速度的影响。模型 7 中的回归结果显示，对于具有相同日历年龄的老年人而言，不同特征的高龄老年人群的生活自理能力水平存在明显差别。综合模型 8 中引入交互项后对下降速度的考察可以发现，老年人死亡前的活动能力变化轨迹存在明显的性别和城乡差异，社会经济状况、早期经历以及生活环境的不同会导致他们的活动能力衰退轨迹出现偏差。

在控制了年龄、城乡、职业和早期经历、生活环境等相关特征属性之后，老年人的生活自理能力水平和下降速度均表明，男性老年人在死亡前一段时间的生活自理能力状态均明显优于女性，这符合以往研究中对男性"活得短，但活得更健康"的判断。较低的死亡年龄和疾病负担降低了他们对外界照料的需求，男性老年人余寿中生活能够自理的时间所占的比重要高于女性。老年女性正在成为家庭和社会长期照料服务的主要目标

---

① Robine J. M., Romieu I., & Cambois E., "Health Expectancy Indicators," *Bulletin of WHO* 77（1999）：181-185.

人群。

模型 8 的回归结果表明,不同社会经济背景的老年人的生活能力状态及其变化轨迹存在显著差异。与农村老年人相比,城市老年人的生活自理能力较差,在去世之前的下降幅度更加明显;而 60 岁之前以专业技术或管理工作为主要职业的老年人的生活自理水平也明显弱于从事其他职业的人群,他们在去世之前的生活自理能力下降幅度要超过以农民、工人和军人为主要职业的老年人群。以上事实说明,这两类人群在去世之前的生活自理能力衰退更为严重,需要接受他人照料的时间长度和照料强度明显超过其他人群。本研究推测,死亡的选择作用是导致出现上述现象的主要原因:城市老年人和专业技术管理人员拥有较好的社会经济条件和医疗与日常照料资源,他们可以在生活自理能力受限的情况下维持长时间的存活。换而言之,这两类老年人群在余寿中处于生活自理能力带残存活状态的时间更长,因此需要长时间和高强度的照料服务。

童年期良好的营养状况和成年期经常性地锻炼身体有利于维持个体的身体健康,这类人群通常具有良好的内在能力。与其他老年人群相比,他们在进入老年期后可以更长时间保持生活自理能力的完好状态。综合上述两类人群在去世之前的生活自理能力水平和衰退速度可以推断:衰老和疾病对他们的生活自理能力的影响较小,生命周期中处于生活自理能力受限的时间较短,生活自理能力缺损的程度较低,因失能而带来的日常照料负担较轻。

七 结论

本研究对 1899~1908 年、1909~1918 年和 1919~1928 年出生的三组队列人群的分析表明,在高龄老年人的生活自理能力变化过程中,年龄效应和队列效应并存。不同出生队列人群在死亡之前的生活自理能力变化过程存在显著差异,这种队列差异部分源自老年人不同的社会经济背景、早期经历、健康行为和生活环境。但即使在控制上述因素之后,队列差异仍然存在,较早的出生队列人群生活自理能力较好,他们在去世之前需要接受照料的时间和强度均低于晚出生队列。然而,由于三组队列样本的死亡年龄和死亡水平存在差别，特别是 1919~1928 年出生队列中因为最后调查时点存活而被剔除出研究人群的比例偏高。在排除上述因素后，队列效应的影响力还有待进一步评估。

对 CLHLS 数据的回归结果表明，年龄对高龄老人的生活自理能力的衰退轨迹影响较弱，而距离死亡的时间长度对其生活自理能力具有更好的预测性。在因为衰老和慢性疾病所导致的正常死亡模式下，不同死亡年龄的老年人在生活自理能力发展轨迹上具有一定的趋同性。本研究在比较不同出生队列人群在尚余存活时间中的生活自理能力变化过程后发现，个体处于生活自理能力受限状态的时间相对稳定，随着人口预期寿命的延长，生活自理能力的衰退过程不断延迟。虽然与工具性生活自理能力相比，外界干预对基本生活自理能力的改善作用较小，但是因为这一能力受限而产生的照料服务需求并不会陷入持续的快速增长状态。因此，在人口老龄化不断加剧、高龄化趋势日益显现的社会背景下，家庭、政府和社会应该以更加乐观的心态来审视失能老年人的照料问题。

老年人的生活自理能力衰退过程表现了明显的异质性，由此导致各类老年人对于生活自理能力受限所引发的日常照料需求存在明显差异。研究发现，男性老年人的生活自理能力普遍优于女性人群，死亡前生活能力的下降速度也更为缓慢。女性在老年期较高的照料服务需求将会导致她们的家庭和社会地位进一步恶化，而倡导健康管理，抑制慢性疾病对老年人日常活动的影响，将对消除生活自理能力中的性别差异、提高老年女性的生活质量发挥积极作用。

与其他高龄老年人相比，城市人群与 60 岁以前主要从事专业技术和管理工作的老年人的生活自理能力较低，他们在生命最后阶段会经历更大幅度的生活自理能力衰退。与农村老年人群相比，城市老年人群的收入更为稳定，医疗服务可及性更高，预期寿命更长；而专业技术和管理人员与其他职业人群相比，拥有更加充足的社会经济资源为老年生活提供支持。上述两类人群的生活自理能力及其变化过程表明，他们在去世之前会需要较长时间和高强度的照料服务，而良好的社会经济状况可以支持其获得更多的优质照料资源，使得他们可以在生活自理能力受损的情况下得以长时间存活。另外，较差的社会经济条件会通过死亡的选择作用筛选足够强壮的个体进入老年期，导致经济状况较差的老年人群的生活自理能力反而优于其他人群。随着婴幼儿期和成年期人口死亡率水平的持续下降，死亡的选择作用减弱，社会经济背景引发的老年人生活自理能力发展轨迹的差异将更多地通过健康生活方式、医疗和照料资源等保护渠道发挥作用。

此外，研究还发现，个体在童年期获得充足的营养，以及在成年期坚持经常性的健身活动，可以使其在进入老年期后维持长时间的生活自理能力完好状态，降低衰老和疾病对活动能力的影响，减轻照料负担，促进健康老龄化。社会的发展使得后续出生队列的人群可以在成年期获得更好的生活条件，近年来社会对健康生活方式的倡导也使得越来越多的中年人养成了健身的习惯，这些变化都将改善未来老年人群的活动能力发展，降低其生命最后旅程中对外界照料支持的需求。

在本章的研究中，由于样本人群的生活环境较为稳定，基线调查收集的社会、经济和生活环境等相关信息在跟踪访问时发生变动的概率很低，这种变化可能带来的时期效应未受到充分关注。但是，基于对相关变量的影响分析和变化趋势可以预期，这种时期效应更有可能表现为老年人失能发生时间的延迟和带残存活时间的延长。尽管如此，预期寿命的延长所带来的老年人失能风险和失能后存活时间的变化较小。失能与个体的尚余存活时间而非生理年龄保持着更加密切的关系，这一发现会降低人们对未来失能老年人照料负担快速上升的悲观预期。而且在人口预期寿命增长模式已知的情况下，上述结论将有助于更加准确地预测活动能力下降带来的老年人照料需求变动。

虽然本研究尽可能利用多次跟踪调查数据来再现老年人的生活自理能力变化过程，但受到数据的限制，本章仍存在缺憾。首先，由于未完成对三个队列全部样本人群死亡前的跟踪，本章对队列效应的估计可能会存在一定偏差。其次，由于 CLHLS 项目在 2012 年之前存活老年人的跟踪调查中未涉及生活环境设施的相关信息，本研究无法对生活环境设施与生活自理能力变化过程的影响展开更深入的研究，对生活条件变化产生的时期效应也需要进一步评估。

第二章 中国老年人临终阶段的生活
自理能力衰退轨迹

一 研究背景

近 20 年来，中国经历了快速的人口老龄化，失能老年人口的规模持续上升，2015 年我国 60 岁及以上失能人口约为 1563 万人，预计到 2054 年失能老年人总量将达到峰值，约 4300 万人。[①] 老年人活动能力的缺损意味着他们需要在外界的协助下完成各项必要日常活动，因此成为识别个体长期照料服务需求的重要依据。确定老年人的失能风险和失能后的存活时间是评估长期照料负担的关键环节，然而目前对中国老年人活动能力的变化趋势判断仍存在不确定性。[②] 有研究认为，在人口转变的不同阶段，老年人口的失能风险和带残存活时间的增长模式会出现变化。[③] 就个体层面而言，老年人的失能过程也存在不可忽略的异质性活动能力衰退过程的不稳定性，[④] 这对未来老年人长期照料负担的预测提出了挑战，增加了识

---

① 景跃军、李涵、李元：《我国失能老人数量及其结构的定量预测分析》，《人口学刊》2017 年第 6 期。

② 曾毅、陈华帅、王正联：《21 世纪上半叶老年家庭照料需求成本变动趋势分析》，《经济研究》2012 年第 10 期。

③ Robine J. M. , & Michel J. P. , " Looking Forward to a General Theory on Population Aging," *Journal of Gerontology*: *Medical Sciences* 59 （A） （2004）：590−597.

④ Evert, J. , E. Lawler, H. Bogan, & T. Perls, " Morbidity Profiles of Centenarians: Survivors, Delayers, and Escapers," *Journal of Gerontology*: *Medical Sciences* 58 （A） （2003）：232−237.

别急需照料人群的难度。

活动能力（Functional Capacity）通常指个体完成日常活动的能力[1]，而老年人活动能力的缺损甚至丧失意味着他们需要在外界的协助下完成各项必要日常活动。活动能力不仅仅是老年人生理健康状况的直观反映，也是评估其对医疗和照护服务需求的重要依据。准确掌握老年个体活动能力的变化轨迹能够更加客观地评估老年人的衰老进程，并预测其对外界医疗和照护服务的需求。以往关于老年人活动能力的研究使用过诸多指标，如基本生活自理能力（ADL）[2]、工具性生活自理能力（IADL）[3]、躯体的行动能力（Functional Mobility）、上下肢的活动能力（Upper-and Lower-body Movements）[4] 等。其中基本生活自理能力是最常使用的测量指标，[5] 它包括了属于自我照料活动的吃饭、穿衣、如厕、室内走动、洗澡、大小便控制等基本日常活动内容。基本生活自理能力的受限意味着老年人丧失了独立生活的能力，需要接受他人的长期照料以维持生存，这种状态也被判定为失能。失能的本质是个人的能力无法满足环境的要求，导致日常活动受限。[6] 各项日常活动对老年人生理状态的要求存在差异，能力受限后表现的生理机能和躯体活动能力状态也有差别。比如，在六项基本生活自理活动中，独立洗澡活动最为复杂，往往最先出现缺损，而吃饭这项活动则居

① Kalache A., & Kickbusch I., "A Global Strategy for Healthy Ageing," *World Health* 50 (1997): 2.

② S. Katz, & A. B. Ford, et al., Jackson, B. A. & Jaffe, M. W., "Studies of Illness in the Aged. The Index of ADL: A Standardized Measure of Biological and Psychosocial Function," *The Journal of the American Medical Association* 185, No. 12 (1963): 914–919.

③ Lawton M. P., & Brody E. M., "Assessment of Older People: Self-maintaining and Instrumental Activities of Daily Living," *Gerontologist* 9, No. 3 (1969): 179–186.

④ Nagi S. Z., & M. B. Sussman (eds.), *Some Conceptual Issues in Disability and Rehabilitation.* In *Sociology and Rehabilitation* (Washington, D. C.: American Sociological Association, 1966).

⑤ Ostir G. V., Carlson J. E., Black S. A., & Rudkin L., et al., "Disability in Older Adults 1: Prevalence, Causes, and Consequences," *Behavior Medicine* 24, No. 4 (1999): 147–156.

⑥ Verbrugge L. M., & Jette A. M., "The Disablement Process," *Social science & Medicine* 38 (1994): 1–14.

于最后。① 仅在洗澡活动中存在功能受限的老年人常被认定为轻度失能人群，轻度失能状态更容易受到周围环境和设施的影响而呈现不稳定性。不同活动能力测量指标之间也会因为上述原因而出现差异。所以，在个体的老龄化过程中，对活动能力的变化轨迹需要基于具体指标进行分析。

在过去的近 20 年间，中国老年人的失能率整体呈现下降态势，② 但在此期间并非保持一致。③ 尽管研究中已经考虑到了诸多不同特征，但个体仍在某些被忽略的特征上存在差异，进而影响死亡、结婚、失业或其他事件的发生。④ 发展轨迹作为个体所经历的生命事件的累积，同样具有不可忽略的异质性。以往对中国老年人生活自理能力动态变化的研究也证实了这种差异的存在。⑤ 有学者运用组基轨迹模型（Group-based Trajectory Model）对老年人在增龄过程中 ADL 的变化轨迹进行了分类刻画，更深刻地展现了中国老年人在生活自理能力衰退过程中存在的异质性。⑥

目前，对老年人生活自理能力变化过程的研究多以年龄为坐标进行分析，并且证明了年龄与失能风险之间存在正向关系。⑦ 在人口预期寿命不断延长的背景下，这种正向关系也引发了人们的焦虑：个体生命历程中累积的失能风险是否会持续上升？人们失能后的存活时间是否会不断延长？

① Fong J. H. , & Feng J. , "Comparing the Loss of Functional Independence of Older Adults in the U. S. and China," *Archives of Gerontology and Geriatrics* 74（2018）：123-127.

② Martin L. , Feng Q. , Scheoni B. , & Zeng Y. , "Trends in Function and Activity Limitations among Chinese Oldest-old, 1998 to 2008," *Population and Development Review* 40（2014）：475-495.

③ Hou C. , Ping Z. , & Yang K. , et al. , "Trends of Activities of Daily Living Disability Situation and Association with Chronic Conditions among Elderly Aged 80 Years and Over in China," *Journal of Nutrition Health Aging* 22, No. 3（2018）：439-445.

④ Vaupel J. W. , & Yashin A. I. , "Heterogeneity's Ruses: Some Surprising Effects of Selection on Population. Dynamics," *The American Statistician* 39, No. 3（1985）：176-185.

⑤ 顾大男、曾毅：《高龄老人个人社会经济特征与生活自理能力动态变化研究》，《中国人口科学》2004 年第 S1 期。

⑥ 伍小兰、刘吉：《中国老年人生活自理能力发展轨迹研究》，《人口学刊》2018 年第 4 期。

⑦ Peeters G. , Dobson A. J. , Deeg D. J. H. , & Brown W. J. , "A Life-course Perspective on Physical Functioning in Women," *Bulletin of the World Health Organization* 91（2013）：661-670.

若果真如此，长期照料负担将演变成个体、家庭和社会不可承受之重。抑或随着寿命的增加，在不同时期、具有不同特征的老年人会经历不同的生活自理能力衰退过程？有研究发现，人类的衰老进程会随着预期寿命的延长而改变，他们可以在没有重度失能的状态下存活更长时间。[1] 实际上，生活自理能力的下降往往发生在生命的最后一段时间。[2] 因此，老年人失能的起始年龄可能会随着预期寿命的变化而改变，但失能状态的终结点始终如一。鉴于此，我们有必要以死亡时间为起点回溯失能过程，探析老年人临终阶段的活动能力变化轨迹，揭示尚余存活时间与生活自理能力状态之间的关系。在稳定的预期寿命增长模式下，上述发现将有助于提高对未来老年人失能风险和照料需求预测的准确性。

鉴于采用日历年龄和不同测量指标所得到的活动能力变化轨迹具有不确定性，本章将以中国老年人为研究对象，以 ADL 为测量指标，分析在1998~2014 年去世的老年人群临终阶段的活动能力变化轨迹，揭示不同寿命与出生队列的人群在这一过程中表现的差异，探析社会经济特征、早期经历、健康行为和生活环境等各类特征所产生的影响。

二 文献综述

（一）生活自理能力的变化轨迹

在个体老龄化的过程中，老年人的活动能力呈下降趋势，这种伴随增龄而来的活动能力减弱可以视为年龄效应。有研究发现，年龄与活动能力之间并非呈线性关系，在死亡之前的几个月老年人的活动能力可能会出现快速下降。[3] 有学者将老年人的活动能力衰退轨迹按照失能的年龄、严重

---

① Christensen K., Doblhammer G., Rau R., & Vaupel J. W., "Ageing Populations: The Challenges Ahead," *Lancet* 374（2009）: 1196-1208.

② Hirsch C. H., Bůžková P., Robbins J. A., Patel K. V., & Newman A. B., "Predicting Late-life Disability and Death by the Rate of Decline in Physical Performance Measures," *Age and Ageing* 41（2012）: 155-161.

③ Li L. W., "Trajectories of ADL Disability among Community-dwelling Frail Older Persons," *Research on Aging* 27, No. 1（2005）: 56-79.

程度和发展速度分成不同类型，展现活动能力随年龄增长而变化的过程，并识别失能的高风险人群。① 但是研究中的目标人群存在以存活状态退出观测的情况，因而本研究无法捕捉生活自理能力在此之后发生的变化，从而难以完整再现个体活动能力在老年期的变化过程，由此可能会导致对衰退轨迹的分类出现偏差。

老年人退休养老金的支付与他们的存活时间长度密切相关，但是对他们的日常照料负担评估而言，失能后的存活时间具有更加重要的作用。尽管生活自理能力随年龄增长而减弱，但是对不同寿命的老年人群而言，相同的日历年龄未必意味着同样的失能风险，他们临终阶段的生活自理能力及其变化轨迹可能会存在差异。有证据显示，20 世纪 70 年代以来，澳大利亚、加拿大、美国、日本等国家的老年人口在生活自理能力受限之后的存活时间不断延长，而且在延长的存活时间里主要处于生活自理能力轻度受限状态；20 世纪 90 年代至 21 世纪前 10 年，欧洲国家的老年人口处于活动能力重度受损的时间也未明显增加。② 由此推断，随着老年人死亡时间的推迟，他们临终阶段处于生活自理能力受限状态的时间可能会增加，但是处于重度失能的时间未必会出现明显增长。上述变化可能源于增龄所带来的年龄效应，即不同死亡年龄的老年人在临终阶段的生活自理能力变化存在差异。但是也不排除在预期寿命增长过程中，社会发展对老年人生活自理能力的影响，通常表现为不同出生队列人群之间的差别。比如，医疗卫生服务的发展和社会经济状况的改善带来了 20 世纪 80 年代至 21 世纪前 10 年美国老年人失能率的迅速下降。③ 这种不同队列人群在年龄效应上表现的差异可以视为队列效应。由于已有研究多为基于截面统计数据进行的宏观分析，尚无法清晰识别两种效应所发挥的作用。

---

① Stenholm S., Westerlund H., Head J., Hyde M., Kawachi I., Pentti J., Kivimäki M., & Vahtera J., "Comorbidity and Functional Trajectories from Midlife to Old Age: The Health and Retirement Study," *Journals of Gerontology: Medical Sciences.* 70, No. 3 (2015): 332-338.

② Cambois E., Robine J., Eisen R., & Sloan F. A. (eds.), "An International Comparison of Trends in Disability-free Life Expectancy", *Long-term Care: Economic Issues and Policy Solutions. 1st ed.* (Boston, MA: Springer, 1996): 11-23.

③ Schoeni R. F., Freedman V. A., & Martin L. G., "Why is Late-life Disability Declining?" *The Milbank Quarterly* 86, No. 1 (2008): 47-89.

在人口转变过程中，老年人余寿中带残存活时间的发展趋势会发生改变。[①] 这种发展模式的不稳定性不仅反映在同一时期的不同人群中，比如1995~2001年，德国男性老年人的带残存活期在余寿中的比例处于压缩状态，但是在女性中呈现扩张态势，[②] 也会在同一地区的不同队列人群中得到印证，比如20世纪70年代美国65岁及以上老年人预期寿命的增长速度超过健康预期寿命，而20世纪80年代之后，健康预期寿命的增长却快于余寿的增加。[③] 实际上，老年人的活动能力状态与他们面临的死亡风险，以及慢性疾病对活动能力的影响程度密切相关；在人口转变的不同阶段，上述因素所发挥的共同作用的力度和方向会发生变化。[④] 目前关于老年人余寿中活动能力发展趋势的研究主要针对发达国家的老年人群，对包括中国在内的发展中国家老年人群关注较少。[⑤]

作为拥有世界上近1/4老年人口的国家，中国在过去的20年间经历了快速的人口老龄化，失能老年人口增长迅速，但目前对老年人活动能力的变化趋势判断仍存在不确定性，[⑥] 无法准确预测未来失能老年人的照料负担。受调查数据的限制，目前对中国老年人活动能力的研究主要集中于80岁及以上的高龄老年人群，但中低龄老年人活动能力的变化趋势或许有别于高龄人群。[⑦] 在过去的近20年间，中国高龄老年人的生活自理能

① Robine J. M., & Michel J. P., "Looking Forward to a General Theory on Population Aging," *Journal of Gerontology: Medical Sciences* 59A (2004): 590-597.

② Jagger C., EHEMU Team, *Healthy life expectancy in the EU15* (http://www.eurohex.eu/pdf/Carol_Budapest.pdf. Accessed May 12, 2018).

③ Crimmins E. M., Zhang Y., & Saito Y., "Trends Over 4 Decades in Disability-free Life Expectancy in the United States," *American Journal of Public Health*, *American Public Health Association* 106, No. 7 (2016): 1287-1293.

④ Robine J. M., & Michel J. P., "Looking Forward to a General Theory on Population Aging," *Journal of Gerontology: Medical Sciences* 59A (2004): 590-597.

⑤ Santosa A., Schröders J., Vaezghasemi M., & Ng N., "Inequality in Disability-free Life Expectancies among Older Men and Women in Six Countries with Developing Economies," *Journal of Epidemiology Community Health* 70, No. 9 (2016): 855-861.

⑥ Zeng Y., Chen H. S., & Wang Z. L., "Analysis on Trends of Future Home-based Care Needs and Costs for Elderly in China," *Economic Research Journal* 10 (2012): 134-149.

⑦ Liu J. F., Chen G., & Song X. M., et al., "Trends in Disability-free Life Expectancy among Chinese Older Adults," *Journal of Aging and Health* 21 (2009): 266-285.

力残障率整体呈下降态势。[1] 但是也有学者对此提出疑问，他们认为高龄老年人生活自理能力的变化趋势在这一期间并非保持一致。[2] 虽然上述结论不同，但都间接地反映了老年人生活自理能力变化轨迹中可能存在队列差异。有学者运用组基发展模型对存活高龄老年人在增龄过程中生活自理能力的变化轨迹进行了分类刻画，揭示了其中的异质性，[3] 但是对于队列效应在这一过程中所发挥的效力还有待发掘。鉴于已有研究是基于对高龄人群的部分存活期的观测而得到的结论，其是否能够准确反映高龄人群死亡前的整个生活自理能力变化过程尚需考证，对不同死亡年龄人群在生活自理能力衰退轨迹中的异质性分析也有待展开。

（二）老年人生活自理能力的影响因素

生活自理能力的状态和失能后持续存活的时间是描述与识别老年人临终阶段生活自理能力衰退过程的关键特征，涉及了老年人失能状态的发生、发展，以及失能后老年人康复和死亡的可能性。失能老年人的死亡风险与他们失能后的存活时间密切相关，也是评估老年人照料时间长度的依据，而失能的程度决定了老年人需要照料的方式和强度。已有研究揭示了诸多与老年人生活自理能力变化密切相关的因素，包括社会经济状况、日常行为习惯、营养状况等。[4]。这些因素可以通过两种途径影响老年人失能的发生和发展过程：第一种途径是从生理机制上发挥作用，通过改变老年人的生理健康状态而作用于活动能力表现。比如，不吸烟、经常健身等

---

[1] Liang Y., Song A., Du S., Guralnik J. M., & Qiu C., "Trends in Disability in Activities of Daily Living among Chinese Older Adults, 1997–2006: The China Health and Nutrition Survey," *Journal of Gerontology: A-biological sciences and Medical Sciences* 70 (2015): 739–745.

[2] Hou C., Ping Z., & Yang K., et al., "Trends of Activities of Daily Living Disability Situation and Association with Chronic Conditions among Elderly Aged 80 Years and Over in China," *Journal of Nutrition Health Aging* 22, No. 3 (2018): 439–445.

[3] Zimmer Z., Martin L. G., Nagin D. S., & Jones B. L., "Modeling Disability Trajectories and Mortality of the Oldest-Old in China," *Demography* 49, No. 1 (2012): 291–314.

[4] Martin L. G., & Schoeni R. F., "Trends in Disability and Related Chronic among the Conditions Forty-and-over Population: 1997 – 2010," *Disability and Health Journal* 7 (2014): S4–S14.

健康的生活方式可以推迟活动能力的衰退，缩短持续的时间，并降低出现严重失能的风险。第二种途径是改变生理健康之外的外在条件，通过调整和改进外部环境，降低各项日常活动对个体生理机能的要求，从而提高其完成各项生活自理活动的可行性。比如研究发现，生活环境的改善、辅助设施的普及使得美国老年人的失能风险有所降低。① 但是，上述干预途径在改善各项活动能力上所取得的效果存在差异。人们可以通过改善环境、使用辅助器具减少活动能力轻度受限的可能性；生物医学干预可以有效抑制疾病的发生和发展，进而降低发生重度失能的可能性；② 健康的生活方式在抑制失能风险、延长生活自理预期寿命方面发挥的作用远胜过其在降低死亡风险、拓展预期寿命方面取得的效果。③ 两种途径作用效果上的差异，可能会进一步强化老年人群在各项生活自理活动表现上的异质性，这可以反映为其生活自理能力处于不同程度失能状态的可能性及持续时间上的差别。

从更深层的角度剖析，无论是生理健康还是外部环境的改善，都会受到个体所处的家庭和社会的影响。社会经济状况对老年人群的生理衰退过程存在显著影响，但是这种影响作用具有双向性，从而导致最后的结果呈现一定的不确定性。一方面，社会经济状况（如教育）会通过影响个体生存的物质条件、掌握的健康知识、获得的照料服务，以及生活环境和设施的完善等诸多因素，改变生活自理能力的变化过程，通常拥有较好的社会经济背景的老年人失能的风险较低。④ 另一方面，充足的社会经济资源可以为失能老年人提供必要支持，有证据表明美国的失能老年人群中较高

---

① Costa D. L., "Changing Chronic Disease Rates and Long-term Declines in Functional Limitation among Older Men," *Demography* 39 (2002): 119-137.

② Manton K. G., Gu X. L., & Lamber V. L., "Change in Chronic Disability from 1982 to 2004-2005 as Measured by Long-term Changes in Function and Health in the U. S. Elderly Population," *Proceedings of the National Academy of Science* 13 (2006): 18374-18389.

③ Hubert H. B., Bloch D. A., Oehlert J. W., & Fries J. F., "Lifestyle Habits and Compression of Morbidity," *The Journals of Gerontology: Series A* 57 (2002): M347-M351.

④ Freedman V. A., Martin L. G., Schoeni R. F., & Cornman J. C., "Declines in Late-life Disability: The Role of Early-and Mid-life Factors," *Social Science & Medicine* 66, No. 7 (2008): 1588-1602.

教育程度老年人的死亡率较低,[①] 失能后的存活时间较长。有研究者在综合两种力量后做出判断,社会经济状况对老年人失能率的作用超过其对失能老年人的康复和死亡风险的影响,较高的失能发生率是导致较低社会经济地位老年人群失能率较高的主要因素。[②] 然而对中国高龄老年人群的研究发现,社会经济背景并未引起生活自理能力变化轨迹上的显著差异。[③] 本研究将其归因于死亡的选择作用:在社会经济状况不佳的人群中,只有足够健康的个体才能够活到老年期;当这一群体进入老年后,由社会经济状况导致的生活自理能力的差距会缩小甚至出现相反的状况。综上所述,社会经济状况对老年人生活自理能力的影响存在"选择"和"保护"两种可能的途径。选择作用是指较差的社会经济条件会通过较高的死亡率淘汰弱者,筛选足够强壮的个体进入老年期;保护作用则是指良好的社会经济状况会通过改善生活方式和生活环境、完善医疗和照护服务等途径来抑制疾病的发生、发展和对生活自理能力施加积极影响。一方面,在死亡的选择作用减弱的情况下,老年人余寿中的带残存活期将持续延长;另一方面,健康生活方式和年龄友好的生活环境对失能风险的抑制作用远远超过对死亡风险的影响,[④] 从而导致残障期压缩。究竟哪种方式会胜出,还取决于人群所处的社会经济环境。

老年人的生命历程将会进一步强化他们在生活自理能力衰退轨迹上的异质性。有研究发现,个体童年期的生活经历会对其健康状况产生长期的

---

① Manton K. G., Stallard E., & Corder L., "Education-specific Estimates of Life Expectancy and Age-specific Disability in the U. S. Elderly Population 1982 to 1991," *Journal Of Aging And Health* 9, No. 4 (1997): 419-450.

② Melzer D., Izmirlian G., Leveille S. G., & Guralnik J. M., "Educational Differences in the Prevalence of Mobility Disability in Old Age: The Dynamics of Incidence, Mortality, and Recovery," *Journal of Gerontology: Psychology Science and Social Science* 56, No. 5 (2001): 294-301.

③ Zimmer Z., Martin, L. G., Nagin D. S., & Jones B. L., "Modeling Disability Trajectories and Mortality of the Oldest-Old in China," *Demography* 49, No. 1 (2012): 291-314.

④ Fries J. F., "Reducing Disability in Older Age," *Journal of American Medical Association* 288, No. 24 (2002): 3164-3166.

影响，贫困、患病、营养不良与老年期的生活自理能力密切相关；[1] 而且早期生活经历对老年期生活自理能力的影响主要通过失能发生率实现，对老年人失能后的康复并无明显作用。[2] 因此，对在成长期经历过社会动荡的人群而言，队列间的差异将更为突出。此外，女性在生命历程中累积形成的社会经济劣势和生存优势会对她们的失能风险和失能后的死亡风险产生影响，[3] 导致其在活动能力衰退上呈现有别于男性的发展轨迹：与男性相比，女性的失能发生率较高，而失能后的康复率和死亡率较低，因此女性整体呈现较低的生活自理能力水平和失能后较长的存活时间。[4] 但是在生活自理能力的衰退轨迹和相关因素的作用机制上究竟存在哪些性别差异还有待深入分析。

三　研究方法和数据来源

（一）研究思路

本研究以 65 岁及以上的中国老年人为研究对象，运用组基轨迹模型以基本生活自理能力为活动能力测量指标，以尚余存活时间为时间变量，揭示老年人临终前的活动能力变化轨迹，探析年龄效应和队列效应在这一过程中发挥的作用，并比较不同社会经济背景、早期经历、健康行为和生活环境的老年人在变化轨迹上的差异。

研究旨在实现以下三个目标：①刻画老年人在临终阶段的生活自理能

---

① Schoeni R. F., Freedman V. A., & Martin L. G., "Why is Late-life Disability Declining?" *The Milbank Quarterly* 86, No. 1 (2008): 47-89.

② Freedman V. A., Martin L. G., Schoeni R. F., & Cornman J. C., "Declines in Late-life Disability: The Role of Early-and Mid-life Factors," *Social Science & Medicine* 66, No. 7 (2008): 1588-1602.

③ Kaneda T., Zimmer Z., Fang X., & Tang Z., "Gender Differences in Functional Health and Mortality among the Chinese Elderly: Testing and Exposure Versus Vulnerability Hypothesis," *Research on Aging* 31, No. 3 (2009): 361-388.

④ Hardy S. E., Allore H. G., Guo Z., & Gill T. M., "Explaining the Effect of Gender on Functional Transitions in Older Persons," *Gerontology* 54, No. 2 (2008): 79-86.

力的变化轨迹，揭示失能程度、持续时间和剩余存活时间的关系。②比较不同死亡年龄和出生队列老年人群在各类生活自理能力变化轨迹中的概率分布，评估年龄效应和队列效应所产生的影响。③分析各类特征人群经历不同变化轨迹的概率，揭示社会经济背景、早期经历、健康行为、生活环境等因素对失能风险和带残存活时间的影响，识别具有较高失能风险和长期照料需求的老年人群。

对数据的分析可以分为三步。第一步，利用组基轨迹模型探寻符合老年人生活自理能力变化趋势的轨迹类型，据此将老年人划分为不同变化轨迹类型的人群，并比较不同特征的老年人在各种类型人群中的分布。第二步，在模型中控制城乡属性并加入死亡年龄和出生队列等人口特征变量，分析其对老年人归属于各种轨迹类型概率的影响，揭示年龄效应和队列效应所发挥的作用。第三步，模型进一步引入标识社会经济属性、早期经历、健康行为以及生活环境状况的各类变量，评估各类生活自理能力变化轨迹在不同特征老年人群中的发生比及其差距。由于男女两性老年人在生活自理能力水平和失能存活时间上可能存在差异，本研究将分别对两组人群建立模型进行回归分析。

（二）分析方法

目前有若干统计模型可用于分析随年龄、时间变化的变量及其发展轨迹。当研究群体有极强的内部异质性时，个体发展轨迹在整个群体中并非呈现连续的正态分布。在这种情况下，可以采用组基轨迹模型分析个体的发展轨迹，并对近似的发展轨迹进行分类。本章将采用这一方法对老年人余寿中的 ADL 变化轨迹进行分析，将 ADL 中出现缺损的项目数定义为组基轨迹模型中随时间变化的因变量，采用零膨胀泊松回归模型（ZIP）来分析数据。

组基轨迹模型利用时间变量的不同形式多项式函数组合来拟合因变量的时间变化趋势，然后将个体的发展趋势分为几组类似的轨迹类型，并识别拟合优度最佳的轨迹组合。在此过程中，本研究对男女两性的失能轨迹模型分别进行估计，并根据贝叶斯信息准则（BIC）和参数估计的显著性来筛选最佳模型。随后，用时间变量的不同多项式函数组合来描绘失能发展轨迹，并将具有最高 BIC 值的轨迹模型作为基本模型。最后，将反映基本人口特征、社会经济背景、健康行为和环境特征的其他变量引入模型，以便同时估计轨迹的形状，以及个体的特征变量与轨迹后验概率之间的关系。个体呈现特定轨迹的概率假定遵循多元 logistic 函数分布。

（三）数据来源

本研究使用的数据源于 CLHLS 中 1998~2014 年接受调查并在后续跟踪调查中死亡的样本。在已经确认死亡的调查样本中，死亡年龄在 105 岁及以下样本有 24201 人，获得 40984 条访问记录，这部分老年人的信息成为本章分析老年人余寿中活动能力衰退轨迹的数据资料。在 1998~2011年的历次调查中，样本人群的数量分布以及接受调查的次数等具体信息见表 2-1。

表 2-1　1998~2011 年历次调查中被调查对象的数量分布及观测次数

基线采访	追踪调查中被调查对象的数量分布（%）						总人数
	1998 年	2000 年	2002 年	2005 年	2008 年	2011 年	
1998 年	52. 22	26. 11	14. 00	5. 26	1. 84	0. 57	12296
2000 年	—	51. 19	30. 65	12. 09	4. 61	1. 46	8310
2002 年	—	—	55. 84	25. 72	12. 94	5. 50	8947
2005 年	—	—	—	69. 05	23. 83	7. 12	5644
2008 年	—	—	—	—	78. 84	21. 16	5519
2011 年	—	—	—	—	—	100. 00	268
总样本	15. 67	18. 21	22. 60	19. 15	18. 21	6. 15	40984

资料来源：根据 CLHLS 数据筛选整理。

（四）变量测量

1. 因变量

CLHLS 数据中提供了包含六项内容的生活自理能力量表：吃饭、穿衣、上下床、如厕、洗澡、大小便控制，如果老年人在完成其中某项活动时需要他人提供帮助，则视为他的该项活动能力受限。将老年人的六项活动能力中受限项数作为模型的因变量，取值范围为 0~6，反映了老年人的生活自理能力由完全自理到完全失能的不同程度残障状态。

2. 时间和其他自变量

除生活自理能力以外，分析模型还涉及了时间和其他自变量，后者具体包括：老年人的基本特征、社会经济状况、童年期经历、行为习惯，以及生活环境五个因素。需要指出的是，在组基轨迹模型中，时间变量并非以自变量形式出现在回归结果中，但是因变量和其他随时间变化的变量都按照时间变量进行组织，以确定其在变化轨迹中的位置。本研究通过访问时间和去世时间来确定老年人的剩余存活时间，并以此为时间轴，反映个体临终阶段的生活自理能力变化过程。

在自变量中，本研究以城乡属性、死亡年龄和所在的出生队列为基本人口特征变量。居住地的城乡属性可以反映老年人所处的宏观社会环境；死亡年龄和出生队列是识别老年人生活自理能力衰退过程中的年龄效应和队列效应的重要依据。将 60 岁以前所从事的主要职业和老年期获得的医疗服务作为老年人的社会经济特征变量。以童年期是否经常挨饿和生病时能否及时获得治疗来反映童年期的生活条件。将是否曾经常进行体育锻炼和从事体力劳动作为健康行为变量。将去世之前家里是否有厕所作为生活环境变量。除最后的环境变量反映了老年人去世前的生活状态以外，城乡居住地、出生队列、社会经济属性以及童年期经历和健康行为对活动能力衰退轨迹的影响有一个漫长的过程，这部分变量的信息均源于首次调查。所以，本研究中纳入组基轨迹模型的自变量均为不随时间变化的变量。

本章的样本群体以居住在农村的老年人为主，比例约为 60%。分析样本的平均死亡年龄超过 94 岁，其中女性的死亡年龄超过男性，这与女性的预期寿命高于男性的规律相吻合。在样本人群中，80 岁及以上的高龄老年人的比重较大，1899~1908 年出生队列在样本人群中的比例最高，达到 36.29%，其次是 1909~1918 年的出生队列，占比为 35.78%。样本中以工人和军人为主要职业的老年人最多，约占总体的 53%；其次是农、牧、渔民，比例超过 31%。男女两性老年人的职业分布有所不同，农、牧、渔民，以及专业技术和管理人员等白领职业者在男性中的比重远高于女性，而女性在工人、军人中所占的比例更高。

样本人群出生于中国的社会动荡时期，约 69% 的老年人在童年期经常处于饥饿状态，超过 70% 的被访者童年期生病时无法得到及时治疗。与童年期相比，被访者的医疗资源在老年期有了大幅度改善，超过 83% 的老年人在生病后都可以得到及时治疗。样本人群中的绝大部分（约 68%）个体没有经常锻炼身体的习惯，但是其中超 81% 的被访者有曾经经常从事体力劳动的经历。与老年男性相比，老年女性在健康行为方面的表现较差，有健身习惯或体力劳动经历的个体所占的比重远低于男性（见表 2-2）。

表 2-2　男性和女性样本在基线调查中的特征变量取值分布

特征	男性	女性	总数
城市居民(%)	38.94	37.31	37.99
平均死亡年龄(岁)	91.81	95.93	94.24
出生队列(%)			
1899~1908 年	27.42	42.51	36.29
1909~1918 年	41.64	31.67	35.78
1919~1928 年	18.57	10.55	13.86
1929 年及以后	7.53	3.64	5.24
职业(%)			
工人/军人	49.80	54.72	52.69
农、牧、渔民	36.81	27.75	31.49
专业技术/管理人员	10.15	1.47	5.05
目前生病时能及时得到治疗(%)	83.81	83.35	83.54
目前未生病(%)	8.96	8.15	8.49
童年期生病时能及时得到治疗(%)	30.90	27.87	29.12
童年期未生病(%)	20.01	19.04	19.44
童年期没有经常挨饿(%)	33.16	30.07	31.35
曾经常进行体育锻炼(%)	41.65	25.39	32.09
曾经常从事体力劳动(%)	84.52	78.73	81.12
去世前家里有厕所(%)	85.99	86.89	86.52
样本规模(人)	9976	14225	24201

资料来源：利用 1998~2014 年 CLHLS 数据汇总计算。

四 中国老年人的生活自理能力衰退轨迹

（一）老年人临终阶段生活自理能力变化轨迹

利用组基轨迹模型分别对男女两性老年人的生活自理能力受损的活动项数随剩余存活时间的变化过程进行拟合，结果显示，老年人临终阶段生活自理能力存在不同的变化轨迹。本研究设定存活时间和生活自理能力受损程度两个变量之间可能存在多种线性和非线性动态变化轨迹，并尝试利用不同轨迹的组合进行拟合。在比较各种拟合结果的 BIC 数值后，筛选最佳拟合模型。结果显示，由三种轨迹构成的线性和非线性组合可以准确描述出老年人去世前的生活自理能力随尚存余寿变化的过程（见表 2-3）。

表 2-3 利用基本模型拟合的男性和女性老年人 ADL 失能轨迹

特征	按生存时间划分的 ADL 失能轨迹描述		
	第一类： 功能良好型	第二类： 快速发展型	第三类： 缓慢下降型
男性			
组别百分比	66.49	19.12	14.39
截距	−2.30	1.42	1.36
尚余存活年数（RST）		0.16	−0.10
RST 平方值		−0.40	−0.01
BIC	−17487.59		
观察量	9976		
女性			
组别百分比	55.57	21.42	23.01
截距	−1.22	1.45	1.38
RST	−0.18	0.19	−0.08
RST 平方值		−0.26	−0.01
BIC	−31873.73		
观察量	14225		

资料来源：利用 1998~2014 年 CLHLS 数据汇总计算。

如图 2-1 所示，三种轨迹所展现的生活自理能力变化趋势存在很大的差异。第一类功能良好型：此种类型的老年人各项生活自理能力基本完好，并保持稳定，未在去世前出现大幅度衰退。第二类快速发展型：在老年期的大部分时间，该类老年人的生活自理能力保持良好状态，并且持续至去世之前的 3 年左右时间，之后生活自理能力快速下降。与第三类相比，虽然该类型老年人失能的持续时间较短，但是在临终时生活自理活动能力的受损程度更高。第三类缓慢下降型：此类老年人的生活自理能力下降较为缓慢，但是失能的持续时间最长。模型的预测结果显示，在上述三种类型中，以第一类轨迹在老年人中最为普遍，符合此种发展趋势的老年人比例超过 55%。第二类老年人的比重在 20% 左右，而第三类老年人在男性中约占 14.4%，在女性中的比例则较高，达到 23.0%。符合上述三种轨迹类型的老年人在女性中的实际分布分别是：第一类所占比例为55.6%，第二类比重达到 21.4%，第三类的比例约为 23.0%；而在男性中的对应比重分别为 66.5%、19.1% 和 14.4%，基本吻合预测结果中第一类占比居多、第二类在女性中最少、第三类在男性中比例最低的分布特征。

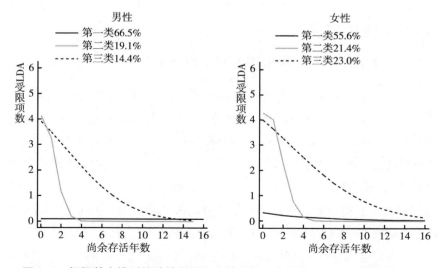

图 2-1 根据基本模型估计的男性和女性老年人去世前 ADL 受限的项数变化

（二）老年人生活自理能力变化轨迹的性别差异

虽然男女两性老年人的生活自理能力发展轨迹分别被划分为三种类型，而且三种类型在两组人群中分别对应的轨迹形态比较接近，但是从三种轨迹类型人群在老年人中的比例分布，以及 ADL 随时间推移的下降幅度和失能持续时间来判断，老年人的变化轨迹存在性别差异。临终阶段生活自理能力状态较好的第一类的老年人在男性中所占的比重超过女性，而生活自理能力下降缓慢，失能时间较长的第三类老年人在女性中的比例超过男性。比较三种轨迹类型的形态，可以发现，第一类轨迹的老年人虽然生活自理能力保持相对完好，但是该类型老年女性的生活自理能力在临终阶段仍呈略微下降态势。第二类轨迹的老年人在临终阶段的生活自理能力出现快速下降，从下降的持续时间来看，女性超过男性，最终的生活自理能力受损程度也略高于男性。第三类轨迹的老年人生活自理能力下降速度相对缓慢，而且女性的持续时间也超过男性（见表 2-3）。综合上述比较结果可以判断，老年女性失能的持续时间长，失能的严重程度也超过男性。这意味着，与老年男性相比，老年女性在临终阶段需要接受更长时间、更高强度的照料服务。

（三）老年人在三种轨迹人群中的分布

比较表 2-4 和表 2-5 分别呈现的三类 ADL 衰退轨迹的老年人死亡年龄、社会经济背景、早期经历以及健康行为等特征可以发现，不同特征老年人在三类轨迹人群中的分布存在差别。归属于第一类轨迹人群的平均死亡年龄最低，第三类轨迹人群的平均死亡年龄最高。较晚的出生队列（1909 年以后出生）所占的比例在第一类轨迹人群中最高；较早的出生队列（1908 年以前出生）在女性的第三类轨迹人群中的比例最高，而在男性中，该队列在第二类轨迹人群中的占比最高。

各类职业人群在三类轨迹对应的老年人群中的分布并不相同：工人和军人，农、牧、渔民以及专业技术和管理人员的占比分别在第一、二、三类轨迹人群中达到最大值。由此可见，分别归属于三种轨迹类型的人群在社会经济背景方面存在差别：第三类轨迹人群的社会经济状况最佳，这也

与其较高的城市人群比重和相对充足的老年期医疗服务资源相呼应。从早
期经历来看，在第一类轨迹人群中经常挨饿的老年人以及生病时无法及时
得到治疗的老年人的相应比重均高于其他两类轨迹类型人群。这说明该组
老年人在童年期的社会经济状况和生活条件较差。就健康行为而言，成年
期经常从事体力劳动的人群所占的比重在第一类轨迹人群中最高，但是经
常从事体育锻炼的人群在男女两性老年人中的分布并不相同，女性在第一
类人群中的比例最高，而男性则在第三类人群中的分布最广。

　　为了进一步澄清各类特征与生活自理能力变化轨迹之间的关系，本研
究将在基础模型中进一步引入特征变量，分析其与轨迹类型发生概率之间
的关系。

表 2-4　不同特征变量在三类轨迹人群中的取值分布（女性）

特征	第一类	第二类	第三类
城市老年人（%）	35.14	38.70	42.05
平均死亡年龄（岁）	94.50	97.33	98.75
出生队列（%）			
1899~1908 年	38.23	46.36	51.16
1909~1918 年	34.94	29.22	24.76
1919~1928 年	13.50	7.47	4.86
1929 年及以后	5.19	1.83	0.77
职业（%）：			
农、牧、渔民	26.39	31.38	29.00
工人/军人	58.36	47.77	49.70
家务劳动及其他	13.69	19.63	19.90
目前生病时能及时得到治疗（%）	83.07	82.48	84.64
目前未生病（%）	8.63	8.50	6.70
童年期生病时能及时得到治疗（%）	28.27	27.76	26.87
童年期未生病（%）	17.73	22.40	20.28
童年期没有经常挨饿（%）	29.76	29.92	30.99
曾经常进行体育锻炼（%）	27.50	22.78	21.59
曾经常做体力劳动（%）	80.44	77.92	74.82
去世前家里有厕所（%）	86.40	86.57	88.35
样本规模（人）	14225		

资料来源：利用 1998~2014 年 CLHLS 数据汇总计算。

表 2-5　不同特征变量在三类轨迹人群中的取值分布（男性）

特征	第一类	第二类	第三类
城市老年人(%)	36.56	43.23	49.38
平均死亡年龄(岁)	90.84	94.17	94.71
出生队列(%)			
1899~1908 年	24.20	36.83	33.86
1909~1918 年	42.63	37.15	42.97
1919~1928 年	20.76	11.99	14.62
1929 年及以后	8.99	3.82	3.37
职业(%):			
专业技术/管理人员	9.19	11.34	15.52
农、牧、渔民	35.92	41.34	34.53
工人/军人	51.99	43.28	45.67
目前生病时能及时得到治疗(%)	83.62	83.60	85.83
目前未生病(%)	9.20	8.82	7.31
童年期生病时能及时得到治疗(%)	31.31	29.15	31.05
童年期未生病(%)	19.01	22.96	21.93
童年期没有经常挨饿(%)	32.39	36.02	33.41
曾经常进行体育锻炼(%)	41.55	40.05	45.78
曾经常做体力劳动(%)	86.26	81.67	76.38
去世前家里有厕所(%)	85.90	85.54	87.63
样本规模		9976	

资料来源：利用 1998~2014 年 CLHLS 数据汇总计算。

（四）老年人生活自理能力发展轨迹的年龄和队列效应

本研究在模型 1 和模型 3 中引入了死亡年龄和出生队列作为自变量，以揭示这两类因素与生活自理能力变化轨迹之间的关系。分析结果显示，男女两性老年人的死亡年龄与第三类轨迹的发生概率均呈显著的正相关关系。与 70 岁以前去世的老年人相比，90 岁以上老年人临终阶段的生活自理能力呈现第二类或第三类变化轨迹的可能性显著增加，百岁老年人处于此种形态轨迹的概率更高。与第二类轨迹相比，第三类轨迹更有可能契合

90 岁及以上的超高龄老年人临终阶段的生活自理能力变化趋势。上述事实说明，随着老年人死亡年龄的上升，他们临终阶段处于失能状态的可能性增大，失能的持续时间也有延长的趋势。这是在个体衰老的过程中，增龄所带来的年龄效应。

模型 1 和模型 3 的分析结果显示，不同出生队列人群的生活自理能力变化轨迹之间存在显著差异。在控制死亡年龄的前提下，各队列呈现第三类变化轨迹的概率与出生时间显著负相关，即较早的出生队列人群在临终阶段的生活自理能力变化呈现第三类轨迹的可能性高于较晚出生队列的人群。上述结果意味着，在死亡年龄接近的情况下，较早出生的老年人更有可能在临终阶段出现生活自理能力的大幅度下降，且长时间处于失能状态；而较晚出生的老年人在余寿中生活自理能力保持相对完好状态的概率较大。据此可以推断，随着时间的推移，中国老年人的失能风险和失能持续时间将不断下降。与老年男性相比，队列效应在老年女性生活自理能力变化过程中的影响更为突出（见表 2-6），随着出生时间的延后，老年女性临终阶段经历第三类生活自理能力衰退轨迹的可能性会出现更大幅度的下降。因此，队列效应给中国老年人生活自理能力衰退过程带来的变化可以总结为，随着出生时间的延后，相对应队列人群的带残存活时间缩短，他们所需要的长期照料服务的时间减少，服务强度降低；这种队列效应对未来女性失能老年人群长期照料负担增长趋势的抑制作用更加突出。对比引入社会经济背景、早期经历、健康行为以及生活环境等变量前后的模型回归系数可以发现，上述特征变量的引入降低了老年女性在变化轨迹上的队列差异，但是在控制上述因素后老年男性的队列差异反而有所扩大（见表 2-7）。这种变化结果表明，男女两性老年人在生活自理能力变化轨迹上的队列差异可能源自不同的因素。

然而，比较拟合模型中年龄和队列的相应估计值可以发现，年龄效应与队列效应对老年人生活自理能力变化轨迹的作用方向相反，而且年龄效应占据优势。在人口预期寿命不断延长的前提下，队列效应带来的长期照料需求下降的趋势是否会被年龄效应所抵消，还将受到预期寿命增长速度快慢的影响。

表 2-6　女性 ADL 衰退轨迹的多元 logistic 回归结果

变量	模型 1		模型 2	
	第二类 vs.第一类	第三类 vs.第一类	第二类 vs.第一类	第三类 vs.第一类
城乡(农村):城市	0.135[+]	0.549[***]	0.125	0.485[***]
死亡年龄(65~79 岁):				
80~89 岁	0.665[+]	0.942[*]	0.711[*]	0.843[+]
90~99 岁	1.113[**]	1.695[***]	1.215[**]	1.604[***]
100~105 岁	1.422[***]	2.327[***]	1.619[***]	2.263[***]
出生队列(1899 年之前):				
1899~1908 年	-0.003	-0.654[***]	0.023	-0.618[***]
1909~1918 年	-0.196	-1.036[***]	-0.088	-0.980[***]
1919~1928 年	-0.380	-1.257[***]	-0.190	-1.165[***]
1929 年及以后	-0.525	-1.406[**]	-0.279	-1.369[**]
职业(专业技术/管理人员):				
农、牧、渔民			0.695	-0.095
工人/军人			0.635	-0.473[*]
家务劳动及其他			0.940[*]	0.178
目前生病时能否及时得到治疗(否):能			0.162	-0.327[***]
目前未生病			-0.001	-1.234[***]
童年期生病时能否及时得到治疗(否):能			0.100	-0.317[***]
童年期未生病			0.066	-0.246[**]
童年期是否挨饿(否):是			-0.079	0.015
曾经常进行体育锻炼(否):是			-0.130	-0.337[***]
曾经常做体力劳动(否):是			-0.077	-0.292[***]
去世前家里有无厕所(否):是			0.118	0.289[**]
常量	-2.064[***]	-2.075[***]	-3.116[***]	-1.216[*]
BIC	-31329.12		31324.24	

注:[+]表示 P<0.10;[*] 表示 P<0.05;[**] 表示 P<0.01;[***] 表示 P<0.001。括号中是参照变量选项。

资料来源:利用 1998~2014 年 CLHLS 数据进行计算。

表 2-7　男性 ADL 衰退轨迹的多元 logistic 回归结果

变量	模型 3		模型 4	
	第二类 vs.第一类	第三类 vs.第一类	第二类 vs.第一类	第三类 vs.第一类
常量	−1.438***	−2.526***	−1.269*	−0.935
城乡(农村):城市	0.269**	0.664***	0.216*	0.536***
死亡年龄(65~79 岁):				
80~89 岁	0.266	0.927*	0.284	0.955*
90~99 岁	0.694*	1.339**	0.744*	1.315**
100~105 岁	1.028*	1.942***	1.088**	1.905***
出生队列(1899 年之前):				
1899~1908 年	−0.420+	−0.321	−0.319	−0.455*
1909~1918 年	−0.572*	−0.663**	−0.444+	−0.866***
1919~1928 年	−0.623*	−0.951***	−0.459	−1.221***
1929 年及以后	−0.607	−1.036*	−0.417	−1.353**
职业(专业技术/管理人员):				
农、牧、渔民			−0.082	−0.370**
工人/军人			−0.37*	−0.467***
家务劳动及其他			−0.176	−0.054
目前生病时能否及时得到治疗(否):能			0.038	−0.251
目前未生病			−0.115	−1.068***
童年期生病时能否及时得到治疗(否):能			−0.191+	−0.158
童年期未生病			−0.129	−0.025
童年期是否经常挨饿(否):是			0.163+	−0.107
曾经常进行体育锻炼(否):是			−0.120	−0.116
曾经常做体力劳动(否):是			−0.103	−0.654***
去世前家里有无厕所(否):是			0.038	−0.002
BIC	−17289.140		−17322.180	

注:+表示 P<0.10;*表示 P<0.05;**表示 P<0.01;***表示 P<0.001。括号中是参照变量选项。

资料来源:利用 1998~2014 年 CLHLS 数据计算。

五　老年人生活自理能力衰退轨迹的相关因素

模型 2 和模型 4 分别在模型 1 和模型 3 的基础上进一步引入特征变量，回归分析结果表明，老年人在生活自理能力变化趋势上表现出明显的异质性，社会经济背景、早期经历、健康行为以及生活环境与生活自理能力衰退过程密切相关。

模型 2 的分析结果显示，在老年女性中，专业管理和技术人员等白领阶层在临终阶段生活自理能力变化呈现第三类轨迹形态的可能性显著高于以工人或军人为主要职业的老年人，而家务劳动者出现第二类轨迹的概率超过其他人群。在老年男性中，白领职业人群的生活自理能力变化出现第三类轨迹的概率明显超过工人、军人和农民三类职业人群，呈现第二类轨迹形态的概率超过工人和军人。综合上述结果可以发现，拥有较好社会经济条件的白领阶层在临终阶段的失能概率和失能的持续时间高于其他较低的职业阶层。本研究推测，白领阶层持续而漫长的失能发展过程应该源于良好的社会经济状况对失能老年人的保护作用，充足的养老资源、友好的生活环境、高质量的健康护理可以削弱疾病对生活自理能力的侵害，降低死亡风险，进而延长失能后的存活时间。然而，对农民、家务劳动者等社会经济状况较差的人群而言，死亡的选择作用在该类人群中得到进一步发挥，只有身体强健的个体才能存活至老年甚至高龄老年阶段，他们在患病或失能后因为无法得到充足的护理而快速死亡，因此使得这类人群反而在临终阶段呈现了相对良好且较稳定的生活自理能力状态。此外，回归结果还表明，疾病与老年人的失能密切相关，未患严重疾病的老年人临终阶段生活自理能力处于相对完好状态（第一类轨迹）的可能性较大。对患病的老年人而言，充足的医疗资源可以降低疾病对生活自理能力的影响，模型 3 中对老年女性的分析结果表明，生病时能够得到及时治疗的老人，临终阶段处于长时间失能状态的可能性明显减少。

童年期的生活经历也与老年人的生活自理能力变化轨迹密切相关。在老年男性中，童年期经常处于饥饿状态的个体在临终阶段的生活自理能力保持相对完好（第一类轨迹）的概率较高。这一现象或许应该归因于死亡的选择作用，身体素质较好的个体更容易存活至老年期，他们对疾病的侵害有较强的抵抗力，生活自理能力更有可能保持良好而稳定的状态。此外，童年期能够获得充足医疗资源的个体在进入老年期后出现长时间生活自理能力受限的可能性显著降低，这一判断在针对男女两性老年人的回归模型中均得到了验证。可能的解释是，充足的医疗资源可以降低疾病对个体成长的损害，提高身体素质，减轻衰老和慢性疾病对生活自理能力的消极影响。同时，在老年女性中，童年期未患病的个体临终阶段出现长时间失能（轨迹3）的可能性大幅度下降的事实也从另一个角度验证了上述推论。

良好的健康行为可以降低老年人处于长时间失能状态的风险。模型2针对老年女性的预测结果显示，有健身习惯的老年人和经常从事体力劳动的老年人临终阶段的生活自理能力变化呈现第三类轨迹形态的概率较低；模型4的分析结果也表明，以往经常从事体力劳动的老年男性更有可能在临终阶段保持相对完好的生活自理能力状态（第一类轨迹）。

综合上述分析可以判断，死亡年龄、出生队列、社会经济背景、健康行为和早期经历均与老年人临终阶段的生活自理能力状态和失能的持续时间密切相关。在三种轨迹中，第三类轨迹发生的概率受各种因素的影响最大。就发挥作用的变量数量而言，老年女性会受到更多因素的影响，因此呈现了更强的不确定性。但是遗憾的是，数据无法证实生活环境变量所发挥的作用。虽然模型2揭示了有厕所设施的老年女性生活自理能力变化呈现第三类轨迹形态的概率较高，但是上述结果或许源于老年人长期无法独立如厕而采取的应对措施。

六　结论

本章利用组基轨迹模型对老年人临终阶段的生活自理能力变化轨迹进行拟合，归纳出三类变化轨迹，并通过预测不同特征人群出现三类轨迹的可能性，揭示社会经济背景、早期经历、健康行为及生活环境等因素对生活自理能力变化过程的影响。第一类变化轨迹可称为功能良好型。属于这一类型轨迹的老年人在生命最后阶段的生活自理能力状态基本保持完好而稳定，该类老年人基于生活自理能力受限而产生的长期照料的需求最低。较低年龄去世的人群，较晚的出生队列、社会经济状况较差的人群，比如工人、军人、农民等在临终阶段呈现上述变化轨迹的概率较高。良好的身体素质可以显著提高老年人生活自理能力呈现这一变化轨迹的可能性，如在童年期、老年期未患过严重疾病的个体，以及在后天充足的医疗卫生资源和健康的行为习惯保障下维持较好健康状态的老年人。第一类轨迹在老年人特别是老年男性中最为常见，超过66%的男性属于此种类型。第二类轨迹属于快速发展型。在去世前的3年左右时间内，这一类老年人的生活自理能力开始进入快速下行通道，临终时的生活自理能力最差，虽然他们处于失能状态的时间短于第三类轨迹对应人群，但是大部分失能时间处于中重度失能状态。因此第二类轨迹的老年人可能会因为生活自理受限而接受3年左右时间的高强度、多元化的照料服务。呈现第二类轨迹的老年人以女性居多，高龄老年人、农民、童年期营养状况良好的个体以及老年期患病无法得到及时治疗的老年人，经历上述衰退轨迹的风险较大。第三类轨迹属于缓慢下降型。出现这种变化轨迹的老年人会在临终之前的10年甚至更早的时间开始出现生活自理能力的缓慢下降，在临终时可能会处于中度或重度失能状态。因此，第三类轨迹对应的老年人群的失能时间持续最长，但是绝大部分时间处于轻度失能状态。在三种变化轨迹中，生活自理能力衰退呈现第三类轨迹形态的老年人需要接受照料服务的时间最长，负担最重。该类型在老年女性中最为普遍，高龄老年人、社会经济状况较好的白领阶层，以及未形成健康的行为习惯和患有严重疾病的老年人，出现上述变化趋势的概率较大。

老年人在生活自理能力衰退过程中多种轨迹并存的事实说明了该变化过程存在异质性，其中的一个主要原因是生命历程早期阶段的社会经济资源、职业经历和行为习惯等方面存在差异，并通过死亡的选择作用影响老年人的活动能力衰退过程，筛选具有较好身体素质的个体进入老年期，显著降低了这部分人群处于长时间失能的可能性。然而，随着婴幼儿和成年人死亡率的下降，死亡力量发挥的作用将逐渐减弱。另外，社会经济状况的保护作用在降低老年人的失能风险、延长失能后的存活时间等方面的效应进一步彰显。社会经济状况、早期经历、健康行为、生活环境等诸多因素对生活自理能力衰退过程的作用主要表现为对第三类轨迹（缓慢下降型）发生风险的影响，而后者的出现概率是影响失能老年人照料负担的主要力量，由此也决定了社会经济状况的健康保护作用将会在失能老年人照料负担增长过程中发挥重要作用。

生活自理能力变化的多样性还表现为年龄和队列效应带来的轨迹类型的变化。增龄所带来的生活自理能力下降使得老年人临终阶段的失能风险和失能时间持续上升，第三类轨迹在 90 岁以上的老年人中更为普遍。这表明，随着人口预期寿命的延长，老年人在临终阶段接受长期照料的时间将继续增加。但增加的余寿并非完全处于失能状态，对具有相同寿命的老年人而言，较晚的出生队列在临终阶段出现长时间失能的可能性明显降低，这表明随着出生时间的延后，生活自理能力衰退的发生时间推迟，人们余寿中能够生活自理的时间得以延长。在人口预期寿命不断增长的前提下，年龄效应与队列效应对老年人生活自理能力的影响表现为两种相反方向的作用；在长期照料需求的发展趋势中，年龄效应占据了主导地位，队列效应带来的长期照料需求下降趋势会被年龄效应所抵消。

研究还发现，男女两性老年人在生活自理能力的衰退轨迹以及影响因素上存在明显的性别差异。即使归纳出特征类似的三类轨迹，但是在轨迹的具体形态和发生概率上，男女两性老年人群仍存在差别。女性呈现缓慢下降轨迹的可能性高于男性，而男性属于生活自理能力功能良好型的概率较高。上述结果说明，老年女性在临终阶段会面临更高的失能风险，经历更长时间的失能存活期。与男性相比，女性生活自理能力变化过程受到更多因素的影响，呈现更强的不稳定性和异质性。由此推断，未来长期照料负担的增长趋势将很大程度上受到女性老年群体的影响，而通过提高社会经济地位、培养健康的行为习惯、提供充足的医疗服务等措施，可以更加有效地改善这一群体的生活自理能力，降低其对长期照料服务的需求。

第三章 社会经济因素对高龄老年人临终阶段生活自理能力衰退过程的影响

一 研究背景

生活自理能力（ADL）是评估老年个体活动能力的常用指标，ADL受损的老年人将无法独立生活而处于失能状态。生活自理能力的状态和失能后的持续时间是反映老年人生活自理能力衰退过程的关键特征，也是评估他们对长期照料服务需求的重要依据。近30年来，中国老年人的失能率和带残存活时间大幅度上升。[①] 满足老年人日益增长的长期照料需求成为积极应对人口老龄化、提高老年人生活质量的关键措施，而准确把握老年人的长期照料需求和发展趋势，成为建设长期照料体系的重要依据。但是在过去的近20年间，中国高龄老年人的失能率变化态势并不稳定，[②]这无疑增加了预测未来老年人长期照料负担的难度。

[①] 彭希哲、宋靓珺、茅泽希：《中国失能老人问题探究——兼论失能评估工具在中国长期照护服务中的发展方向》，《新疆师范大学学报（哲学社会科学版）》2018年第5期。

[②] Hou C., Ping Z., & Yang K., "Trends of Activities of Daily Living Disability Situation and Association with Chronic Conditions among Elderly Aged 80 Years and Over in China," *Journal of Nutrition Health Aging* 22, No. 3 (2018): 439-445.

社会经济因素是导致老年人的生理衰退过程存在显著差异的重要原因。[1] 在人口转变的不同阶段，老年人余寿中带残存活时间的拓展趋势会发生改变，而作为推动人口转变的根本力量，社会经济因素在其中发挥了重要作用。[2] 近年来，不同社会经济地位的老年群体间的健康不平等程度持续增加，[3] 他们生活自理能力的衰退轨迹和失能后的存活时间呈现了强烈的不稳定性。有鉴于此，本章将利用纵向调查数据对老年人临终阶段生活自理能力变化轨迹展开分析，探讨社会经济因素在轨迹变化中的作用，以期对未来的老年人失能发展趋势，以及长期照料需求预测提供依据。

二　国内外研究综述

生活自理能力的变化与多方面因素紧密相关，如经济状况、日常行为、体力劳动强度、饮食营养等[4]，而这些因素多受到社会经济环境的制约。城乡属性、教育、职业、收入和社会保障都是反映老年人社会经济状况的重要因素，而医疗资源、营养状况、生活方式、居住环境也与他们的社会经济资源密切相关。[5]

（一）影响生活自理能力的两种途径——固有能力和外在功能表现

失能是个体因为无法满足生活环境对活动能力的要求，而失去独立生

---

[1]　Yang Y., & Lee L. C., "Dynamics and Heterogeneity in the Process of Human Frailty and Aging: Evidence from the U. S. Older Adult Population," *Journal of Gerontology: Social Sciences* 65B, No. 2 (2010): 246-255.

[2]　Robine J. M., & Michel J. P., "Looking Forward to a General Theory on Population Aging," *Journal of Gerontology: Medical Science: Series* A59, No. 6 (2004): 590-597.

[3]　焦开山：《中国老年人健康预期寿命的不平等问题研究》，《社会学研究》2018 年第 1 期。

[4]　Martine L. G., & Schoeni R. F., "Trends in Disability and Related Chronic Conditions among the Forty-and-over Population: 1997 - 2010," *Disability and Health Journal* 7 (2014): S4-S14.

[5]　程令国、张晔、沈可：《教育如何影响了人们的健康？——来自中国老年人的证据》，《经济学》（季刊）2015 年第 1 期。

活的能力。因此，生活自理能力实际上是内在能力和外在环境因素综合作用的结果，最终反映为外在功能表现。包括社会经济状况在内的各类因素可以通过内在能力和外在功能表现两种途径影响生活自理能力。比如，虚弱和疾病会增加老年人的失能风险;[1] 通过降低环境对各项活动的体能要求，可以延缓失能的发生。[2]

（二）社会经济因素对老年人失能轨迹的两种影响机制

个体在生命历程中经历的社会经济环境可以通过不同渠道发挥作用（见图 3-1）。一方面，社会经济因素会通过影响个体的生存条件和生活环境等诸多变量，改变生活自理能力的衰退进程。比如，教育可以培养健康的行为模式和生活方式，进而降低失能风险，缩短失能后的存活时间;[3] 无障碍设施的普及也会减少失能风险。[4] 另一方面，充足的社会经济资源可以为失能者提供必要支持，降低死亡率，延长带残存活时间。[5] 然而对中国的研究发现，只有足够强壮的身体才能使社会经济状况欠佳的个体存活至老年阶段，死亡的筛选屏蔽了社会经济因素对生活自理能力衰退过程的显著影响。[6] 由此推断，社会经济因素通过"选择"和"保护"两种途径影响生活自理能力的衰退过程。在选择作用下，社会经济状况会通过死亡挑选身体健康的个体，他们得以存活到老年期并具有较好的生活自理

---

① Costa M., Mambrini J., Malta D., Lima M., & Peixoto S., "Contribution of Chronic Diseases to the Prevalence of Disability in Basic and Instrumental Activities of Daily Living in Elderly Brazilians: The National Health Survey," *Cadernos De Saúde Pública* 34, No. 1 (2013): 102-311.

② 张文娟、Marcus W.、杜鹏:《中国高龄老年人的生活自理能力变化轨迹及队列差异——基于固定年龄与动态年龄指标的测算》,《人口研究》2019 年第 3 期。

③ Hubert H. B., Bloch D. A., & Oehlert J. W., "Lifestyle Habits and Compression of Morbidity," *The Journals of Gerontology* 57, No. 6 (2002): M347-M351.

④ Costa D. L., "Changing Chronic Disease Rates and Long-term Declines in Functional Limitation among Older Men," *Demography* 39, No. 1 (2002): 119-137.

⑤ Manton K., Stallard E., & Corder L., "Education-specific Estimates of Life Expectancy and Age-specific Disability in the U. S. Elderly Population 1982 to 1991," *Journal of Aging and Health* 9, No. 4 (1997): 419-450.

⑥ Zimmer Z., Martin L. G., Nagin D. S., & Jones B. L., "Modeling Disability Trajectories and Mortality of the Oldest-Old in China," *Demography* 49, No. 1 (2012): 291-314.

能力；保护作用是指优越的社会经济环境会抑制衰老和疾病对生活自理能力的影响，导致失能过程延长和失能后的存活时间增加。两种作用的角力造成了老年人口的失能率和余寿中带残存活时间的不稳定性。

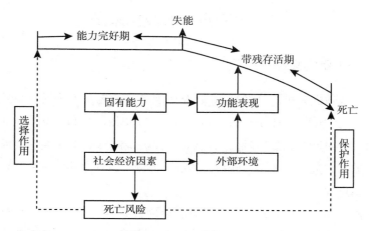

图 3-1　社会经济因素对生活自理能力衰退过程的影响机制

　　此外，生命早期经历的社会经济不平等也会对衰老进程产生影响；[①]而女性在生命历程中累积的社会经济劣势会在她们生命后期的失能发展过程中持续发挥作用。[②] 但是在生活自理能力衰退轨迹的具体形态和相关社会经济因素的作用机制上究竟存在哪些性别差异，还有待深入分析。

　　综上所述，个体在生命历程中经历的社会经济环境对其失能风险和失能后的存活时间存在多重影响，导致老年人口的失能率和带残存活期的发展趋势在人口转变过程中出现波动，而同一时期的不同特征老年群体之间也存在强烈的异质性。为了降低这种不确定发展趋势给老年失能人口照料负担预测带来的挑战，本章将系统分析各类社会经济因素对老年人生活自

① Freedman V. A., Martine L. G., Schoeni R. F., & Corman J. C., "Declines in Late-life Disability: The Role of Early-and Mid-life Factors," *Social Science & Medicine* 66, No. 7 (2008): 1588-1602.

② Kaneda T., Zimmer Z., Fang X., & Tang Z., "Gender Differences in Functional Health and Mortality among the Chinese Elderly: Testing and Exposure Versus Vulnerability Hypothesis," *Research on Aging* 31, No. 3 (2009): 361-388.

理能力下降过程的影响机制，明晰不同特征老年人口的失能风险和失能后
带残存活时间的变化规律。

三　研究方法和数据来源

（一）研究思路

本章在数据分析部分将以 80 岁及以上的高龄老年人为研究对象，运
用线性增长模型（Hierarchal Linear Model，HLM），以生活自理能力
（ADL）为活动能力测量指标，通过对已经去世高龄老年人在存活时的跟
踪调查数据的分析，揭示不同社会经济特征的个体在临终阶段的生活自理
能力衰退过程。

虽然个体的生活自理能力会随着年龄增长而持续下降，[①] 但生活自理
能力的衰退轨迹可能随着寿命的延长而发生不同改变，个体剩余的存活时
间与失能风险和失能程度之间可能存在更为密切的关系。[②] 基于此，本研
究将按照以下两个步骤进行分析：第一步，根据拟合优度（AIC）确定基
础模型，选择年龄或本次调查时样本剩余存活时间（简称"尚余存活时
间"）作为时间变量，并将其以多项式组合方式放入模型；第二步，将
反映生命历程不同阶段的社会经济环境和生存状况的特征变量放入模型，
以揭示其对生活自理能力变化过程的直接和间接作用。

（二）分析方法

本研究采用混合效应的多层线性增长模型进行数据分析。分析单位
分为两层：第一层以每次访问为单位，反映同一老年人的生活自理能力
变化过程；第二层以每个老年人为单位，揭示不同特征的老年人群在生

---

① Peeters G., Dobson A., Deeg D., & Brown W., "A Life-course Perspective on Physical
Functioning in Women," *Bulletin of the World Health Organization* 91, No. 9（2013）: 661-
670.

② 张文娟、Marcus W.、杜鹏：《中国高龄老年人的生活自理能力变化轨迹及队列差
异——基于固定年龄与动态年龄指标的测算》，《人口研究》2019 年第 3 期。

活自理能力变化轨迹上的差异。本研究将时间作为固定效应变量，展现增龄带来的生活自理能力变化；将截距作为随机效应变量，用于反映个体差异；以时间变量的多项式来反映因变量随时间的非线性变化趋势，并引入其他可能随时间变化的相关变量，如调查时点的年龄和社会经济状况。考虑到上述解释变量对生活自理能力衰退速度的影响，本研究同时引入了它们与时间变量的交互项。性别、出生队列以及童年期和成年期的社会经济相关特征在整个老年期保持不变，因此作为第二层的个体特征变量进入模型。

（三）数据来源

本研究使用的数据源于 CLHLS 中 1998~2014 年接受调查并在后续跟踪调查中死亡的样本。在该项目访问的 42942 名 65 岁及以上的老年人中，有 26238 名被访者（61.10%）在调查期间陆续去世。其中的 26042 名老年人有确切的死亡时间和生活自理能力状态，针对他们先后完成的 44671 人次访问成为本章的数据分析素材，具体分布见表 3-1。

表 3-1　样本人群在历次调查中的受访人次分布

基线调查	样本规模（人）	历次调查的样本分布（%）						累计人次
		1998 年	2000 年	2002 年	2005 年	2008 年	2012 年	
1998 年	6949	100.00	51.98	28.97	10.52	3.63	1.01	13627
2000 年	4450	—	100.00	60.90	24.72	9.12	2.74	8788
2002 年	5406	—	—	100.00	47.69	22.84	9.29	9721
2005 年	4229	—	—	—	100.00	36.13	10.64	6207
2008 年	4734	—	—	—	—	100.00	27.88	6054
2012 年	274	—	—	—	—	—	100.00	274
合计	26042	6949	8062	10129	8638	8155	2738	44671

资料来源：根据 1998~2014 年的 CLHLS 调查数据汇总。

（四）变量测量

回归分析将生活自理能力（ADL）量表得分作为反映老年人活动能

力的指标，该量表评估了老年人在进食、穿衣、上下床、室内走动、如厕、大小便控制等六项基本日常活动上的表现，取值范围为 0~12，12 分表示生活自理能力完好。

老年人在历次调查中的尚余存活时间被界定为他们在该调查时点与其死亡时点的间隔长度。根据模型的拟合优度指标 AIC，本研究从年龄和尚余存活时间中择其一作为时间变量。除此之外，自变量还包括个体的基本人口特征、成年期和老年期的社会经济条件、童年期的社会经济环境，以及居住环境和健康行为等七个部分，所包含变量的具体信息详见表 3-2。其中，居住环境和健康行为模式两类特征虽然不能被直接归于社会经济属性，但是与社会经济属性密切相关，将其纳入模型有助于更深入地探析社会经济因素对生活自理能力衰退过程的影响机制。上述各类变量按照访问和样本两个层次引入模型：第一层的自变量除时间变量（尚余存活时间）外，还包括年龄、慢性疾病情况、被访时的收入状况和医疗资源；其余特征变量作为第二层变量，除居住环境信息反映了临终阶段的状态以外，其他变量均来自第一次访问，该层变量的取值皆不会随时间推移而变。

（五）样本人群的基本特征

对数据的描述统计结果显示，在符合条件的调查样本中，1899~1908 年和 1909~1919 年出生的队列人群所占比重较大，分别为 37.58% 和 33.15%（见表 3-2）。CLHLS 的首次调查时间为 1998 年，超过半数的老年人此时已经进入高龄期。样本人群中女性的比例超过 60%，约有 52.72% 的个体患有慢性疾病。

表 3-2　样本人群的特征变量取值分布

特征变量	分布（%）	特征变量	分布（%）
人口基本特征		1919~1928 年	12.86
出生队列:1899~1908 年	11.59	1928 年之后	4.82
1899~1908 年	37.58	性别（女性）:男性	39.38
1909~1918 年	33.15	慢性病:无病	47.28

特征变量	分布（%）	特征变量	分布（%）
1 种病	32.32	有无经常锻炼经历（有）:无	68.19
2 种病	13.18	**晚年期:首次访问时的状况**	
3 种及以上病	7.22	收入是否够用（是）:否	43.84
成年期的社会经济特征		生病能否及时得到治疗:不能	8.03
城乡居住地（乡）:城市	37.70	能	83.48
职业:专业技术/管理人员	4.80	未生过病	8.49
农、牧、渔民	31.35	**晚年期:去世前的居住环境**	
工人/军人	53.05	家里有无浴室（有）:无	47.62
其他/无业	10.81	家里有无厕所（有）:无	13.58
教育年限:未上过学	70.51	**童年期社会经济环境**	
1~5 年	19.96	生病时能否及时治疗:否	51.62
6~8 年	5.34	能	28.83
9 年及以上	4.20	未生过病	19.55
健康行为模式		是否经常挨饿（否）:是	68.87
是否经常从事体力劳动（是）:否	33.39	样本规模	26042

资料来源:根据 1998~2014 年 CLHLS 数据汇总计算。

　　虽然样本中农村老年人的比例超过 62%，但 58% 的被访者以前主要从事非农行业工作，并且大多数人从未上过学。比较样本在老年期和童年期的社会经济状况可以发现，他们在老年期的生活条件普遍较好，而童年期则较差。有超过 56% 的老年人在首次访问时的收入可以应付日常支出，接近 83.5% 的老年人在生病时能够及时得到治疗，但是接近 69% 的老年人在童年时期经常挨饿，仅有不足 29% 的人在当时生病时可以及时获得治疗。就居住环境而言，有超过 52% 的老年人在去世前家里有洗浴设施，约 86% 的老年人家里有厕所，这些设施可以在一定程度上提高老年人在生活自理能力上的表现。

四　老年人的存活时间和生活自理能力

（一）存活时间和死亡年龄

　　表 3-3 的统计结果显示，样本人群在观测期内的存活时间和死亡

年龄存在显著的队列差异。样本总体的平均寿命为 95.24 岁，其中来自 1899 年以前出生队列的样本人群的寿命最高，平均达到 104.23 岁；1928 年以后的出生队列的死亡年龄最低，平均为 75.00 岁。依照预期寿命随社会发展不断延长的趋势，越晚的出生队列存活至末次调查的概率越高，死亡的淘汰效应越弱，越早的出生队列在观测期内存活的时间越短。在 5 个队列中，1928 年以后的出生队列在观测期内存活的时间最久，超过 54 个月；1899 年以前出生的队列存活时间最短，不足 12 个月。

表 3-3　样本人群首次访问时尚余存活时间和生活
自理能力及死亡年龄的队列差异

特征变量	出生队列						F 检验
	1899 年前	1899~1908 年	1909~1918 年	1919~1928 年	1928 年以后	合计	
生存月数	11.79	15.37	31.26	42.17	54.67	25.56	***
死亡年龄	104.23	100.87	92.39	85.62	75.00	95.24	***
ADL 得分	9.12	9.92	11.00	11.49	11.75	10.48	***
样本数量	3019	9787	8632	3350	1254	26042	

注：*** $P<0.001$。
资料来源：根据 1998~2014 年 CLHLS 数据汇总计算。

（二）存活期内的生活自理能力变化趋势

各个队列人群在首次访问时的生活自理能力水平也存在显著差异（见表 3-3），较晚出生队列的生活自理能力平均得分较高。尚余存活时间是除年龄之外，反映个体生命历程中衰老进度的另一时间变量。随着尚余存活时间的减少，个体的生活自理能力持续降低，在去世前几个月甚至呈现加速态势（见图 3-2）。此外，在尚余存活时间相同的情况下，老年男性在生活自理能力上的表现超过女性，农村老年人的得分超过城市老年人。

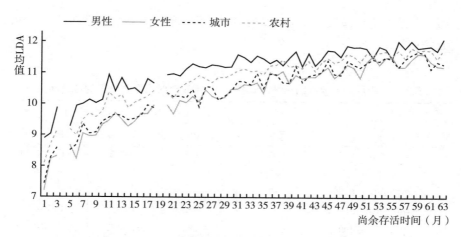

图 3-2　不同尚余存活时间老年人的 ADL 平均得分

五　临终阶段的生活自理能力变化趋势

（一）基础模型的选择

老年人的生活自理能力随时间推移呈加速衰退的趋势，本研究利用时间变量的多项式来反映这种非线性关系，并通过比较多项式引入模型后的拟合优度指标 AIC 筛选最佳组合。此外，本研究还借助 AIC 指标从年龄和尚余存活时间中挑选对衰退轨迹拟合效果更好的变量作为模型的时间变量，上述两个变量在模型中都以均值进行了中心化处理；将截距和时间变量作为固定效应参数，以截距的随机效应来反映老年人之间的差异，最终得到混合效应的线性增长模型；通过比较 AIC 指标最终选择尚余存活时间作为时间变量，而将年龄作为随时间变化的变量放入模型。

在模型 1 和模型 2 中，本研究分别用年龄和尚余存活时间来拟合生活自理能力的衰退轨迹，但比较两个模型的 AIC 值可以发现，尚余存活时间对生活自理能力衰退轨迹的拟合效果更好。模型 3 在模型 2 的基础上增加了时间变量的三次项，模型 4 进一步加入了年龄作为随时间变化的自变量，上述改进均显著提高了模型的拟合效果。因此，最终选定模型4作为基础模型。

表3-4 应用混合效应的线性增长模型对 ADL 随时间变化趋势的拟合结果

变量	回归系数			
	模型1	模型2	模型3	模型4
截距	10.610	10.183	10.312	10.452
年龄-91	-0.105			-0.070
(年龄-91)^2/100	-0.219			
尚余存活时间(RST)-2		0.548	0.645	0.564
{(RST-2)^2}/100		-4.292	-10.633	-10.879
{(RST-2)^3}/100			0.563	0.593
截距方差	2.429	2.834	2.872	2.478
残差	5.085	4.652	4.580	4.596
自由度	5	5	6	7
拟合优度 AIC	214318	213187	212856	211186

注：所有回归系数均在 P<0.001 水平上显著。

资料来源：根据 1998~2014 年 CLHLS 调查数据计算。

（二）尚余存活时间内的生活自理能力下降趋势

表3-5 的数据分析结果显示，个体的生活自理能力随着年龄增加而不断下降，并且会随着生命终点的临近而进一步衰退。模型5的回归结果显示，老年人每增加1岁，其 ADL 得分将减少 0.076 分，而剩余的存活时间每缩短1年，ADL 将下降 0.551 分。这表明，死亡临近所产生的 ADL 变化超过增龄带来的年龄效应。模型5进一步增加了出生队列、性别标志和首次访问时的患病状态等因素，以揭示在生活自理水平（截距）及其衰退速度（斜率）上的队列差异。回归结果证明了队列差异存在的显著性，而且五组队列人群在 ADL 上的差距呈非线性变化模式。1928年以后出生的队列人群的 ADL 最差；1909~1918 年出生队列人群的 ADL 状态最佳；在 1919 年以前出生的队列中，越早出生的人群，他们的生活自理能力越差。这种非线性变化可能是死亡的选择作用和生理性衰老共同作用的

结果。一方面，在较晚的出生队列中，其较低的死亡风险，导致很多身体素质较差的老年人得以带残生存；另一方面，较早的出生队列中的老年人在进入观察期时已经处于高龄甚至超高龄期，增龄所导致的生活自理能力衰退表现更为突出。模型 6~9 陆续引入了其他控制变量来解释由社会经济因素、健康行为所引起的死亡风险差异，但队列间的差别依旧存在。

六 社会经济因素对生活自理能力衰退的影响

（一）成年期的社会经济状况的作用

对老年人的生活自理能力衰退过程的分析结果显示，成年期的社会经济环境和晚年期的生存状况对 ADL 影响显著。表 3-5 中模型 5 的回归结果显示，慢性疾病明显削弱了生活自理能力，随着患病数量的增加，老年人的生活自理能力持续下降。在模型 6 控制了城乡、职业以及受教育程度等社会经济特征因素后，疾病对 ADL 的影响幅度有所减弱，这表明良好的社会经济状况可以缓解慢性疾病对生活自理能力的不利影响，确实对生活自理能力有显著的保护作用。此外，对比尚余存活时间在模型 5 和模型 6 中的回归系数可以发现，在控制了城乡、职业和教育状况之后，尚余存活时间所引起的 ADL 差异进一步缩小，从另一个角度验证了上述社会经济特征变量对 ADL 的影响。但是具体的影响方向存在区别，回归结果显示，就不同职业人群而言，工人和军人的生活自理能力最佳，农、牧、渔民次之，专业技术和管理人员的生活自理能力与无业者接近，均低于前两种从业人员。职业特征与尚余存活时间的交互作用反映了各类职业人群在临终阶段随着时间推移生活自理能力的下降速度（见表 3-6），与其他职业人群相比，工人/军人进入老年期后的 ADL 衰退最为缓慢，农业劳动者的下降速度略高于前一人群。可见，不同职业人群在老年期的生活自理能力状态和衰退速度的排列次序与社会经济地位的排列顺序并不一致。这表明：一方面，工作中需要进行较多体力活动的职业人群的生活自理能力较好；另一方面，良好的经济状况和充沛的医疗资源对失能后的老年人具有保护作用。对于工人和军人这个职业群体而言，他们既有从事体力劳动的

表3-5 应用线性混合效应模型对不同特征老年人ADL变化趋势的回归结果-主效应

变量	回归结果				
	模型 5	模型 6	模型 7	模型 8	模型 9
截距	8.697***	8.075***	8.165***	8.590***	8.694***
尚余存活时间(RST-2)	0.551***	0.632***	0.621***	0.537***	0.527***
(RST-2)²/100	-10.662***	-10.496***	-10.486***	-9.855***	-9.870***
(RST-2)³/100	0.580***	0.564***	0.563***	0.530***	0.532***
年龄-91	-0.076***	-0.078***	-0.078***	-0.078***	-0.077***
队列(1928年之后):1899年之前	0.470***	0.506***	0.509***	0.559***	0.530***
1899~1908年	0.706***	0.727***	0.722***	0.763***	0.745***
1909~1918年	0.720***	0.730***	0.722***	0.750***	0.740***
1919~1928年	0.499***	0.496***	0.492***	0.497***	0.496***
性别(女性):男性	0.485***	0.483***	0.472***	0.408***	0.412***
慢性病(3种及以上病):无病	1.326***	1.249***	1.182***	1.197***	1.190***
1种病	0.822***	0.770***	0.734***	0.746***	0.741***
2种病	0.374***	0.333***	0.315***	0.328***	0.322***
城乡(乡):城市		0.253***	0.278***	0.332***	0.339***
教育程度(9年及以上):0年		0.188*	0.193*	0.278***	0.316***
1~5年		0.258***	0.256***	0.301***	0.319***

续表

变量	回归结果				
	模型 5	模型 6	模型 7	模型 8	模型 9
6~8 年	0.139	0.093	0.082	0.111	0.118
职业(其他/无业):专业技术/管理人员		0.130	0.033	0.034	
农、牧、渔民		0.366 ***	0.361 ***	0.302 ***	0.308 ***
工人/军人		0.384 ***	0.419 ***	0.332 ***	0.369 ***
收入是否够用(是):否			-0.276 ***	-0.295 ***	-0.304 ***
生病能否及时得到治疗(能):不能		-0.513 ***	-0.454 ***	-0.418 ***	
未生过病			0.628 ***	0.646 ***	0.634 ***
去世前家里有无浴室(有):无		0.040	0.052 +	0.058 +	
去世前家里有无厕所(有):无		0.149 ***	0.163 ***	0.157 ***	
有无经常从事体力劳动(有):无			-0.191 ***	-0.211 ***	
是否经常锻炼身体(是):否				-0.651 ***	-0.645 ***
童年生病能否及时治疗(是):否				-0.133	
未生过病					
童年时是否经常挨饿(否):是				-0.093 ***	-0.047
AIC	209926	209732	209351	208821	208824

注：+ 表示 P<0.1，* 表示 P<0.05，** 表示 P<0.01，*** 表示 P<0.001。括号中为对应分类变量的参照项。

资料来源：根据 1998~2014 年 CLHLS 数据汇总计算。

经历，又能够享受社会福利带来的保护，可以维持较好的生活自理能力状态，衰退幅度最小。模型7在模型6的基础上进一步控制了晚年期的收入和医疗资源因素，以往主要从事农、牧、渔业劳动的老年人的生活自理能力与专业技术和管理人员的生活自理能力的差距缩小，这说明新变量的引入减弱了较差的社会经济状况对前一人群的死亡选择作用。但是在控制了社会经济因素对专业技术和管理人员的保护作用后，工人和军人这一群体在生活自理能力上的优势进一步扩大，这源于后一职业群体需要从事更多体力活动。所以，在模型8中进一步控制了日常健康行为特征，包括是否经常从事体力活动或健身锻炼之后，工人和军人在生活自理能力上的优势减小。模型9引入了童年期的营养和医疗资源变量，工人、军人与农业劳动者在生活自理能力状态上的差异扩大，成年后社会经济特征对前一人群的生活自理能力的保护作用进一步显现。

表 3-6　应用线性混合效应模型对不同特征老年人 ADL
变化趋势的回归结果-交互效应

尚余存活时间与社会经济变量的交互项	交互项回归结果			
	模型 6	模型 7	模型 8	模型 9
教育程度（9 年及以上）:0 年	0.020	0.016	0.009	0.004
1~5 年	−0.037	−0.040	−0.039	−0.042[+]
6~8 年	−0.016	−0.016	−0.014	−0.015
职业（其他/无业）:专业技术/管理人员	−0.046[+]	−0.044[+]	−0.034	−0.036
农、牧、渔民	−0.095[***]	−0.097[***]	−0.088[***]	−0.088[***]
工人/军人	−0.109[***]	−0.110[***]	−0.093[***]	−0.101[***]
收入是否够用（是）:否		0.043[***]	0.043[***]	0.047[***]
生病能否及时得到治疗（能）:不能		0.042[*]	0.036[*]	0.032[+]
未生过病		−0.084[***]	−0.091[***]	−0.084[***]
有无经常从事体力劳动（有）:无			0.039[***]	0.044[***]
是否经常锻炼身体（是）:否			0.071[***]	0.070[***]
童年生病能否及时治疗（是）:否				0.022[+]
未生过病				−0.007
童年时是否经常挨饿（否）:是				0.010

注:[+]表示 P<0.1, [*] 表示 P<0.05, [**] 表示 P<0.01, [***] 表示 P<0.001。括号中为对应分类变量的参照项。

资料来源: 根据 1998~2014 年 CLHLS 数据汇总计算。

表 3-5 的回归结果显示，老年人的文化程度与生活自理能力之间更接近倒 U 形曲线关系：受过 1~5 年教育的老年人生活自理能力水平最高，未上过学的老年人群次之，受教育水平最高（至少上过 9 年学）的人群生活自理能力反而最差。即使模型 7 引入了晚年期的收入、医疗资源以及居住环境等控制变量，上述的倒 U 形关系仍然存在。出现上述现象可能源于社会经济状况的保护作用和死亡的选择作用的共同影响：文化程度较低的老年人群经受了更为强烈的死亡选择作用，得以筛选出身体素质较高的个体进入老年期；此外，受教育水平较低的群体更有可能从事体力劳动强度较高的工作；而对文化程度较高的人群而言，良好的社会经济条件不仅可以延缓生活自理能力的衰退时间，而且能延长失能后的带残存活时间。在上述多种力量的共同作用下，中等教育水平（上过 1~5 年学）的群体在进入晚年期后的生活自理能力最佳。在模型 8 中排除了工作中的体能活动和健康行为的影响后，死亡的选择作用占据优势地位，较低文化程度的老年人群在生活自理能力上的优势扩大。模型 9 进一步引入了童年的营养状况和医疗资源等经济变量后，差异更加凸显，这表明在剥离了生命初期的良好社会经济环境对老年人生活自理能力的保护作用之后，成年期缺乏教育经历带来的死亡淘汰作用进一步凸显。

（二）老年期的社会经济状况的作用

个体在老年期后的社会经济资源会对其生活自理能力的衰退过程产生影响。表 3-5 的回归结果显示，经济收入匮乏和生病时无法及时获得治疗都会显著地降低老年人的生活自理能力；表 3-6 中与尚余存活时间的交互效应进一步说明，处于上述两种窘境的老年人在临终阶段的生活自理能力下降速度更快。上述事实印证了社会经济资源对老年人的保护作用，可以减缓老年人临终阶段的生活自理能力衰退进程。

此外，模型 8 在表 3-5 中的主效应回归结果显示，曾经有健身习惯的老年人的生活自理能力状态更好，曾经从事体力劳动的老年人在这一指标上的表现也明显优于其他人群；模型中的交互作用也证明，上述两类人群在临终阶段的活动能力衰退速度更为缓慢。这些现象均表明，健康维护和积极活跃的行为方式可以有效地抑制生活自理能力的衰退。与其他人群比较，寻求社会参与和体现自我价值是促使老年人进行体育锻炼的重要动机[1]，而这种心理和社会动机在社会经济地位较高的人群中更为普遍，所以他们更有可能保持健身习惯。[2] 因此，积极和健康的行为方式成为社会经济状况间接影响生活自理能力的一个重要渠道。居住环境的便利和无障碍化也与老年人的社会经济条件密切相关。但是在本章中，居住环境并没有在延缓老年人生活自理能力衰退方面表现预期的效果。模型9的结果显示，没有厕所和浴室的老年人生活自理能力更佳，而这一现象并不排除是针对老年人临终阶段失能状况而做出的改进居家环境的应对措施。

（三）童年期的社会经济环境的作用

童年期的营养状况和医疗资源也对个体生活自理能力的变化过程存在显著影响。模型9的主效应回归结果显示，在童年时期生病无法得到及时治疗或者经常挨饿的个体，在临终前的生活自理能力显著弱于其他人群，但是与尚余存活时间的交互效应中，上述两个童年期变量并未产生显著的影响，对应的临终阶段生活自理能力下降速度并不存在明显差别。由此推断，童年期良好的营养和充足的医疗卫生资源可以提升个体的身体素质，缩短带残存活时间，削弱生活自理能力的受损程度，进而降低对长期照护服务的需求。

七 结论

本章利用混合效应的增长模型，对老年人临终阶段的生活自理能力变化轨迹进行了深入分析。研究发现，老年人的尚余存活时间缩短对生活自理能力的影响远超过增龄带来的年龄效应，生活自理能力受损程度随着死亡的临近而上升，去世前几个月则进一步加速。可见，随着个体生命周期的延长，生活自理能力缺损的开始时间将不断延迟。

本研究揭示了不同社会经济特征的老年人群在临终阶段生活自理能力

---

[1]　方媛、季浏：《我国老年人体育锻炼动机研究述评》，《北京体育大学学报》2003年第2期。
[2]　陈文聪、李冬英、安平：《老年人体育锻炼的行为特征及与体质关系的研究》，《山东体育科技》2013年第2期。

变化轨迹存在强烈异质性。个体在童年期、成年期和老年期的社会经济状况均会对其生活自理能力衰退过程产生影响，具体表现为受损程度和带残存活时间的差异。综合而言，社会经济因素主要通过两种机制发挥作用：第一种机制表现为通过死亡的选择作用，筛选生理素质好、失能风险低的个体，降低老年人群的失能风险和长期带残生活的可能性，对全人群而言，这种机制不会影响个体的生活自理能力变化轨迹，但是会改善对存活下来的老年人群生活自理能力的评估结果，间接降低失能人群的照料成本。研究表明，成年期社会经济状况较差的老年个体在生命历程的最后阶段会呈现较好的活动能力状态。第二种机制是通过保护作用对个体的生活自理能力衰退轨迹产生影响，良好的社会经济条件直接或者间接反映为健康的行为习惯、活跃的工作和生活方式、充裕的物质和医疗资源、年龄友好的生活环境等，改善了老年人的内在能力和外在功能表现，进而降低失能风险，减缓老年人失能后的生活自理能力衰退速度，延长带残存活时间，如果这种保护作用是降低老年人的失能风险，比如通过康复护理或者辅助器具改善老年人的生活自理能力表现，则会带来照料成本的减少；若作用于失能人群的死亡风险，比如通过良好的生活照料和健康均衡的饮食提高失能者的生存条件，则更有可能表现为失能照料时间的延长和成本的上升。研究发现，健康维护和积极活跃的行为方式可以有效抑制活动能力的衰退，他们在临终阶段的活动能力下降速度较缓，长期照护服务的需求强度和持续时间较低；对社会经济状况较好的群体而言，他们带残存活到老年期甚至高龄期的概率较高；失能后，在良好的经济状况和充足的医疗资源的保护下，他们可以长时间地带残存活。分析表明，在多重因素的综合作用下，社会经济地位最佳的老年人生活自理能力最差。由此推断，社会经济状况对当前失能老年人生存的保护作用超过对生活自理能力衰退的抑制作用。

　　未来，随着社会保障力度和医疗服务质量的进一步提升，失能老年人带残生存的时间将会进一步延长。即便如此，这种带残生存时间的扩张，并非随着余寿的增长而无限发展，而是发生在死亡之前相对固定的一段时间。重视和强化社会经济因素对老年人生活自理能力的保护作用，可以有效抑制长期照料负担的增长。

第四章　中国老年人活动能力队列差异及其影响因素

一　研究背景

老年人的活动能力指完成基本的躯体动作和日常活动的能力，包括基本生活自理能力、工具性生活自理能力、躯体活动能力等，能力受损会使老年人处于无法独立生活的失能状态。[1] 因此活动能力是评估老年人衰老、健康状况及照料需求的客观依据，对老年人余寿中的各项活动能力变化规律和内部差异的了解，是精准化定位老年人需求并针对性提供相应干预措施的必要条件。

在预期寿命增长的过程中，不同的老年人活动能力的变化趋势并不相同。预期寿命的延长使得人们失能后的存活时间发生改变，两者之间的关系可能存在三种模式，即病残期压缩模式[2]、病残期扩张模式[3]和动态均衡模式[4]。在人口转变的不同时期，我国老年人活动能力受损后存活时间的发展趋势也会发生改变，从而使不同时期老年人群活动能力呈现较大的异质性和不稳定性。另外，在衰老过程中，不同活动能力的变化趋势也存

---

① Verbrugge L. M. , & A. M. Jette, "The Disablement Process," *Social Science & Medicine* 38 (1994): 1-14.

② Fries J. F. , "Aging, Natural Death and the Compression of Morbidity," *New England Journal of Medicine* 303 (1980): 130-135.

③ Gruenberg E. M. , "The Failure of Success," *Milbank Q* 55 (1977): 3-24.

④ Manton K. G. , "Changing Concepts of Morbidity and Mortality in the Elderly Population," *Milbank Q* 60 (1982): 183-244.

在差异，病残期扩张和病残期压缩两种发展趋势可能在不同的活动能力指标中同时出现。[①]

　　世界卫生组织在《关于老龄化与健康的全球报告》中明确提出，健康老龄化是"为发展和维护老年人健康生活所需的功能发挥的过程"，[②]在这一定义中，功能发挥不仅是简单的身体或生理功能的自主发挥能力，而且是个人身体与环境的最终结合和相关关系的适应力。从这一定义来看，老年人的活动能力可以区分为内在能力与外在功能表现，前者反映老年人潜在的健康状况与生理机能，后者则是个人的内在能力、相关环境因素及其之间的相互作用，内在能力可以通过基本的躯体活动、心肺功能等活力指标进行测度，而外在功能表现可视为个体完成与其社会角色对应的基本活动的能力（如工具性生活自理能力）。内在能力受生理机能衰退的影响较大，而外在功能表现受外界影响的程度较高。[③]即使老年人生理功能恶化甚至失能，但如果能够借助有利的外部环境（例如设备、照护等）来维持他们的功能发挥，他们就能够具备较为良好的外在功能表现，成为健康状况良好的个体。那么，不同性质活动能力的队列差异如何？各类社会经济外部环境因素对不同活动能力变化的作用方向、程度有何差别？这是本课题需要回答的问题，也是针对性提出改善老年健康相关政策建议进而促进健康老龄化实现的必要前提。

二　理论框架与文献回顾

　　老年人活动能力表现的异质性在本质上可以被认为是一种健康不平等的表现，而已有研究表明个体与外在环境影响因素的差异会折射为个体生命历程、行为模式、社会经济背景、生活环境等因素对各种活动能力的作

①　曾毅、冯秋石等：《中国高龄老年人健康状况和死亡率变动趋势》，《人口研究》2017年第 4 期。

②　World Health Organization, *World Report on Ageing and Health* (Geneva, 2015): 28-32.

③　Somnath C., Felix C., & Emese V., *Intrinsic Capacity-how to Operationalize it at a Population Level, Criteria for Measurement and Monitoring Over Time, and Key Gaps* (World Health Organization, 2017).

用方向和程度上的差别,[①] 导致不同队列和特征人群的活动能力变化过程产生差异。因而,对老年人活动能力变化及其影响因素的分析需要一个综合考量各层次因素的理论框架。

健康不平等的根本原因理论认为,社会经济地位通过多种风险因素(包括吸烟、久坐、超重、压力、社会孤立、预防性医疗服务、拥挤的不卫生的居住条件、不卫生的水、营养不良等)影响一个或者多个疾病及健康问题;[②] 同时,社会经济地位又与个体或者群体对一些关键性资源(包括知识、金钱、权力和声望、有利的社会关系等)的获取有关,这些资源可以用来避免风险或者减少疾病。正是不同个体和群体拥有与利用这些资源的能力不同,才导致了其在疾病和健康问题上的应对能力和机制不同。以往研究发现,微观的个人社会心理因素如生活方式、生活环境、社会网络、应对时间压力的各种资源及能力,中观的家庭与社区资源,以及宏观的社会医疗可及性等,都可能成为社会经济地位影响健康不平等的中介机制。[③] 类似的,这些微观、中观、宏观层次的因素也可能对老年人的内在能力与外在功能表现产生影响。因而,本课题将借鉴这一理论框架对老年人活动能力差异的影响因素进行分析。

梳理老年人健康状况影响因素相关文献,可以总结不同层面影响老年人活动能力的因素,为本课题分析框架的构建提供借鉴。在微观层面,首先慢性病流行是当前,也是未来较长时期内我国老年人健康面临的突出问题,慢性病本身及其带来的后续不良反应会对老年人健康状况产生消极影

---

① Verbrugge L. M., & A. M. Jette, "The Disablement Process," *Social Science & Medicine* 38 (1994): 1-14.

② House, James S., James M. Lepkowski, Ann M. Kinney, Richard P. Mero, Ronald C. Kessler, & A. Regula Herzog, "The Social Stratification of Aging and Health," *Journal of Health and Social Behavior* 35, No. 3 (1994): 213-234; Phelan J. C., & Link B. G., Tehranifar P., "Social Conditions as Fundamental Causes of Health Inequalities: Theory, Evidence, and Policy Implications," *Journal of Health & Social Behavior* 51 (2010): S28-S40.

③ Lantz P. M., & House J. S., Williams M. D. R., "Stress Life Events, and Socioeconomic Disparities in Health: Results from the Americans' Changing Lives Study," *Journal of Health & Social Behavior* 46, No. 3 (2005): 274-288; 王富百慧:《社会因果还是健康选择?——关于中国老年健康不平等的实证研究》,《中国体育科技》2017 年第 6 期。

响；健康行为如体育锻炼等也对老年人健康有积极的促进作用；[1] 同住状况在很大程度上决定了老年人所能获得的照料资源，从而对其健康程度、活动表现产生影响。[2] 在中观层面，社区是老年人生活的主要环境之一，社区为老服务的完善程度与老年人所能得到的健康支持有较强的相关性。在宏观层面，公共医疗服务可及性是影响老年人健康状况的重要因素；[3] 此外，社会保障状况也在老年人健康促进中发挥重要作用（见图4-1）。利用这些因素构成微观、中观、宏观三层次的分析框架，本课题将着重回答以下两个问题：①中国老年人各项活动能力的队列差异；②老年人各项活动能力队列差异的影响因素。

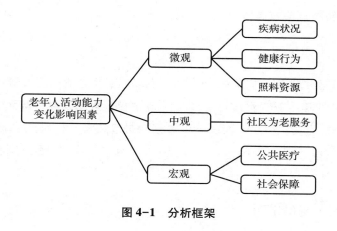

图4-1　分析框架

三　研究设计

（一）分析思路与策略

首先，本章通过基本描述统计掌握老年人不同活动能力的队列变化及

① 薛新东、葛凯啸：《社会经济地位对我国老年人健康状况的影响——基于中国老年健康影响因素调查的实证分析》，《人口与发展》2017年第2期。
② 乐章、刘二鹏：《家庭禀赋、社会福利与农村老年贫困研究》，《农业经济问题》2016年第8期。
③ 李建新、夏翠翠：《中国老年人口疾病转型：传统与现代》，《人口与发展》2019年第4期。

各层次变量在不同队列老年人中的分布；其次，通过统计检验初步确定主
要自变量与不同活动能力的相关性；最后，利用多元回归模型进行调节效
应分析，区分各层次变量对老年人不同活动能力影响的方向、程度，以及
这些影响的队列差异。模型建构过程如下：先将各个主要自变量、关注的
因变量及控制变量纳入模型，观察核心自变量对因变量是否存在影响，以
及影响的大小与方向；在做调节分析时，将队列作为核心自变量的调节变
量纳入模型，将因变量作为连续变量做标准化处理，将其他分类变量处理
为虚拟变量纳入模型。本章使用的统计软件是 SPSS 26.0 以及专业宏程序
PROCESS 3.3，SPSS 26.0用于进行基础数据处理及描述统计，PROCESS
3.3用于进行调节效应分析。

（二）数据来源

本章使用 CLHLS 数据对中国 65 岁及以上老年人活动能力变化及其队
列差异的影响因素进行分析。考虑到需要完整、多期纵向数据反映中国老
年人活动能力变化轨迹，而高龄组数据缺失较多，分析对象确定为 2002
年、2008 年、2018 年 65～74 岁的中国老年人，样本量分别为 3279、
2787、3281。

（三）变量说明

1. 因变量

本章主要通过躯体活动能力、基本生活自理能力（ADL）[1]、工具性
生活自理能力（IADL）[2] 对老年人活动能力进行测量。

（1）躯体活动能力通过上肢活动（包括手触颈根、手触后腰、手臂
上举）、从椅子站立、蹲下站起三次的能力进行综合测量。各项能力完好
为 2，能力部分丧失为 1，能力完全受损为 0。此五项 Cronbach'α 系数为

---

[1] S. Katz, & A. B. Ford, et al. , "Studies of Illness in the Aged. The Index of ADL: A
Standardized Measure of Biological and Psychosocial Function," *The Journal of the American
Medical Association* 185, No. 12 （1963）: 914-919.

[2] Lawton M. P. , & Brody E. M. , "Assessment of Older People: Self-maintaining and
Instrumental Activities of Daily Living," *Gerontologist* 9, No. 3 （1969）: 179-186.

0.724，符合信度分析的一般研究要求。加总的躯体活动能力取值为［0，10］，得分越高活动能力越强。

（2）ADL 通过洗澡、穿衣、上厕所、室内活动、吃饭、大小便控制共 6 项指标进行综合测量。各项能力完好为 2，能力部分丧失为 1，能力完全受损为 0，ADL 量表的 Cronbach'α = 0.857，符合信度分析的一般研究要求。加总的 ADL 取值为［0，12］，得分越高表示活动能力越强。

（3）IADL 包括到邻居家串门、独自购物、独自做饭、独自洗衣服、能够步行 1 公里、可以提起 5 公斤重物、独自乘坐交通工具。各项能力完好为 2，能力部分丧失为 1，能力完全受损为 0；量表 Cronbach'α = 0.910，加总的 IADL 取值为［0，14］，得分越高表示活动能力越强。

2. 自变量

根据上文构建的三层次老年人活动能力影响因素分析框架，微观层面自变量主要代表老年人的健康特征，反映其健康素养及照料资源状况，选取患慢性病种类、是否经常抽烟/喝酒、居住状况三个变量。中观层面自变量主要反映社区为老年人提供的潜在照料资源及支持性服务，选取社区为老服务状况（起居照料、上门看病送药、组织文化娱乐活动、帮助购物、提供健康知识讲座五项服务中有任意一项，则视为具备社区为老服务）作为变量。宏观层面自变量主要反映区域医疗卫生资源可及性及经济制度保障，分别选取就医距离（从老人家到最近的医疗机构的距离）与是否有养老金两个变量。此外，考虑到许多人口及社会经济基本特征也会对老年人活动能力有所影响，但较难干预及改变，将其作为控制变量纳入模型，包括性别、受教育年限、职业、收入是否够用、城乡、区域等因素。[①]

四　中国老年人活动能力变化轨迹

本章中 1928～1938 年、1934～1943 年、1944～1954 年三个出生队列的

---

① 曾宪新：《我国老年人口健康状况的综合分析》，《人口与经济》2010 年第 5 期。

样本数量共计9347人（见表4-1）。计算不同队列的各项活动能力均值可以发现，在出生越晚的队列中，我国老年人躯体活动能力、ADL表现整体呈现衰退趋势，相反，IADL整体呈现上升趋势（见图4-2），且躯体活动能力、ADL的队列差异在统计意义上是显著的。统计初步表明我国老年人客观生理功能主导的活动能力有所下降，而受到外部环境影响的活动能力反而有所上升。是何种环境因素造成了不同性质活动能力变化轨迹的差异？这有待本研究进一步验证。

表4-1　老年人活动能力变化的队列差异

变量	出生队列				F检验
	1928~1938年	1934~1943年	1944~1954年	合计	
躯体活动能力	9.50	9.47	9.36	9.44	**
ADL	11.87	11.86	11.68	11.80	***
IADL	13.18	13.25	13.19	13.20	—
样本数量	3279	2787	3281	9347	—

注：* 表示 $P<0.05$，** 表示 $P<0.01$，*** 表示 $P<0.001$。

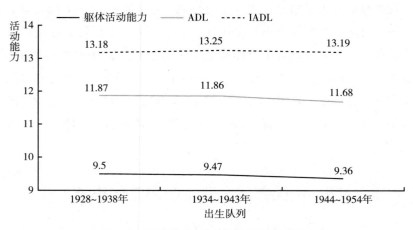

图4-2　老年人活动能力变化的队列差异

五 中国老年人活动能力队列差异影响因素分析

造成老年人各项活动能力队列差异的社会经济因素有以下几点。

1. 不同队列老年人基本社会经济状况

如表 4-2 所示，在微观特征方面，在出生较晚的队列中患多种慢性疾病的比例显著提升，不抽烟/喝酒人群比例先上升后下降，出生较晚队列中与配偶同住的比例明显上升，与我国人均预期寿命延长、高龄化趋势进一步凸显的现状吻合，而与子女或其配偶同住的比例有所下降。在中观环境方面，社区提供多样化为老服务的比例明显提升。在宏观环境方面，

表 4-2 样本社会经济变量分布

变量及取值	分布（%）			变量及取值	分布（%）		
	2002年	2008年	2018年		2002年	2008年	2018年
微观				**其他控制变量**			
患慢性病种类				性别（女）	49.4	47.1	48.2
0 种	43.5	41.0	29.3	受教育年限			
1 种	32.3	32.7	30.8	0 年	45.6	30.7	21.9
2 种	15.5	16.4	19.1	1~5 年	29.8	28.1	27.6
3 种及以上	8.7	9.9	20.9	6~8 年	12.8	23.4	23.0
是否抽烟/喝酒（是）	44.3	49.1	44.8	9+年	11.8	17.7	27.5
居住状况				职业			
与配偶同住	61.5	63.4	69.9	专业技术/管理人员	14.6	11.2	12.3
与子女或其配偶同住	22.2	17.0	13.5	农林牧渔业人员	20.1	19.2	19.6
其他	16.4	19.6	16.6	工人/服务人员	62.8	67.6	64.3
中观				其他	2.4	2.0	3.8
社区为老服务（有）	/	20.3	43.9	收入是否够用（是）	18.2	21.8	15.6
宏观				城乡（城镇）	44.4	39.5	54.6
就医距离（公里）	/	/	2.66	区域			
是否有养老金（有）	31.2	28.6	31.3	西部	14.6	12.0	24.4
				中部	38.2	44.2	23.4
				东部	47.1	43.8	52.2

出生较晚队列中就医距离平均不超过 3 公里，享有养老金的人群变动幅度不大。在其他控制变量方面，样本性别比相对均衡，出生较晚的老年人受教育年限明显延长，职业结构以工人、服务业人员为主，平均而言不到 20% 的老年人认为自己收入够用，居住在城镇、东部及西部的老年人比重上升，中部地区老年人比重则有所下降。

2. 中国老年人各项活动能力的内部差异

把握 2002~2008 年、2008~2018 年我国 65~74 岁老年人社会经济状况后，利用均值比较及检验方法初步确认我国老年人不同活动能力在健康相关特征与社会经济环境方面的异质性。如表 4-3 所示，患慢性病种类更少，不抽烟喝酒，与配偶或子女（或其配偶）同住（照料服务可及性较强），就医距离较短（医疗卫生资源可及性较强），社区为老服务资源丰富，以及享有养老金、拥有较好经济保障的老年人，各项活动能力表现更好，良好的社会经济条件对保障老年人各项活动能力的促进作用更为明显。

3. 不同层次因素对老年人各项活动能力及其队列差异的影响

将不同层次的特征或环境变量作为核心自变量纳入调节效应模型，通过观察自变量系数及显著性、对比自变量与队列交互项系数及显著性，可以确认各个变量对老年人活动能力及其队列差异的影响。在微观特征方面，患慢性病种类的增加对躯体活动能力、ADL、IADL 的负面影响是显著的；而戒烟戒酒这一健康行为在出生较晚队列中对增强躯体活动能力有所助益；家庭社区的照料与支持能为老年人增强活动能力、延展生活空间赋能，与配偶、子女同住意味着能够获取更便捷的照料服务，这在出生较晚的队列中对改善老年人 ADL、IADL 表现有明显的促进作用。在中观环境方面，社区为老服务为老年人 IADL 的增强带来了显著的积极影响。在宏观环境方面，医疗卫生资源可及性的提升对各项活动能力的正面影响是显著的，而养老金代表的宏观经济制度保障对躯体活动能力的改善较为显著，这一因素在出生较晚队列中发挥了改善老年人躯体活动能力与 IADL 的双重积极作用（见表 4-4）。总而言之，外部环境如家庭、社区支持以及社会经济制度的优化能够在一定程度上延缓老年人 IADL 的衰退，即使客观生理功能恶化、躯体活动能力退化，也能够与之形成对冲，不至于带

表4-3　不同特征和队列老年人的各项活动能力表现及 t/F 检验结果

变量	躯体活动能力			ADL			IADL		
	2002年	2008年	2018年	2002年	2008年	2018年	2002年	2008年	2018年
微观									
患慢性病种类:0种	9.68	9.71	9.44	11.95	11.96	11.63	13.54	13.64	13.39
1种	9.48	9.45	9.48	11.88	11.87	11.78	13.14	13.22	13.43
2种	9.35	9.30	9.31	11.84	11.79	11.74	12.84	12.89	13.03
3种及以上	8.96	8.86	9.10	11.53	11.60	11.55	12.10	12.30	12.71
F检验	34.57***	34.52***	10.45***	25.97***	10.67***	4.62**	40.67***	28.77***	14.96***
是否抽烟喝酒:否	9.45	9.49	9.25	11.85	11.83	11.61	13.05	13.08	12.99
是	9.57	9.46	9.49	11.90	11.90	11.77	13.34	13.42	13.44
t检验	-2.99**	0.62	-4.50***	-1.88	-1.90	-3.21**	-3.77***	-3.78***	-5.23***
居住状况:其他	9.52	9.55	9.03	11.92	11.93	11.25	13.23	13.46	12.54
与子女或其配偶同住	9.41	9.30	9.38	11.83	11.73	11.79	12.85	12.81	13.28
与配偶同住	9.53	9.49	9.43	11.88	11.88	11.76	13.28	13.30	13.33
F检验	2.79	5.27**	15.89***	2.18	5.60**	31.51***	10.27***	10.46***	23.45***
中观									
社区养老服务:无	/	9.46	9.34	/	11.85	11.66	/	13.17	13.16
有	/	9.51	9.40	/	11.93	11.72	/	13.54	13.21
t检验	/	0.600	2.770	/	3.140	4.163*	/	10.395**	0.861
宏观									
就医距离(相关系数)	/	/	-0.044*	/	/	-0.049**	/	/	-0.028
是否有养老金:否	9.47	9.50	9.39	11.89	11.86	11.77	13.10	13.22	13.22
是	9.57	9.40	9.44	11.84	11.87	11.70	13.34	13.33	13.38
t检验	-2.22*	1.74	-0.82	1.55	-0.33	1.70	-2.91**	-1.15	-1.87

注:* 表示 P<0.05, ** 表示 P<0.01, *** 表示 P<0.001。

来老年人整体自理能力与生活质量的急剧下降，改善外部社会经济环境在出生较晚队列中带来的健康回报将更为显著，长期来看有利于健康老龄化。

表4-4　不同社会经济环境变量对老年人活动能力影响及其队列差异分析

核心自变量	躯体活动能力		ADL		IADL	
	系数	t 值	系数	t 值	系数	t 值
微观						
慢性病种类×1934～1943年队列	−0.153	−5.340***	−0.080	−2.885**	−0.138	−4.59***
慢性病种类×1928～1938年队列	−0.008	−0.227	−0.014	−0.441	−0.051	−1.482
慢性病种类×1944～1954年队列	0.045	1.365	−0.019	0.599	0.018	0.544
不抽烟喝酒	−0.072	−1.173	0.052	0.916	0.093	1.508
不抽烟喝酒×1928～1938年队列	0.128	1.803	0.013	0.129	−0.017	−0.252
不抽烟喝酒×1944～1954年队列	0.196	2.795**	0.058	1.061	0.033	0.464
居住状况(其他)						
与子女或其配偶同住	0.004	0.039	−0.021	−0.222	−0.035	−0.342
与配偶同住	−0.056	0.953	0.018	0.292	−0.061	−0.897
与子女或其配偶同住×1928～1938年队列	−0.118	−1.238	−0.075	−0.709	−0.138	−1.200
与子女或其配偶同住×1944～1954年队列	−0.085	−0.835	0.239	2.164*	0.199	1.659
与配偶同住×1928～1938年队列	−0.007	−0.086	−0.074	−0.975	0.023	0.284
与配偶同住×1944～1954年队列	−0.157	−1.931	0.164	2.141*	0.216	2.58**
中观						
社区为老服务(无)	−0.015	−0.413	0.021	0.569	0.019	5.004**
有×1944～1954年队列	0.038	0.475	−0.061	−0.744	−0.068	−0.797

续表

核心自变量	躯体活动能力		ADL		IADL	
	系数	t 值	系数	t 值	系数	t 值
宏观						
就医距离	0.058	4.644***	0.0339	3.075**	0.060	4.847***
是否享有养老金（无）	−0.228	−3.147**	−0.006	−0.084	−0.087	−1.194
养老金×1928~1938 年队列	0.169	2.376*	−0.063	−0.960	0.073	1.211
养老金×1944~1954 年队列	0.177	2.424*	−0.063	−0.943	0.152	2.044*

注：* 表示 P<0.05，** 表示 P<0.01，*** 表示 P<0.001；括号内是参照项。

六　结论与建议

老年人活动能力及功能表现随时间变化呈现了明显差异，健康老龄化的相关理论表明这种差异同老年人内在特征与外在环境息息相关，定位其中的差异性并剖析导致差异性的可能因素，对精准定位老年人需求并有针对性地提供相应干预措施而言至关重要。本研究利用 CLHLS 数据，分析了中国 1928~1938 年、1934~1943 年、1944~1954 年三个出生队列老年人各项活动能力的队列差异，发现在出生越晚的队列中，我国老年人躯体活动能力、ADL 表现整体呈现衰退趋势，相反的，IADL 整体呈现上升趋势。这启示我们，中国迈入老龄化的新时代，健康不平等已不再如以往那样仅表现为患病的多寡及寿命的长短，而越来越多地通过老年人活动功能表现的好坏、生活质量的高低来折射。为了分析不同活动能力的队列差异受到何种社会经济因素影响，本研究同时利用队列数据进行调节效应分析，发现良好的个体特征与照料资源，外部环境如家庭、社区支持，以及社会经济制度的优化，能够在一定程度上延缓老年人工具性生活自理能力的衰退，且这种积极作用在出生较晚队列中得到明显增益。出生较晚的中国老年人躯体活动能力、基本生活自理能力下降，而与之密切相关的工具性生活自理能力却能呈现向好趋势，这一看似相悖的结论其实有其内在合理逻辑。医疗卫生技术及经济条件的改善使众多本应该死亡的老人存活下来，但与此同时，他们更多地面临着带病/带残存活的困境，这与以往的研究结论相吻合，而微观层次的家庭照料资源与随时代发展日益进步的中观层次社区养老体系、宏观层次健康服务与社会保障体系能为老年人延展活动空间，为其赋能，增强其自理与活动能力，提高其生活质量。假如不能通过外在环境提升工具性生活自理能力，出生队列越晚的老人将面临越受限的生存空间，以及更趋下降的生活质量，健康不平等将进一步固化加深。

基于上述微观特征及社会经济环境对老年人活动能力的影响，我们应从提升老年人外在功能表现的角度出发去改善社会环境，让老年人可以在客观生理功能表现不佳的情况下仍然维持良好的自理能力，保证其生活质量，促进健康老龄化的长足发展。为此，本研究提出应该构建微观、中观、宏观层次相互配合的老年人活动能力支撑体系，充分调动各级资源为老年人赋能，主要有以下政策干预方向：第一，从改善老年人客观生理机能、提升其健康素养出发，实行全生命周期健康管理，基于慢性病状况对老年人活动能力的消极影响，进一步加强对老年人重点慢性病的早期筛查和干预。此外，开展营养改善、阿尔茨海默病预防等老年健康促进专项行动，实施老年人健康素养调查和促进项目，在全民范围内倡导戒烟戒酒等健康生活方式。持续开展老年健康宣传周、敬老月等主题宣传活动，大力宣传普及老年健康知识。第二，从强化老年人身边的照料资源出发，完善居家养老服务的政策支持体系，逐步推广通过政府购买服务等方式为家庭照料者提供喘息服务的模式，为家庭照护者提供服务支持，同时完善带薪照料假制度及配套政策，缓解在职人员的照护与工作压力，还需探索建立社区级失能老年人家庭支持平台，为家庭照护者提供疾病咨询、技能培训、心理疏导等支持，提高居家照护效率与质量。此外，需要加快推进家庭适老化建设，增强老年人的居家自主生活能力。第三，从切实为社区老年人提供生活便利出发，优化社区为老服务及设施，特别是完善起居照料、帮助购物等基本生活服务，以及上门看病送药、提供健康知识讲座等健康服务，能够切实为老年人自主生活、提升健康素养提供辅助。第四，从增强宏观社会支持出发，一方面需要进一步提升医疗卫生资源可及性，完善基层医疗卫生体系，拓宽基本公共卫生与医养相结合的服务内容和人群，提高老年人家庭医生签约服务的覆盖率和质量，提升基层健康服务水平，尽可能规避老年人因病致残、活动能力下降的风险；另一方面需要进一步优化养老金保障制度，继续推进扩面提质，改善老年人经济保障水平，强化其重大风险应对能力，为其尽可能存续较高的活动能力提供支撑。

第五章 高龄老人认知能力的衰退轨迹

一 研究背景

认知能力对老年人解决日常问题的能力具有重要影响，但个体在衰老过程中认知能力会出现下降，还可发展为轻度认知损伤，甚至转变为阿尔茨海默病，严重影响老年人的身心健康。[1] 有研究显示，我国60岁以上老年人的认知功能障碍率达到21.58%。[2] 认知功能受损显著增加了老年人失能、失智的风险，不仅降低了其生活质量，而且增加了照护成本。大脑的结构和功能的普遍性衰退，是导致认知能力老化的主要原因。[3] 增龄带来的认知能力下降导致高龄老年人成为认知障碍的高风险人群，对长期照护服务的需求进一步增加。随着人口预期寿命的增长，未来的人口高龄化趋势将更加明显，这是否意味着认知损伤的老年人口规模将不断扩大，由失智引发的长期照护需求也会持续增长？为此我们有必要探讨老年人的认知衰退过程是否存在队列差异，以及寿命的延长是否会改变认知能力的衰退过程。

---

[1] Thompson G. , & Foth D. , "Cognitive-training Programs for Older Adults: What are They and can They Enhance Mental Fitness," *Education Gerontology* 31 (2005): 603-626.

[2] Longfei Jia, Yifeng Du, & Lan Chu, et al. , "Prevalence, Risk Factors, and Management of Dementia and Mild Cognitive Impairment in Adults Aged 60 Years or Older in China: A Cross-sectional Study," *The Lancet Public Health* 5, No. 12 (2020): e661-e671.

[3] Raz N. , Lindenberger U. , Rodrigue K. M. , Kennedy K. M. , Head D. , Williamson A. , & Acker J. D. , "Regional Brain Changes in Aging Healthy Adults: General Trends, Individual Differences and Modifiers," *Cerebral Cortex* 11 (2005): 1676-1689.

事实上，个体间的认知能力衰退存在显著差异，[①] 而社会发展强化了老年人群健康的内部异质性，[②] 这有可能会加剧他们在认知能力衰退过程中的分化。因此，本章将对不同队列高龄老年人群的认知能力变化过程进行纵向分析，以揭示老年人余寿中的认知能力衰退轨迹、队列差异以及相关因素。这一研究对识别认知损伤的高风险人群并提前进行干预，降低老年人的失能和失智风险，改善他们的生活质量，以及减轻家庭和社会照料负担具有重要意义。

二 认知能力的衰退过程及相关因素

（一）认知能力的衰退轨迹

认知能力衰退的速度和程度在个体间存在差异：有些老年人从成年晚期到老年能够始终保持较好的认知能力，而有些老年人在成年晚期就出现了认知能力衰退现象[③]。在先天遗传和后天环境的共同作用下，认知能力的个体差异随着年龄的增长而扩大[④]；老年人可以通过优化自身和环境资源，来弥补衰退和下降的认知能力[⑤]。由此可见，个体的后天环境和生活经历会对老年期的认知能力衰退轨迹产生影响，这种影响的不断累加导致衰退过程中的个体差异持续增强。已有的研究从不同侧面发现了诸多与认

① Morack J.，Ram N.，Fauth E. B.，& Gerstorf D.，"Multidomain Trajectories of Psychological Functioning in Old Age：A Longitudinal Perspective on（Uneven）Successful Aging，" *Developmental Psychology* 12（2013）：2309-2324.

② 陆杰华、郭冉：《基于地区和社区视角下老年健康与不平等的实证分析》，《人口学刊》2017 年第 2 期。

③ Bäckman L.，Small B. J.，Wahlin Å.，& Larsson M.，*The Handbook of Aging and Cognition*（USA：Erlbaum，1999）：499-558.

④ Finkel D.，Reynolds C. A.，McArdle J. J.，& Pedersen N. L.，"The Longitudinal Relationship between Processing Speed and Cognitive Ability：Genetic and Environmental Influences，" *Behavior Genetics* 5（2005）：535-549.

⑤ Baltes P. B.，& Baltes M. M.，"Psychological Perspectives on Successful Aging：The Model of Selective Optimization with Compensation，" *Optometry & Vision Science* 9（2002）：342-350.

知能力衰退密切相关的因素，这些因素引发的老年人在认知能力上的差异，可以表现为个体社会经济背景、生活环境、行为模式等因素对认知能力发展轨迹的影响，进而导致不同队列和特征的老年人群的认知能力衰退过程出现差异。

年龄与认知能力之间的关系并非一成不变。研究发现，2008 年的中国高龄老年人群的认知能力显著低于 10 年前的同龄人；[1] 但同一时期丹麦的高龄老年人却呈现相反的发展趋势。[2] 上述研究反映了认知能力衰退与年龄之间的关系可能存在不稳定性。有学者提出，老年人的认知能力下降要经历一个非线性发展过程，[3] 认知损伤与死亡风险密切相关。[4] 因此，在人口预期寿命不断延长的背景下，我们有理由怀疑，认知能力的衰退过程也会随之改变。然而，这种改变是否真实存在？认知能力的衰退过程将呈现何种动态变化趋势？这些问题都有待进一步探索。

（二）认知能力衰退的相关因素

在过去的十几年间，研究者不断探索引起老年人认知能力差异的原因，寻求抑制认知衰退的有效途径。他们对比不同特征老年人的认知水平，探寻后天环境中可能引起认知能力个体差异的相关因素，发现除年龄之外，生存环境和行为模式也会对个体的认知能力产生影响。

教育和职业是研究老年人的社会经济背景与其认知衰退关系的常用变

---

① 曾毅、冯秋石等：《中国高龄老年人健康状况和死亡率变动趋势》，《人口研究》2017年第 4 期。

② Christensen K., Thinggaard M., Oksuzyan A., Steenstrup T., Ranberg K. A., Jeune B., McGue M., & Vaupel J. W., "Physical and Cognitive Functioning of People Older than 90 Years: A Comparison of Two Danish Cohorts Born 10 Years Apart," *Lancet* 382, No. 9903 (2013): 1507–1513.

③ 侯桂云、黎光明等：《老年人认知功能的变化轨迹：基于潜变量增长模型的分析》，《心理科学》2018 年第 4 期。

④ An R. P., & Liu G. G., "Cognitive Impairment and Mortality among the Oldest-old Chinese," *International Journal of Geriatric Psychiatry* 12 (2016): 1345–1353; Lee Y., Kim J., Chon D., Lee K. E., Kim J. H., Myeong S., & Kim S., "The Effects of Frailty and Cognitive Impairment on 3-year Mortality in Older Adults," *Maturitas* 107 (2018): 50–55.

量，较好的社会经济状况与较高的认知能力密切相关。[1] 教育程度对老年人的认知能力有决定性作用[2]，但该变量与认知能力变化轨迹之间的联系仍旧存在争议。有学者发现，教育是抑制认知能力衰退过程的重要因素，高学历老年人群的认知能力较好，而且衰退也更为缓慢。[3] 但也有研究者认为，教育经历只是提高了认知水平，但与晚年的认知能力受损程度无直接联系。[4] 除教育之外，职业也与认知能力显著相关，专业的技术和管理职业能够保护认知能力，降低阿尔茨海默病的患病风险。[5]

个体的生活环境和方式也对老年期的认知能力衰退进程作用显著。家庭和社会支持对老年人保持认知能力有积极影响，独居的老年个体患阿尔茨海默病的概率显著超出其他老年人；[6] 拥有更多家庭和社会支持的老年人会保持更好的认知能力。[7] 积极的社会参与和活跃的生活方式对认知能力具有保护作用，[8] 但并非所有的社会参与活动都会延缓认知能力的衰

---

[1] Yang L., Martikainen P., Silventoinen K., & Konttinen H., "Association of Socioeconomic Status and Cognitive Functioning Change among Elderly Chinese People," *Age and Ageing* 5 (2016)：674-680.

[2] 李文秀、刘学、史战明、何锐：《北京市海淀区老年人认知功能状况及其影响因素》，《中国健康心理学杂志》2015 年第 3 期。

[3] 李德明、陈天勇、李贵芸：《认知能力的毕生发展及其分离性和个体差异性研究》，《心理科学》2004 年第 6 期；Reuser M., Willekens F. J., & Bonneux L., "Higher Education Delays and Shortens Cognitive Impairment. A multistate Life Table Analysis of the US Health and Retirement Study," *European Jour nal of Epidemiology* 5 (2011)：395-403。

[4] Foubert-Samier A., Catheline G., & Amieva H., "Education, Occupation, Leisure Activities, and Brain Reserve：A Population-based Study," *Neurobiology of Aging* 2 (2012)：423-423.

[5] Baldivia B., Andrade V. M., & Bueno O. F. A., "Contribution of Education, Occupation and Cognitively Stimulating Activities to the Formation of Cognitive Reserve," *Dementia & Neuropsychology* 3 (2008)：173-182.

[6] Fratiglioni L., Paillard-Borg S., & Winblad B., "An Active and Socially Integrated Lifestyle in Late Life Might Protect Against Dementia," *Lancet Neurology* 6 (2004)：343-353.

[7] Zhu S. Z., Hu J., & Efird J. T., "Role of Social Support in Cognitive Function among Elders," *Journal of Clinical Nursing* 21 (2012)：2118-2125.

[8] Sattler C., Toro P., Schönknecht P., & Schröder J., "Cognitive Activity, Education and Socioeconomic Status as Preventive Factors for Mild Cognitive Impairment and Alzheimer's Disease," *Psychiatry Research* 1 (2012)：90-95.

退。智力活动（如读书、看报）和休闲活动（如种花养鸟）对认知能力衰退有延缓作用，但社会活动、体育活动与认知能力的衰退并不存在显著关系;[1] 团体性参与比个体性参与更有可能抑制认知能力的衰退。[2]

此外，健康和健康行为也会对个体的认知能力产生作用。老年人的日常活动能力对认知能力具有积极的影响。[3] 对西方老年人群的研究发现，有氧运动和力量训练运动可以提高老年人的认知能力,[4] 延缓认知能力衰退;[5] 但在日本老年人群中并未发现上述作用。[6]

目前，学术界针对中国老年人的认知能力也已经陆续进行了诸多研究，但现有的分析大多基于截面数据进行，难以完整再现个体老化进程中的认知能力退化过程，而已有的少数对老年人认知能力变化进行的追踪研究，并未充分考虑不同后天环境下的老年人群在认知能力衰退过程中的差异。[7] 况且已有的分析均基于存活老年人展开，未考虑末次调查后老年人活动能力受损的存活时间，这可能会导致分析结果出现偏差。[8] 各个队列人群在生命历程和预期寿命上的差别造成了他们后天环境的不同，也必然会引发认知能力衰退轨迹上的队列差异，这种队列间的差别究竟呈现何种

---

① Iwasa H. , Yoshida Y. , Kai I. , Suzuki T. , Kim H. , & Yoshida H. , "Leisure Activities and Cognitive Function in Elderly Community-dwelling Individuals in Japan: A 5-year Prospective Cohort Study," *Journal of Psychosomatic Research* 2 (2012): 159-164.

② Haslam C. , Cruwys T. , & Haslam S. A. , "'The We's Have it': Evidence for the Distinctive Benefits of Group Engagement in Enhancing Cognitive Health in Aging," *Social Science and Medicine* 120 (2014): 57-66.

③ 侯桂云、黎光明等:《老年人认知能力的变化轨迹:基于潜变量增长模型的分析》,《心理科学》2018 年第 4 期。

④ Langlois F. , Vu T. T. , & Chassé K. , "Benefits of Physical Exercise Training on Cognition and Quality of Life in Frail Older Adults," *Journals of Gerontology* S3 (2013): 400-404.

⑤ Duzel E. , Van P. H. , & Sendtner M. , "Can Physical Exercise in Old Age Improve Memory and Hippocampal Function?" *Brain* 3 (2016): 662-673.

⑥ Iwasa H. , Yoshida Y. , Kai I. , Suzuki T. , Kim H. , & Yoshida H. , "Leisure Activities and Cognitive Function in Elderly Community-dwelling Individuals in Japan: A 5-year Prospective Cohort Study," *Journal of Psychosomatic Research* 2 (2012): 159-164.

⑦ 侯桂云、黎光明等:《老年人认知功能的变化轨迹:基于潜变量增长模型的分析》,《心理科学》2018 年第 4 期。

⑧ Haviland A. H. , Jones B. L. , & Nagin D. S. , "Group-based Trajectory Modeling Extended to Account for Nonrandom Subject Attrition," *Sociological Methods and Research* 40 (2011): 367-390.

态势仍不明朗。针对上述不足，本研究将利用跟踪调查数据，对存活和已经去世的高龄老年人在临终阶段的认知能力变化信息进行分析，再现不同队列高龄老年人的认知能力随年龄和尚余存活时间变动的变化轨迹。

三　研究方法和研究思路

（一）研究思路

本章以 1899~1908 年、1909~1918 年、1919~1928 年 3 个出生队列的中国高龄老年人为研究对象，运用混合效应的线性增长模型（Hierarchal Linear Model，HLM）揭示高龄老年人在余寿中认知能力的衰退轨迹，并讨论不同生存环境和行为方式的高龄老年人群在这一过程中所表现的差别以及队列差异。研究要达成以下 3 个目标：①通过考察高龄老年人的认知能力与年龄及尚余存活时间的动态关系来揭示高龄老年人生命历程中的认知能力衰退轨迹，探析寿命延长所带来的变化；②通过比较 3 个队列老年人群的认知能力水平和下降速度来揭示认知能力衰退过程中存在的队列效应；③分析包括社会经济背景、家庭和社会支持、社会参与及健康和健康行为模式等特征在内的后天因素对老年人认知能力的影响。

对数据的分析可以分为两个部分：第一部分，年龄与认知能力的变化轨迹，通过对高龄老年人群的历次存活调查数据进行分析，揭示个体衰老过程中认知能力的变化轨迹以及队列差异；第二部分，尚余存活时间与认知能力的变化轨迹，通过对已经过世的老年人群的历次存活调查数据分析，展现个体在临终阶段的认知能力衰退过程，揭示寿命长度对老年人认知能力衰退轨迹的影响，以及不同队列之间的差异。

第一部分针对 3 个队列全部人群的数据分析以年龄为时间变量，第二部分对 3 个队列中的死亡人群的分析以尚余存活时间为时间变量。分析按照以下三步进行：第一步，将队列标志变量引入模型，揭示老年人认知能力存在的队列差异；第二步，在认知能力随时间非线性变化的前提下，将时间变量多项式作为自变量引入混合线性回归模型，并通过比较不同模型的拟合优度指标，确定认知能力随时间变化的形态，探析不同队列在认知能力衰退轨迹上的差异；第三步，将高龄老年人的基本人口特征、社会经济背景、家庭和社会支持、社会参与及健康和健康行为等变量放入模型，分析上述因素对认知能力变动的影响，并揭示诸因素所引发的队列效应。

（二）分析方法

在研究拟采用混合效应的分层线性回归模型进行数据分析。以对老年个体的访问记录为第一层分析单位，揭示同一个体的认知能力随时间的变化轨迹。第二层以个体为分析单位，探讨不同特征老年个体在认知能力变化轨迹上存在的差异。模型将时间变量作为固定效应变量，考察认知水平随时间推移而发生的变化，将截距作为随机效应估计参数，反映认知能力存在的个体间差异。为了反映时间变量与因变量之间的非线性关系，本研究还引入时间变量的多次项来进行拟合，同时考虑不同队列人群之间存在的差异，以交互项来反映队列特征对认知水平和变动速度的影响。为了考虑其他特征变量对认知能力的影响，本研究会在个体层面上增加不会随时间变化的社会经济背景变量，如性别、城乡居住地、职业及受教育程度等；在观测层面上进一步引入其他随时间变化的解释变量，包括被访时老年人的社会支持资源、身体健康状况、社会参与和健康行为等。

（三）数据来源

本研究使用的数据源于中国老年人健康长寿影响因素调查 CLHLS（Chinese Longitudinal Healthy Longevity Survey），该项目在 1998~2014 年共计完成了 7 次访问。为了尽可能地完整再现个体在高龄期到去世时的认知能力变化轨迹，综合考虑样本初次接受调查时的年龄和末次调查时的存活状态，本研究选取了 1899~1908 年、1909~1918 年、1919~1928 年 3 个出生队列作为分析的目标人群，将从历次调查样本中抽取这 3 个出生队列的老年人在 80~104 岁接受访问的记录作为第一部分（高龄老年人的认知能力随年龄变化的分析对象），将其中在末次访问时已经过世的老年人相关记录作为第二部分（高龄老人临终阶段认知能力随尚存时间变化的分析对象）。在 1998~2014 年出生且在 80~104 岁接受过访问的高龄老年人样本，在剔除因各种原因而无法完成认知能力评估的样本后，本研究最终获得 26641 个有效分析对象。该人群在 80~104 岁累计接受了 43877 次访问，这成为分析 3 个队列认知能力衰退过程的数据资料。在这一人群中，有 65.32% 的被访者（17402 人）在最后一次调查之前已经死亡，另有 24.68% 的被访者在跟访期间失去联系，10.00% 的被访者（2664 人）在最后一次调查时仍然存活。本研究假定失访人群与死亡人群的认知能力变化轨迹接近，不会引起太大的偏差。在最后一次调查前离世的样本的平均死亡年龄为 98.55 岁，这部分人群成为分析高龄老年人临终阶段认知能力随尚余存活时间变动的样本。

（四）变量测量

1. 因变量

认知能力是指人脑接收外界信息并获取知识的一系列智能加工过程，包括感知觉、注意、记忆、思维等的能力。[①] CLHLS 项目对老年人认知能力的评估源自 Folstein 等人设计的简易认知量表（MMSE），[②] 包括方向定位、计算、记忆、反应、语言理解与自我协调等能力。[③] 本章使用的 CLHLS 数据中的认知能力评估量表在 Folstein 量表基础上做了进一步简化：将原 MMSE 中 10 个时间和定位项目缩减为 5 个；删除一个指令项目和造句项目；增加一个额外项目。修订后的简易认知量表由 24 个问题组成，取值范围为 0~30 分。其中：①方向定位包括 5 个问题，每题 1 分；②瞬时记忆（或即刻记忆）3 个问题，每题 1 分；③注意力和计算能力 5 个问题，每题 1 分；④近期记忆 3 个问题，每题 1 分；⑤语言包括物体确认和识别（或物体命名）2 个问题，每题 1 分；语言复述 1 个问题，1 分；语言理解 3 个问题，每题 1 分；图形临摹 1 个问题，1 分；⑥一个新增问

---

① 侯桂云、黎光明等：《老年人认知功能的变化轨迹：基于潜变量增长模型的分析》，《心理科学》2018 年第 4 期。

② Folstein M. F., Folstein S. E., & Mchugh P. R., "'Mini-mental State', A Practical Method for Grading the Cognitive State of Patients for the Clinician," *Journal of Psychiatric Research* 3 (1978): 189-198.

③ 曾毅、冯秋石等：《中国高龄老年人健康状况和死亡率变动趋势》，《人口研究》2017 年第 4 期。

题为一分钟说出能吃的东西数，共 7 分，其中说出一个得 1 分，说出 7 个
及以上得 7 分。

2. 自变量

回归分析中的自变量除时间变量（年龄和尚余存活时间）外，还包
含了老年人的基本人口特征、社会经济背景、社会支持资源、社会参与、
健康和健康行为方式等 6 个部分。上述变量按照观测和个体两个层次纳入
模型。

第一层次的自变量反映了被访者在每个观测时点的状态，主要包括随
时间变化的特征变量和时间变量。本研究基于每次访问时间来确定老年人
在生命周期中的相对位置；以访问时的年龄或尚余存活时间反映个体的认
知能力衰退进度。此外，为了揭示不同队列人群在认知能力衰退速度上
的差别，本研究还在分析模型中引入队列和时间变量的交互项。第一层
次中反映历次访问时被访者状态的特征变量包括四类：家庭和社会支持
变量，主要以居住安排和生病时能否得到及时治疗来反映；社会参与状
况，通过从事种花养鸟、读书看报、打牌或下棋等休闲娱乐活动的频率
进行评价；健康状况，以被访时老年人所患的慢性疾病数量和生活自理
能力来反映；健康行为方式，以现在或过去是否经常锻炼身体为标志
变量。

第二层次的自变量由两部分不随时间变化的个体特征变量构成，一个
是包括出生队列、性别及居住地城乡属性的基本人口特征变量，另一个是
以曾经主要从事的职业和受教育程度为指标的社会经济特征变量。

3. 样本人群特征

表 5-1 提供了首次访问时样本的相关特征信息，分析其中的变量取
值分布可以发现，样本人群以女性和农村老年人居多。虽然超过 60% 的
高龄老年人样本从未上过学，但是他们中非农职业者所占的比例最高。超
过半数的老年人患有慢性疾病，但是他们的医疗资源较为丰富，超过
80% 的老人在生病时能够及时得到治疗。从社会参与和健康行为模式来
看，绝大多数高龄老年人的生活方式并不活跃，经常锻炼身体，以及种花
养鸟、读书看报、打牌下棋的老人所占的比例较低，在几种休闲娱乐活动
中，看电视（或）听广播在老年人中更为普遍。

表 5-1　3 个出生队列样本人群的特征变量及其取值分布

变量	变量取值分布(%)			
	1899~1908 年	1909~1918 年	1919~1928 年	合计
年龄均值(岁)	97.33	88.16	83.00	90.41
性别(女性):男性	32.50	47.25	51.58	42.81
居住地(城市):农村	56.85	54.76	58.52	56.29
文化程度(上过学):未上过学	75.46	63.00	59.03	66.69
职业:(工人/军人)	49.01	48.65	67.83	52.73
专业技术/管理人员	4.00	8.25	7.47	6.55
农、牧、渔民	33.45	32.29	19.88	30.15
无业/其他	13.55	10.81	4.81	10.56
居住安排:(独居)	11.21	15.75	18.10	14.59
仅与配偶同住	3.94	11.81	23.02	11.27
与子女同住	70.94	61.41	51.58	62.83
隔代家庭	7.62	3.90	2.39	4.94
其他方式	6.29	7.13	4.92	6.37
生病时及时治疗:(能)	82.57	83.46	88.04	84.08
未生过病	10.03	9.73	3.35	8.53
不能	7.40	6.80	8.60	7.39
慢性疾病的数量:(3 种及以上)	6.16	7.45	8.71	7.24
1 种	31.32	31.84	32.26	31.74
2 种	12.63	13.16	15.22	13.39
无	49.89	47.55	43.81	47.63
生活自理能力均值	10.52	11.37	11.70	11.13
经常锻炼(是):否	67.17	60.82	59.07	62.75
种花养鸟(经常):很少/没有	93.62	88.22	84.27	89.36
读书看报(经常):很少/没有	89.82	81.09	81.34	84.29
打牌下棋(经常):很少/没有	91.78	85.49	83.56	87.37
看电视听广播(经常):很少/没有	52.76	37.56	29.29	41.35
样本规模(人)	9627	11527	5487	26641

注：括号内为参照项；特征变量取值均存在显著队列间差异，P<0.001。

资料来源：根据 1998~2014 年 CLHLS 调查数据汇总计算。

与 1909~1918 年、1919~1928 年出生的两组队列人群相比，1899~
1908 年出生的队列人群首次接受访问时的平均年龄最高，达到 97.33 岁。

与其他队列相比，这个出生最早的队列人群中，女性所占的比例最高，受教育水平最低，农业从业人员和无业人员所占的比重最大。或许因为平均年龄最大的原因，1899～1908年出生的队列人群获得的家庭成员支持较多，他们在初次访问时与子女同住的比重最大，但是医疗资源的可及性最差。尽管最早的出生队列初次访问时的年龄最大，生活自理能力最弱，经常进行健身锻炼和休闲娱乐活动的老年人的占比最低，但是他们慢性疾病的患病率最低。

四 高龄老年人的认知能力及其队列差异

（一）不同年龄和队列人群的认知能力

高龄老年人的认知能力随着年龄的增长逐渐降低，这一规律从3个队列人群在初次访问时的认知能力比较结果可以得到验证（见图5-1）。

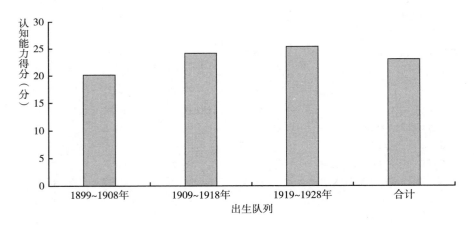

图5-1 老年人初次受访时的认知能力

比较不同观测时点的各个年龄组人群的认知能力得分，也可以从另一个侧面反映认知能力的队列差异及其变化模式。比较各个年龄组在间隔时间较长的两次调查中的认知能力得分，如1998年与2008年、2000年与2008年（见图5-2），以及2002年与2012年、2002年与2008年

（见图5-3），可以发现几次调查中各年龄组老年人的认知水平存在差异，通常较晚调查中老年人的认知能力水平会优于较早调查中同年龄组人群的状态。比如2008年的高龄老年人的认知水平优于2000年的对应人群，2002年调查中老年人的认知能力水平低于2008年和2012年的同龄人群。但是这种队列差异模式并不稳定，比如1998年首次调查中80～95岁老年人的认知能力水平高于2008年调查时的相应年龄组人群。本研究推测，这种不稳定性可能与样本人群的构成分布有关系。

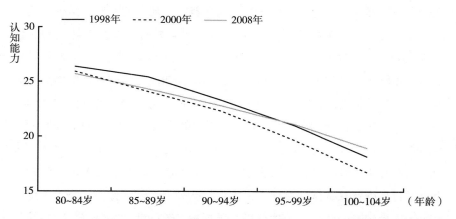

图5-2　1998年、2000年和2008年调查中80～104岁老年人的认知能力得分

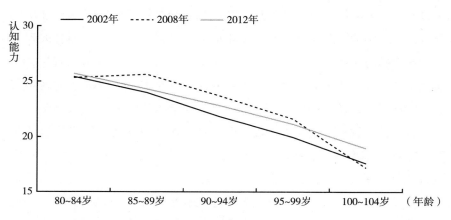

图5-3　2002年、2008年和2012年调查中80～104岁老年人的认知能力得分

（二）高龄老年人的认知能力随年龄的变化轨迹

为了更加清晰地展示高龄老年人在增龄过程中的认知能力变化轨迹，本研究以年龄为时间变量，运用混合效用的 HLM 模型对这一轨迹进行拟合。模型 A1 中仅考虑了队列差异，回归分析结果显示，在未考虑其他因素的情况下，越早出生队列中的老年人的认知能力表现越差。然而引入了年龄因素后发现，随着年龄的增加，认知能力水平会出现显著变化，这种变化在一定程度上解释了 3 个队列在认知能力表现上的差异，队列间的差距和显著度下降（见模型 A2）。考虑到认知能力的非线性变化趋势，模型 A2 引入了年龄的二次多项式，以求更加准确地拟合认知能力随年龄增长的变化轨迹，其结果表明，高龄老年人的认知能力随着年龄的增加会呈现先升后降的态势，90 岁左右的老年人认知能力最佳。可能的原因是：经过死亡淘汰能存活到 90 岁的老年人认知能力较好，此后的下降则源于增龄带来的认知能力衰退。模型 A3 进一步考虑了年龄与队列的交互效应，其拟合优度较模型 A2 显著改进，交互效应的显著存在揭示了认知能力衰退过程中存在的队列差异，出生较早队列人群的认知能力衰退速度明显快于出生较晚的队列。上述分析结果揭示了不同队列高龄老年人在认知能力动态变化轨迹上的差异，这种差异存在于两个方面：首先存在于 90 岁高龄老年人群认知能力水平上的差异，在回归模型中表现为截距和出生队列的回归系数值；其次存在于认知水平随年龄的变化速度，具体表现为模型中年龄与队列变量交叉项的回归系数。综合以上两点可以判断，90 岁高龄老年人的认知能力存在队列差异，出生在 1909～1918 年的老年人在 90 岁时的认知能力明显不及 1919～1928 年出生的队列人群在该年龄时的表现，而且较早出生队列的认知能力衰退速度明显快于较晚出生的队列人群（见模型 A3）。在控制其他的社会经济、社会支持以及健康和行为模式等因素后，模型 A4 的回归分析结果显示，不同队列人群间的认知能力水平上的差异消失，衰退速度上的差距缩小，但仍然显著。上述结果表明，老年人在认知能力水平上存在的队列差异，部分是由他们不同的生活环境和行为方式导致的。

表 5-2 以混合效应的 HLM 模型拟合的高龄老年人认知能力随年龄的变化轨迹

自变量	模型 A1	模型 A2	模型 A3	模型 A4
截距	25.031 ***	23.291 ***	23.647 ***	16.973 ***
出生队列:1919~1928 年				
1899~1908 年	-5.024 ***	-0.050 ***	-0.240	0.151
1909~1918 年	-1.395 ***	0.128	-0.332 *	-0.105
年龄 $age-90$:		-0.370 ***	-0.276 ***	-0.170 ***
$(age-90)^2/100$		-0.632 ***	-0.251 *	-0.237 *
交互项				
1899~1908 年×($age-90$)			-0.153 ***	-0.096 **
1909~1918 年×($age-90$)			-0.105 ***	-0.058 **
其他控制变量				(见表 5-4)
自由度	5	7	9	30
AIC	291106	288650	288639	280092

注:+表示 P<0.1,* 表示 P<0.05,** 表示 P<0.01,*** P 表示<0.001;括号内为参照项。
资料来源:根据 1998~2014 年中国老年人健康长寿影响因素调查(CLHLS)数据计算。

(三)高龄老年人临终阶段的认知能力变化轨迹

为了揭示个体余寿的延长对认知能力衰退轨迹的影响,本研究对 3 个队列的高龄人群中已经过世的老年人在临终阶段的认知能力变化轨迹进行了拟合和分析(见表 5-3)。在回归模型中,以老年人的尚余存活年数(RST)为时间变量,并对其进行中心化处理,将存活年数与均值的差值(RST-3)放入模型。模型 B1 的回归分析结果显示,在没有考虑其他因素的情况下,老年人临终阶段的认知能力存在显著队列差异,越晚出生队列的认知能力表现越好,即使在模型 B2 引入时间变量后,这种队列差异依然显著。模型 B2 中的曲线拟合结果显示,随着尚余存活时间的缩短,老年人的认知能力出现明显衰退,而且随着死亡的临近,这种下降会不断加速。上述非线性变化轨迹在不同队列间存在显著的不同,1899~1908 年和 1909~1918 年出生的两组队列人群在临终阶段的认知能力衰退速度明显超过 1919~1928 年出生的队列。为了消除 3 组队列人群在死亡时的年龄差异对认知能力变化轨迹的影响,模型 B3 引入了老年人的死亡年龄加以控制，结果显示，尽管随着死亡年龄的增加，具有相同尚余存活时间的老年人的认知能力会随之降低，但是上述队列差异依然显著。这种差异在衰退轨迹上表现为，较晚出生队列人群（1919~1928 年）在临终阶段出现认知能力缺损并持续加重的时间较长。在模型 B4 中控制了其他后天因素之后，高龄老年人在临终阶段的认知能力的衰退速度上的队列差异有所减弱，但是在去世前 3 年的整体认知能力水平上的队列差异有所扩大。

表 5-3　以混合效应的 HLM 模型拟合的高龄老年人临终阶段认知能力变化轨迹

自变量	模型 B1	模型 B2	模型 B3	模型 B4
截距	24. 528 ***	24. 584 ***	55. 084 ***	38. 489 ***
出生队列:1919~1928 年				
1899~1908 年	-4. 772 ***	-4. 233 ***	0. 446 *	0. 753 ***
1909~1918 年	-1. 134 ***	-1. 115 ***	0. 631 ***	0. 592 ***
尚余存活时间(RST-3)	0. 565 ***	0. 735 ***	0. 441 ***	
(RST-3)²/100		-3. 919 ***	-4. 794 ***	-2. 348 ***
1899~1908 年×(RST-3)		0. 246 ***	0. 291 ***	0. 172 ***
1909~1918 年×(RST-3)		0. 154 ***	0. 144 ***	0. 081 *
死亡年龄			-0. 350 ***	-0. 238 ***
控制变量				(见表 5-4)
自由度	*5*	9	10	31
AIC	183229	181961	181087	176076

注：+ 表示 P<0. 1，* 表示 P<0. 05，** 表示 P<0. 01，*** 表示 P<0. 001；括号内为参照项。
资料来源：根据 1998~2014 年中国老年人健康长寿影响因素调查（CLHLS）数据计算。

五　后天因素对高龄老年人的认知能力衰退过程的影响

考虑到后天因素对高龄老年人认知能力衰退轨迹的影响，本研究在 HLM 模型的回归分析中引入了相关的控制变量（见表 5-4）。对比这些控制变量引入前后 HLM 模型中队列标志变量及其与时间变量交互项的回归系数可以发现，不同队列的高龄老年人群在后天生活环境和行为方式上的差异部分解释了他们在认知能力变化轨迹上的队列差异。

　　表 5-4 的回归结果显示，男性老年人的认知能力优于女性，城市老年人的认知能力超过农村人群。良好的社会经济状况可以显著改善个体的认知能力：教育经历可以改善或保护老年人的认知能力，以往主要从事专业技术和管理工作的个体认知能力水平显著高于其他人群。疾病或生活自理能力受损的老年人的认知能力明显低于其他健康老年人，但如果生病时能够及时得到治疗，又可以抑制认知能力的下降。保持活跃的生活方式，如经常进行体育锻炼、种花养鸟、打牌下棋、读书看报，甚至看电视或听广播，都可以明显改善个体的认知能力。

表 5-4　拟合高龄老年人认知能力变化轨迹的 HLM 模型中的
控制变量及其回归结果

控制变量	模型 A4	模型 B4
性别(女):男	0.673 ***	1.040 ***
居住地(城市):农村	−0.223 ***	−0.232 **
文化程度(上过学):未上过学	−1.219 ***	−1.251 ***
职业(工人/军人):专业技术/管理人员	0.501 ***	0.678 ***
农、牧、渔民	−0.054	−0.027
无业/其他	−0.085	0.067
居住安排(独居):与其他人同住	−0.849 ***	−0.707
与配偶同住	−0.054	−0.050
与子女同住	−0.480 ***	−0.444 ***
隔代家庭	−0.248	−0.140
生病时及时治疗(能):不能	−1.114 ***	−1.082 ***
未生过病	0.232 *	0.281 +
经常锻炼(是):否	−0.544 ***	−0.586 ***
种花养鸟(经常):很少/没有	−0.438 ***	−0.323 *
读书看报(经常):很少/没有	−1.179 ***	−1.085 ***
打牌下棋(经常):很少/没有	−1.105 ***	−1.195 ***
看电视听广播(经常):很少/没有	−1.940 ***	−1.939 ***
生活自理能力	0.957 ***	0.901 ***
慢性疾病的数量(3 种及以上):无	0.414 ***	0.624 ***
1 种	0.080	0.277

控制变量	模型 A4	模型 B4
2 种	0.085	0.191
自由度	30	31
AIC	280092	176076

注:⁺表示 P<0.1,* 表示 P<0.05,** 表示 P<0.01,*** 表示 P<0.001;括号内为参照项。
资料来源:根据 1998~2014 年中国老年人健康长寿影响因素调查(CLHLS)数据计算。

六　讨论和结论

本研究利用混合效应的 HLM 模型对 1899~1928 年出生的 3 个队列高龄老年人的认知能力变化轨迹进行拟合,以揭示 3 组队列人群的认知能力衰退轨迹及其存在的队列差异。回归分析结果不仅展现了老年人的认知能力随着年龄增加加速衰退的发展过程,而且验证了在这一过程中队列差异的存在。在年龄相同的情况下,较晚出生队列中的老年人的认知能力水平明显优于较早出生队列人群,后者的认知能力随年龄增长的下降速度更快。这种队列差异一部分源于他们在后天的生活环境和行为方式上的差别,但是预期寿命延长带来的认知能力衰退延迟也是造成队列差异的重要因素。因此,我们在对未来人口高龄化过程中老年人的失智风险以及失智老年人群规模的预测中,要考虑这一动态发展规律。老年人的认知功能随余寿增加而不断延长的现象会抑制老年人寿命延长带来的失智风险上升趋势,缓解人们对未来失智老年人照料负担不断加重的焦虑。

为了进一步验证预期寿命变化对高龄老年人认知能力衰退的影响,本研究以尚余存活时间为时间变量,拟合了他们在临终阶段的认知能力衰退轨迹。分析结果表明,老年人去世时的年龄越大,他们在临终阶段的认知能力水平越差;随着死亡的临近,认知能力会出现快速下降,在这一过程中也存在显著的队列差异。在死亡年龄一致的情况下,1919~1928 年出生的高龄老年人在临终阶段的认知能力水平明显低于 1909~1918 年和 1899~1908 年的出生队列,但是后两组队列人群在临终阶段的认知能力衰退速度更快。换而言之，在预期寿命相同的情况下，出生较早老年人的认知能力水平要超过出生较晚的人群，前者在去世之前会出现认知能力的快速下降，而后者在余寿中认知能力衰退的过程较缓，持续时间较长。上述队列差异在控制其他后天因素后有所减少，但是仍旧显著存在。本研究分析造成上述差异的原因是，不同的出生队列在进入高龄期之前经受了程度不一的死亡选择作用。1909~1918 年和 1899~1908 年出生的队列人群在进入高龄期之前经历了程度更高的死亡淘汰，身体素质差、认知能力缺损的老年人更有可能在进入观测期之前去世，因而导致进入观测期的存活样本在认知能力上的表现更加良好。即便 1919~1928 年出生的样本人群的认知能力缺损程度更为严重，但是社会发展带来的医疗、照料资源的改善使得他们可以在认知能力缺损，甚至出现严重认知障碍的情况下存活更长时间，有研究者将这一现象称为"胜利的失败"。①

综合 3 个队列的高龄老年人群的认知能力随年龄和尚余存活时间变化的发展轨迹可以判断，老年人的认知能力随着增龄呈现下降态势，这种下降在去世前会进一步加速。随着老年人生存环境的改善和预期寿命的延长，他们认知能力衰退的进程会延迟，但同时也会导致其处于认知能力缺损的时间增加。随着生活水平、医疗条件以及照料资源的改善，认知能力缺损的老年人可以存活更长的时间，这不仅加重了家庭和社会的照料负担，而且强化了人们对高龄期生活的消极印象。然而，长寿不仅是"给生命以时间"，更需要"给时间以生命"，对于即将步入老龄社会和长寿时代的中国社会而言，推动老年人积极参与社会，对认知能力退化进行早期干预显得尤为重要。

---

① 曾毅、冯秋石等：《中国高龄老年人健康状况和死亡率变动趋势》，《人口研究》2017 年第 4 期。

第六章　中国老年人临终阶段的失能状况和照料安排

一　研究背景

千百年来，家庭养老一直是中国老年人最主要的养老方式，以配偶和子女为主的家庭成员成为老年人最主要的照料者。但是这种照料方式的存续是以充足的家庭养老资源和子女对父母强烈的照料意愿为前提的。随着中国社会经济的发展，人口转变和社会转型带来了生育率下降以及大规模人口流动，中国的家庭规模日益缩小。当前，中国老年人处于空巢、独居状况的可能性超过以往任何一个时期。此外，在现代社会中，随着代际观念的转变和社会竞争的加剧，子女对老年父母的照料意愿和照料能力不断下降，家庭的小型化、空巢化带来了代际居住分离、照料成本上升，同时伴随着子女照料意愿和能力减弱等趋势，传统的家庭照料资源日渐短缺，家庭的养老照料功能不断弱化。在这一背景下，家庭之外的照料资源变得日趋重要，老年人照料开始呈现较为明显的社会化趋势。[1]

随着年龄增长，个体生理机能和形态开始出现一系列退行性变化，失能率的上升，老年慢性病患病率的增加，进一步提高了失能风险。[2] 我国失能老年人口数量多，增速快，2015 年我国失能老年人口数量达到 4000

---

[1] 陆杰华、张莉：《中国老年人的照料需求模式及其影响因素研究——基于中国老年社会追踪调查数据的验证》，《人口学刊》2018 年第 2 期。

[2] 杨付英、郝晓宁、薄涛、孙继艳：《我国老年人失能现状及其影响因素分析——基于 CHARLS 数据的实证分析》，《卫生经济研究》2016 年第 11 期。

万人，其中完全失能老年人数量为1240万，占老年人口总数的6.05%，预计到2030年我国失能老年人口规模将达到6168万。① 失能意味着老年人将无法继续维持独立的生活，需要长期在他人的帮助下维持正常生活。失能老年人的照料强度、照料时长、照料需求高于普通老年人，随着老年人失能水平的提高以及照料难度的加大，照料活动也更加具有专业性和规范性。② 到去世前老年人失能状况更加严重，71.6%的老年人处于极度虚弱的状态，③ 而去世前较差的健康状况将进一步加重临终照料负担。随着医疗技术的改进和公共卫生服务体系的不断完善，越来越多的老年人得以存活到高龄期甚至超高龄期，而寿命的增长很大程度上延长了老年人处于虚弱状态下的存活时间，进而增加了老年人需要他人照料的时长。④ 因此，与生命中的其他阶段相比，老年人去世前更有可能会需要长期的、高强度的照料活动，这不仅会消耗大量的家庭照料资源，亦会增加照料者承受的精神、体力和经济压力。从家庭照料者的生命历程来看，成年子女作为主要照料者，在长期照料过程中将经历衰老、退休、子女成家、孙辈出生等重要事件，这些事件的发生会与其照料者的角色产生冲突，影响照料质量，并对其生理、心理、家庭结构、代际关系以及社会交往等方面产生较大影响。老年人的寿命愈长，其成年子女遭遇上述事件的概率和频率越高，这也成为在经济困顿之外，老年人养老面临的另一种"长寿风险"。与其他时间阶段的照料相比，临终照料活动的被照料者往往年龄更高，照料的强度更大，持续的时间更长，"长寿风险"的影响会进一步凸显。在老年人的临终阶段，照料者照料能力的下降、医疗护理费用的增加、照料时间的延长等因素，都有可能影响家庭临终照料的稳定性和可持续性。

　　综上所述，无论是从照料者、被照料者，还是从照料过程来考察，临终照料明显有别于生命历程中其他阶段的照料活动。死亡是人一生中的最

---

① 总报告起草组：《国家应对人口老龄化战略研究总报告》，《老龄科学研究》2015年第3期。

② 苏群、彭斌霞：《我国失能老人的长期照料需求与供给分析》，《社会保障研究》2014年第5期。

③ 郑真真、周云：《中国老年人临终生活质量研究》，《人口与经济》2019年第2期。

④ 顾大男、曾毅：《中国高龄老人健康预期寿命研究》，《人口与经济》2002年第2期。

后一件大事，使老年人舒适、安详、有尊严离世格外重要，而临终照料情
况将直接决定老年人的死亡质量。因此，我们有必要对老年人临终照料情
况开展研究，并结合其失能情况对他们的照料安排进行深入分析。临终阶
段是老年人生命的最后时期，临终照料是老年人晚年照料的延续，他们的
身体健康状况、居住安排与之前的早期老年阶段存在一定差别，老年人临
终阶段较差的健康状况会使老年人的照料需求发生变化，进而导致其照料
方式和安排产生变动。对老年人的临终照料安排进行研究，可以更加准确
地了解老年人在临终阶段的照料情况，揭示在寿命延长的趋势下，老年人
临终照料的变化状况。分析老年人临终阶段的健康状况和照料情况，也可
以洞悉不同失能状况的老年人在临终照料方面存在的困难，为建设和完善
长期照护制度提供有益的借鉴。因此，本章将聚焦于老年人生命历程中的
最后阶段，分析老年人临终阶段的失能状态，以及不同失能状态下老年人
的临终照料安排，包括照料人员、照料的持续时间和照护支出费用。

二 文献综述

（一）临终照料特点和临终照料资源

临终服务地点较为灵活，既可以在患者家中进行，也可以在医院或疗
养院中进行。[①] 非正式照料主要依靠配偶、子女、朋友提供照料，配偶是
老年人临终阶段重要的非正式照料者，而正式照料则由专业护理机构、疗
养院提供，或雇用专业护理人员在家中为老年人提供服务。独居老年人多
使用正式照料，但是绝大部分临终照料主要为非正式照料。西方国家鼓励
老年人"就地老化"并尽可能延长在家中居住的时间，Ornstein 等人使用
2011 年美国健康与老龄化趋势研究数据分析发现，临终阶段 90% 的照料

---

① Chiang J. K., Lee Y. C., & Kao Y. H., "Trend Analysis of End-of-life Care Between
Hospice and Nonhospice Groups of Cancer Patients in Taiwan for 2002-11," *Medicine* 96,
No. 34 (2017)：7825；Boogaard J. A., Van d S. J. T., De Boer A. H., et al., "How is
End-of-life Care With and Without Dementia Associated With Informal Caregivers'
Outcomes?" *American Journal of Hospice and Palliative Medicine* 36, No. 26 (2019)：1-8.

者为家庭成员或其他非正式照料者，估计有接近 200 万的临终照料者为家人或朋友，其中 46% 的非正式照料者与老年人同住。[1] 西方国家同样发展出一系列非血缘"亲属"，如朋友、邻居、前任伴侣、志愿者等用来维持家庭临终照料，这些照料资源对独居老年人临终照料至关重要。[2] 我国老年人临终照料活动依然主要在家庭内部进行，子女和孙子女为主要照料者。[3]

　　患病情况将影响临终照料安排，患癌症、心力衰竭以及慢性肺梗阻等疾病的老年人对照料的医疗功能与专业程度要求较高，因此他们更倾向于接受正式照料。Annicka 等人的研究发现，老年癌症患者在去世前 30 天住院的比例达到 56%，而失智老年人去世前多居住在护理中心。[4] 但中国专业化护理机构较少且价格昂贵，因此我国超过 90% 的失智患者在家中由家庭成员照料，居家照料的失智老年人中接近 60% 由子女及其配偶照料。[5] 由此可以发现在国内外研究中，家庭成员是老年人临终阶段非正式照料的主要提供者，老年慢性疾病和癌症患者多由专业医疗护理人员照料，用以满足患病老年人临终阶段较高的医疗需求。

（二）失能老年人的临终照料

　　失能状况以及慢性病患病的程度将很大程度上决定临终照料方式，老

①　Ornstein K. A., Kelley A. S., & Bollens-Lund E., et al., "A National Profile of End-of-life Caregiving in The United States," *Health Affairs* 36, No. 7 （2017）: 1184-1192.

②　Rolls Liz, Seymour Jane E., Froggatt Katherine A., & Hanratty Barbara, "Older People Living Alone at the End of Life in the U. K.: Research and Policy Challenges," *Palliative medicine* 25, No. 6 （2011）: 650-655.

③　郑真真、周云：《中国老年人临终生活质量研究》，《人口与经济》2019 年第 2 期；和文臻：《与阿里耶斯对话——就死亡地点讨论纳西族死亡观》，《思想战线》2016 年第 2 期。

④　Annicka G. M. van der Plas, Mariska G. Oosterveld-Vlug, H. Roeline W. Pasman, & Bregje D. Onwuteaka-Philipsen, "Relating Cause of Death with Place of Care and Healthcare Costs in the Last Year of Life for Patients Who Died from Cancer, Chronic Obstructive Pulmonary Disease, Heart Failure and Dementia: A Descriptive Study Using Registry Data," *Palliative Medicine* 31, No. 4 （2017）: 338-345.

⑤　张振馨、陈霞等：《北京、西安、上海、成都四地区痴呆患者卫生保健现状调查》，《中国医学科学院学报》2004 年第 2 期。

年人去世前有较高的患病率和致残率，慢性病带来的疼痛影响老年人的正常生活，高影响慢性疼痛能够至少限制一项日常活动或社会交往。[1] 因此，疾病以及生理机能退化将导致日常生活能力的下降，进而对老年人的临终照料情况带来一定影响。

失能增加了护理的投入量。从照料时长来看，健康状况较差的高龄老年人临终阶段完全需要他人照料的时间更长，平均完全照料时长超过 100 天。[2] 失能限制了老年人的社会网络，降低了老年人向外寻求帮助的可能性。社会网络是稳定的，然而一旦作为护理网络存在，社会网络的特征会因护理设计而改变。高度失能老年人多使用邻居网络、家庭网络以及限制性网络，其中限制性网络中的老年人大多没有配偶，与成年子女联系最少，与朋友或者邻居基本上没有联系，而高龄重度失能老年人主要使用限制性网络。[3]

从照料者角度来看，老年人的失能状况既对照料者的照料压力存在直接影响，也可以通过需求、资源以及牺牲的工作时间间接影响照料者压力。老年人功能受损越严重，照料者可获得的帮助越少。因此，老年人失能水平越高，照料者感受到的压力越大。[4] 而配偶在照料失能老年人的过程中，超过半数为单一照料者，他们在照料中遇到困难时往往不愿向外界寻求帮助，这一行为模式反而会增加他们的照料负担。[5] 此外，老年人功

---

[1] Dahlhamer J., Lucas J., Zelaya C., Nahin R., Mackey S., & DeBar L., et al., "Prevalence of Chronic Pain and High-impact Chronic Pain among Adults—United States, 2016," *Morbidity and Mortality Weekly Report* 67, No. 36 (2018): 1001-1006; Pitcher Mark H., Von Korff Michael, Bushnell M. Catherine, & Porter Linda, "Prevalence and Profile of High Impact Chronic Pain in the United States," *The Journal of Pain: Official Journal of the American Pain Society* 02 (2018): 146-160.

[2] 战捷：《高龄老人临终前完全需要他人照料状况研究》，《中国人口科学》2004 年第 S1 期。

[3] Litwin H., "Social Network Type and Morale in Old Age," *The Gerontologist* 41, No. 4 (2001): 516-523; Litwin Howard, "The Association of Disability, Sociodemographic Background, and Social Network Type in Later Life," *Journal of Aging and Health* 15, No. 2 (2003): 391-406.

[4] Marjorie E. Starrels, Berit Ingersoll-Dayton, David W. Dowler, & Margaret B. Neal, "The Stress of Caring for a Parent: Effects of the Elder's Impairment on an Employed, Adult Child," *National Council on Family Relations* 59, No. 4 (1997): 860-870.

[5] Groenou M. I. B. V., Boer A. D., & Iedema J., "Positive and Negative Evaluation of Caregiving among Three Different Types of Informal Care Relationships," *European Journal of Ageing* 10, No. 4 (2013): 301-311.

能下降将限制正常沟通，降低沟通的有效性，老年人作为照料的需求方逐渐丧失照料的选择权和控制权，在临终阶段这一特点尤为明显，照料活动将逐渐由子女主导，若家庭成员难以承担照料责任时，子女有机会自行改变照料方式，因此失能老年人的临终照料方式很大程度上取决于子女的照料能力和照料观念。

（三）老年人临终照料安排的影响因素

临终照料是先前已有照料活动的延续，但经过了较长时间的照料消耗以及老年人自身健康状况不可逆转的恶化，照料活动具有极强的可变性。照料安排的形成受许多因素的影响，大致可以分为照料需求和可使用的资源这两大方面。照料需求很大程度上取决于老年人的健康状况，1990 年世界卫生组织将"健康"定义为个体在躯体、心理、社会适应和道德四个方面都处于完满状态，但临终阶段躯体健康与心理健康是老年人健康的基础。

自理能力的高低是照料者是否需要介入照料活动的重要标准，对能够自理的老年人来说照料方式的选择更为多样，既可以独立生活，也可以由他人照料，照料者对老年人日常生活的介入程度不高。但当老年人的失能状况处于较高水平甚至完全丧失自理能力时，照料者将高度介入和参与老年人生活，协助老年人维持日常生活活动。[1] 在失智症状恶化的过程中，患者也将逐渐丧失自理能力并开始需要他人照料，但失智老年人的照料存在一定特殊性，大多数失智患者存在尖叫、哭闹、游荡徘徊、重复话语等特殊行为，这增加了照料者的精神压力和整体的照料难度。已有研究发现，照料者对老年人行为问题的耐受性低于身体限制和精神缺陷，[2] 面对失智老人的失常行为，照料者更有可能退出照料活动。因此照料需求方面

---

[1]　Hays Judith C., Pieper Carl F., & Purser Jama L., "Competing Risk of Household Expansion or Institutionalization in Late Life," *The Journals of Gerontology. Series B*, *Psychological Sciences and Social Sciences* 58, No. 1 (2003): 11–19.

[2]　Pinquart Martin, & Sörensen Silvia, "Associations of Stressors and Uplifts of Caregiving with Caregiver Burden and Depressive Mood: A Meta-analysis," *The Journals of Gerontology. Series B*, *Psychological Sciences and Social Sciences* 58, No. 2 (2003): 112–122.

除了考虑失能带来的照料压力外，还需关注老年人的认知水平差异给临终
照料活动带来的影响。

　　尽管照料模式呈现了由传统家庭照料向社会照料转型的趋势，养老意
愿呈现去"家庭化"态势，[①] 但家庭依然是老年人最主要的日常照料来
源，老年人对家庭成员有着较强的依赖性。[②] 老年人去世前存活的子女数
量能够反映家庭照料的人力资源供给，而婚姻状况将影响老年人的居住方
式。当老年夫妻双方健在时，夫妻同住的居住方式将得以维持，若配偶能
够自理，配偶是照料活动的主要提供者，当夫妻中任意一方去世后，老年
人将产生与子女同住的倾向，成年子女将接替配偶进行照料，[③] 因此，与
其他老年人相比，孤寡老年人是照料活动的弱势群体。国外存在一种名为
"异居恋"（Living Apart Together，LAT）的非婚姻形式，可以用来维持老
年人独立生活、经济自主并满足情感需求，我国老年人再婚也存在"走
婚""契约再婚""代际婚姻"等多种形式，[④] 但我国老年人的婚姻观念
较为保守，实际再婚人数较少，因此孤寡老人的临终照料不得不依靠朋
友、邻居或其他社会力量。[⑤]

　　在以家庭照料为主的中国社会中，社会照料的使用"门槛"更高。
社会照料的使用不仅依赖于市场上社会化养老服务的发展，而且需要使用
者自身具备较好的经济基础和开放的照料观念。此外，社会照料在城乡间
发展不平衡，不同地区社会照料的服务内容、服务质量和社会化程度也存
在较大差异，[⑥] 这使得社会照料的使用兼具时代色彩和地域差异。

① 陆杰华、张莉：《中国老年人的照料需求模式及其影响因素研究——基于中国老年社
　　会追踪调查数据的验证》，《人口学刊》2018 年第 2 期。
② 纪竞垚：《家庭照料对老年人机构养老意愿的影响——基于 CLASS 数据的实证分析》，
　　《调研世界》2019 年第 1 期。
③ 王跃生：《城市老年父母生命历程后期居住方式分析》，《人口与经济》2018 年第
　　4 期。
④ 朱婧、吴青芬、陆卫群：《近十年来我国老年人再婚现象研究述评》，《老龄科学研
　　究》2018 年第 10 期。
⑤ 王莲璀：《城市失独家庭养老及长期照料问题研究》，《劳动保障世界（理论版）》
　　2013 年第 10 期。
⑥ 丁志宏、曲嘉瑶：《中国社区居家养老服务均等化研究——基于有照料需求老年人的
　　分析》，《人口学刊》2019 年第 2 期。

三　研究设计

本章的研究数据来自中国老年健康影响因素跟踪调查（CLHLS）2005～2018 年的死亡调查数据。在两次追踪调查之间死亡的老人，对其亲属进行回顾性调查后获得被访老人的死亡时间、死亡前健康状况、医疗和照料成本与生活质量、死亡质量等信息。在 1998～2014 年共收集了 26242 位 65 岁及以上老年人的死亡信息。由于各年死亡调查问卷存在一定差异，为了满足研究需要，本章使用 2005 年、2008 年、2011 年、2014 年以及 2018 年的死亡调查数据，将数据合并后共获得 21672 位 65 岁及以上老年人的死亡信息。进行影响因素分析时删除无需照料、无人照料以及关键变量缺失的样本后，临终居住安排影响因素回归分析的样本量为 19898，临终照料者影响因素回归分析的样本量为 19180，样本的具体分布见表 6-1。

表 6-1　死亡样本分布

单位：人

死亡调查年份	基线调查年份							
	1998	2000	2002	2005	2008	2011	2014	总计
2005	1309	1656	2911	—	—	—	—	5876
2008	480	694	1344	2705	—	—	—	5223
2011	177	281	726	1071	3281	—	—	5536
2014	75	125	510	457	1360	284	—	2811
2018	23	45	416	276	787	290	389	2226
总计	2064	2801	5907	4509	5428	574	389	21672

资料来源：CLHLS 2005～2018 年（非连续）死亡数据。

具体的数据分析按照如下思路展开（见图 6-1）。

（1）为了探究不同失能水平老年人临终照料方式，本研究首先评估老年人临终阶段的失能状况。

（2）依照失能水平将老年人划分为不同群体，探讨不同失能水平下老年人的临终照料安排，对老年人临终照料安排的分析主要从临终居住安排和临终照料者两个角度展开。

（3）在对老年人失能状况和照料安排分布进行详细描述的基础之上，进一步对老年人临终居住安排和临终照料者进行影响因素分析，对比分析得到不同失能水平老年人在临终照料安排影响因素上的差异。

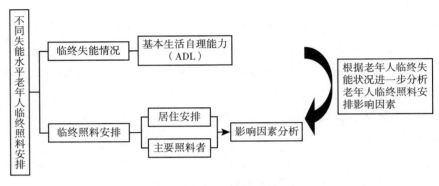

图6-1　研究框架

四　老年人临终阶段的失能状况

失能水平多由基本生活自理能力（ADL）、工具性生活自理能力（IADL）反映。中国老年健康影响因素跟踪调查使用 Kotz 日常生活功能指数评价量表来衡量老年人临终阶段的日常生活自理能力水平，量表包含吃饭、洗澡、穿衣等六个项目。若不存在失能项目为功能完好，存在 1~2 项活动失能为轻度失能，存在 3~4 项活动失能为中度失能，存在 5 项及以上活动失能为重度失能（见表6-2）。

表6-2　失能水平判定标准

失能水平	判定标准
功能完好	6项皆能自理
轻度失能	1~2项不能自理
中度失能	3~4项不能自理
重度失能	5项及以上不能自理

（一）老年人临终阶段失能的总体情况

总体来看，老年人临终阶段的失能率超过 80%。分项目数量来看，老年人在临终阶段平均失能项目数为 4 项，绝大多数老年人存在 5~6 项日常自理活动无法自理，42.65% 的老年人 6 个项目都无法独立完成，需要完全依赖他人照料，仅有接近 19% 的老年人在临终阶段存在 1~4 项失能，完全能够自理的老年人仅占 17.51%。生活自理能力的丧失标志着老年人将难以独立生活，而多项重要日常活动自理能力的丧失则意味着老年人在临终阶段需要他人提供照料的内容和强度增加，但也存在部分老年人功能完好，能够独立生活（见图6-2）。

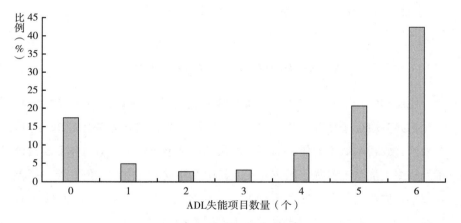

图6-2　ADL 失能项目数量分布

资料来源：CLHLS 2005~2018 年（非连续）死亡数据。

分项目来看，需要运用力量、平衡以及具有技巧性的活动的失能率更高。79.51% 的老年人在临终阶段需要他人协助洗澡，室内活动、上厕所、穿衣、吃饭需要他人协助的比例依次递减，比例分别为 74.72%、73.69%、71.88%、64.85%，这五项活动中完全不能自理的老年人占比皆超过半数，完全无法控制大小便的老年人仅有 26.44%。无法控制大小便属于较为严重的功能障碍，老年人无法控制大小便增加了照料者的工作量，更对老年人自身尊严产生较大打击。

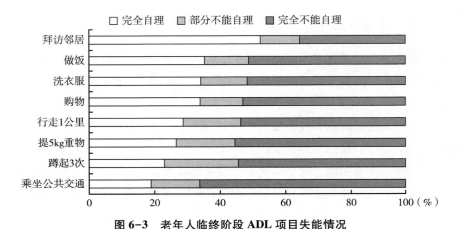

图6-3　老年人临终阶段 ADL 项目失能情况

资料来源：CLHLS 2005~2018 年（非连续）死亡数据。

（二）老年人临终阶段的失能程度分布情况

按照判定标准对老年人的失能等级进行评估后发现，63.54%的老年人在临终阶段处于重度失能，仅有 17.51%的老年人功能依然完好。分城乡来看，农村和城市老年人临终失能状况比例差异较小，但总体上农村老年人临终失能状况略优于城市老年人。中度和重度失能的比例在城乡间差异较小，城市老年人中度和重度失能的比例仅比农村老年人高 0.21 个百分点，功能完好的比例却比农村老年人低 1.41 个百分点。

与男性相比，女性老年人临终阶段的健康状况更差，失能水平更高。其中，77.26%的女性老年人处于中重度失能水平，而男性老年人功能完好的比例却比女性老年人高 6.42 个百分点。城市与农村地区皆表现了类似的性别差异，农村男性老年人临终失能水平更低，农村男性老年人临终阶段的失能率比城市男性老年人低 1.88 个百分点，轻度、中度和重度失能的比例都低于城市男性老年人。农村女性老年人临终阶段的失能率低于城市女性老年人，但中度失能的比例高于城市女性老年人，城市女性老年人临终失能情况最为严重，重度失能比例高达 65.76%（见表 6-3）。

表 6-3　分城乡、性别老年人临终阶段失能状况

单位：%

失能状况	总体			城市			农村		
	全体	男性	女性	全体	男性	女性	全体	男性	女性
功能完好	17.51	21.35	14.93	16.73	20.35	14.15	18.14	22.23	15.53
轻度失能	7.77	7.72	7.81	8.43	8.21	8.59	7.23	7.29	7.20
中度失能	11.18	10.45	11.68	11.22	10.82	11.50	11.17	10.13	11.83
重度失能	63.54	60.48	65.58	63.62	60.62	65.76	63.46	60.35	65.44

资料来源：CLHLS 2005~2018 年（非连续）死亡数据。

在不同死亡年龄组中，60~69 岁年龄组老年人功能完好的比例高达 31.89%。百岁老年人中度和重度失能的比例最高，占比分别为 12.54% 和 65.08%。随着死亡年龄的增长，老年人功能依然完好的比例逐渐下降，但其他各失能水平占比均呈现上升趋势。其中，轻度和中度失能的比例随着死亡年龄的增长增幅较小，而重度失能的比例在 70~79 岁老年人群中大幅上升，80 岁及以上的高龄老年人中度和重度失能比例变化趋于平稳，百岁老人中度和重度失能的比例出现小幅增加（见图 6-4）。

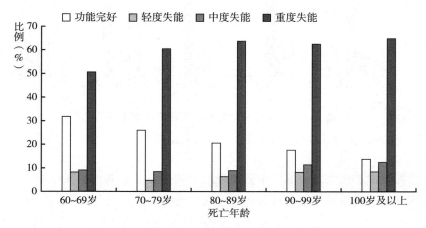

图 6-4　分死亡年龄组老年人临终阶段失能情况

资料来源：CLHLS 2005~2018 年（非连续）死亡数据。

长寿给老年人带来更高的失能风险，相比低龄老年人，高龄老年人照料活动的持续时间更长，在长期照料过程中对家庭照料资源的消耗更加严重。而高龄老年人在临终阶段的失能水平更高，照料需求、照料难度、照料时长、照料支出随之增加，照料负担上升，家庭照料的可持续性可能将因此受到影响。

在临终阶段，老年人功能完好的比例随出生年份的后移而上升，失能老年人比例随之下降，其中轻度失能比例的变化幅度较为平稳，相邻队列之间的变化幅度在1%左右，中度失能比例在1920~1929年队列出现大幅下降，1920~1929年队列比1910~1919年队列下降了3.24个百分点。重度失能老年人在不同出生队列中占比均超过60%，随着出生年份的后移，重度失能的占比整体呈现下降趋势，1930年及以后出生的老年人临终阶段为重度失能的比例最低，为61.26%（见图6-5）。

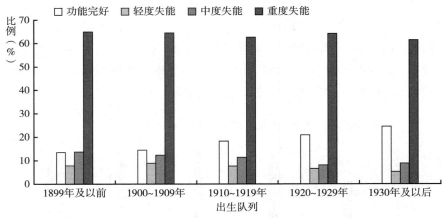

图6-5　分出生队列老年人临终阶段失能情况

资料来源：CLHLS 2005~2018年（非连续）死亡数据。

随着社会经济的不断发展，较晚出生的人更加具有"后发优势"，社会发展带来更好的生活条件和医疗水平，充足的营养摄取和有效的治疗手段，使得更多的人能够带残进入老年期。[①] 而死亡年龄与调查年份和出生

---

① 魏蒙、王红漫：《中国老年人失能轨迹的性别、城乡及队列差异》，《人口与发展》2017年第5期。

队列密切相关，研究样本均于 2002～2018 年去世，同一时期死亡但出生较晚老年人的死亡年龄更低，这也将导致出生较晚的老年人功能完好的比例更高。

五　不同失能状态老年人的临终照料

（一）老年人临终阶段的居住安排

临终居住安排由问卷中"去世前一年主要居住方式"反映，选项主要有机构和居家两大类，下文分析中将着重将居家按照同住人员情况进一步细化。在临终阶段，95.85%的老年人在家中接受照料，机构（包括养老院、护理院和医院）入住比例较低，仅为 3.02%。在家居住的老年人中超过半数选择与子女共同居住，夫妻二人同住以及独居仅分别占 13.48%和 12.85%。夫妻二人同居是家庭进入空巢期后常见的居住方式，夫妻二人进入老年阶段后，若配偶可以提供照料或自己能够实现自理，夫妻同居的居住形式将得以延续。但在临终阶段老年人丧偶比例高且面临较高的失能风险，此时与配偶同住或独居的居住形式难以维系。[①] 丧偶事件和失能问题给老年人日常生活带来的负面影响日益凸显，当老年人无法独自生活时，他们将选择与子女同住以获得及时且贴身的照料。值得注意的是，老年人与已婚孙子女共同居住的比例略高于夫妻二人居住 0.17 个百分点，位居第二（见表 6-4），这表明在与已婚子女家庭同住的大趋势下，已婚孙子女家庭也具备了照料祖辈的能力，当与子女同住已然无法满足照料需求时，成年已婚孙子女将成为极佳的照料替代者。

---

① 易成栋、丁志宏、黄友琴：《中国城市老年人居住意愿及生活满意度——2000 年、2006 和 2010 年中国城乡老年人口追踪调查数据分析》，《北京规划建设》2017 年第 5 期。

表6-4 老年人临终居住安排分布（N=21382）

单位：%

临终居住安排	比例
与已婚子女（包括孙子女）同居	52.99
与已婚孙子女（不包括子女）同居	13.65
夫妻同居	13.48
丧偶独居	10.35
入住机构	3.02
未婚独居	2.50
与未婚子女或孙子女同居	2.00
其他	1.13
与其他亲属同居	0.88

资料来源：CLHLS 2005~2018年（非连续）死亡数据。

临终居住安排存在显著的城乡和性别差异（P<0.001），城乡老年人居住选择大多集中在配偶、子女家庭和孙子女家庭，但三者之间的排位存在一定差异。在临终阶段，城乡老年人与已婚子女家庭同住的比例最高，占比均超过50%，城乡间差异较小，城市地区仅高出农村地区不到1个百分点。第二位居住方式在城乡间出现差异，城市老年人多与配偶同住，农村老年人却多选择与已婚孙子女同住。在"孝"文化以及社区文化的共同影响下，农村地区子女是否侍奉老人成为衡量子女个人品德的重要标准。此外，入住机构的比例在城乡间差异较大，城市老年人入住机构的比例约是农村老年人的3倍。有研究发现，养老服务机构数量表现为"农村多，城市少"，但农村老年人较好的自理能力以及较为传统的养老观念降低了老年人入住机构的意愿。[1]

就性别差异而言，在临终阶段男性老年人独居的比例更高，其中男性丧偶独居的比例比女性高1.63个百分点。由于男性老年人失能率低于女性老年人，因此绝大多数女性老年人在临终阶段将面临较为严峻的失能情况，需要依靠他人生活，而晚年处于弱势地位的女性老年人在丧偶和失能的双

[1] 吴玉韶、王莉莉等：《中国养老机构发展研究》，《老龄科学研究》2015年第8期。

重压力下会选择与他人同住。我国家庭照料存在较为明显的女性化趋势，[①]
与子女家庭同居后男性老年人的日常照料活动存在诸多不便，此外在"责
任伦理"的影响下，为了避免与子女家庭产生冲突以及不给子女添麻烦，[②]
在客观条件允许的情况下男性老年人在临终阶段也将尽可能保持独居状态。
男性老年人与配偶同住的比例几乎是女性老年人的两倍，将丧偶独居以及
与夫妻同居的分布规律相结合后可以发现，男性老年人在临终阶段更愿意
依靠自己的力量生活，这也在男性老年人与子女或孙子女家庭同住的分布
规律中得以体现，男性老年人与子女、孙子女同住的比例比女性低 12.05 个
百分点。入住机构在男性和女性老年人中都是重要的居住安排方式，男性
老年人入住机构的比例略高于女性老年人 0.29 个百分点（见表 6-5）。

表 6-5　分城乡、性别老年人临终居住安排分布

单位：%

临终居住安排	居住地				性别			
	城市	排名	农村	排名	女性	排名	男性	排名
未婚独居	2.54	6	2.47	5	2.16	6	3.01	6
丧偶独居	9.02	4	11.44	4	9.71	4	11.34	4
夫妻同住	13.46	2	13.47	3	9.82	3	18.91	2
与已婚子女（包括孙子女）同住	53.52	1	52.58	1	56.50	1	47.76	1
与已婚孙子女（不包括子女）同住	12.27	3	14.77	2	14.84	2	11.87	3
与未婚子女或孙子女同住	1.95	7	2.04	6	2.14	7	1.80	7
与其他亲属同住	0.94	9	0.83	8	0.81	9	0.98	9
入住机构	4.78	5	1.59	7	2.90	5	3.19	5
其他	1.52	8	0.81	9	1.12	8	1.14	8

　　资料来源：CLHLS 2005~2018 年（非连续）死亡数据。

---

①　吴帆：《中国家庭老年人照料者的主要特征及照料投入差异——基于第三期中国妇女
社会地位调查的分析》，《妇女研究论丛》2017 年第 2 期。

②　李明锋、张立龙、熊文靓：《中国丧偶老年人居住方式及影响因素分析——基于 2015
年第四次中国城乡老年人生活状况抽样调查数据》，《调研世界》2019 年第 2 期。

113

　　高龄老年人与低龄老年人在临终居住安排中存在很大差异（见图 6-
6）。随着死亡年龄的增加，样本与已婚子女同住的比例逐渐上升，与配
偶同住的比例不断下降，70～79 岁组和 80～89 岁组之间夫妻同住比例的
降幅最大。由此可以看出，在临终阶段，低龄老年人与配偶同住和与已婚
子女同住是两大主要的临终居住方式，两者比例相差不大，但 80 岁及以
上老年人中与已婚子女同住的比例迅速上升，与配偶同住和与已婚子女同
住两者之间差异迅速拉大。与其他年龄组相比，独居比例在 70～79 岁年
龄组中达到最大，80 岁及以上占比出现下降，但与已婚孙子女同居的比
例在 80 岁及以上逐渐上升，在百岁老年人中与已婚孙子女同住成为仅次
于与已婚子女同住的第二大居住安排。入住机构贯穿于各个死亡年龄组，
入住机构的比例在 80～89 岁年龄组中达到最高。

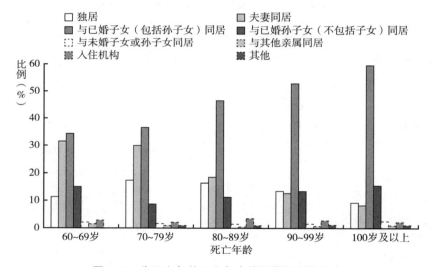

图 6-6　分死亡年龄组老年人临终居住安排分布

资料来源：CLHLS 2005～2018 年（非连续）死亡数据。

　　不同失能水平的老年人在临终居住方式上存在一定的共性，与已
婚子女或孙子女家庭同住、与配偶同住和独居是主要的居住方式。与
已婚子女同住在不同程度的失能人群中占据绝对优势，入住机构或与
其他亲属同住并不会因为失能水平的提高而出现显著增长，这表明即

使是临终照料,近亲依然能够消化照料需求。加之老年人的自理能力在临终阶段出现下降的比例并不高,六成以上的老年人去世前失能变化较为稳定,[①] 因此在长期照料的过程中家庭始终承担主要的照料责任。

不同失能水平下老年人的临终居住方式分布也存在差异(P<0.001),随着失能水平的提高,老年人独居和与配偶同住的比例下降,与已婚子女和孙子女家庭同住以及入住机构的比例上升趋势明显,这一趋势与失能水平提高所带来的照料需求正相关(见表6-6)。

表6-6　分失能水平老年人临终居住安排

单位:%

临终居住安排	功能完好	轻度失能	中度失能	重度失能
独居	17.12	11.13	13.38	11.69
夫妻同住	14.91	11.49	12.43	13.33
与已婚子女(包括孙子女)同住	48.64	56.72	53.21	53.86
与已婚孙子女(不包括子女)同住	12.87	13.14	14.31	13.93
与未婚子女或孙子女同住	2.01	2.08	2.04	1.99
与其他亲属同住	0.65	1.59	1.02	0.84
入住机构	2.74	2.93	2.38	3.21
其他	1.06	0.92	1.23	1.15

资料来源:CLHLS 2005~2018年(非连续)死亡数据。

(二)临终阶段的主要照料者

绝大多数老年人在临终阶段需要他人提供照料,无需他人照料的比例仅为2.12%(见表6-7)。此外,老年人在临终阶段基本能获得他人照料,无人照料的比例仅为1.28%。随着年龄的增长老年人更有可能经历丧偶,因此越到老年人生命的后期,配偶在照料中的作用越弱化,照料活动逐渐转移到子女手中,接近六成的老年人由子女及其配偶提供临终照料,由孙

[①]　张文娟、王东京:《中国老年人临终前生活自理能力的衰退轨迹》,《人口学刊》2020年第1期。

子女及其配偶提供照料的比例为 24.05%，位居第二。随着照料时间的不
断延长，主要家庭照料提供者也随之发生改变，子女及其配偶在整个照料
过程中始终扮演着重要角色，孙子女对家庭照料资源的补充作用随老年人
年龄的增长逐渐增强。

表 6-7　老年人临终照料者分布（N=21405）

单位：%

临终照料者	全样本占比	临终照料者	全样本占比
子女及其配偶	58.12	社会服务提供者	2.47
孙子女及其配偶	24.05	不需要照料	2.12
配偶	4.97	无人照料	1.28
其他亲属	3.66	朋友	0.71
保姆	2.62		

资料来源：CLHLS 2005~2018 年（非连续）死亡数据。

在有照料需求的老年人中，照料责任主要由家庭成员承担，这一点与
国外研究结果一致。在临终阶段，92.77%的老年人由家庭成员提供日常
照料，而由家人提供照料的老年人中 90.50%由子女家庭提供照料。社会
照料在老年人临终阶段的参与度并不高，仅有 5.2%的老年人通过购买社
会服务的方式获得临终照料，这与国外社会化的临终照料现状存在一定差
异。尽管我国建设了一批社会化的养老机构并以补贴的形式降低老年人的
使用成本，但养老行业内部存在护理人才短缺，人员流动较大，护理员的
专业化程度较差、文化水平低，护理员责任、道德准则与护理行业规范尚
不完善，以及对护理从业人员的监管不到位等一系列问题，都将严重影响
我国社会养老服务的发展，因此社会化照料在我国老年人临终阶段的使用
并不普遍。

照料者介入日常生活照料通常遵循近亲-远亲-朋友或邻居的顺序，[①]
临终照料者的介入依然遵循这一规律，接近六成的老年人由子女及其配

---

① 姚远：《非正式支持理论与研究综述》，《中国人口科学》2003 年第 1 期。

偶照料，由孙子女及其配偶照料的老年人也占有一定比例，孙子女及其配偶成为第二大临终照料提供者。这与子女及其配偶的实际照料能力有关，子女年龄是影响子女照料能力的重要因素，它在一定程度上反映了子女的照料能力。样本中 89.55% 的老年人生育过 2 胎及以上，平均生育约 5 胎，拥有第一个孩子时母亲平均年龄约为 23 岁，生育最后一个孩子时母亲平均年龄约为 38 岁。多子女家庭生命周期中的家庭拓展期较长，而这既提高了末位子女照料的概率，也赋予了孙辈更大的成长空间。此外，我国法律也明确规定有负担能力的（外）孙子女，对子女死亡或子女无赡养能力的（外）祖父母，有赡养义务。因此，对于子女照料极度匮乏的老年人而言，孙子女提供照料不仅是一种自发行为，也带有一定的强制性。

从不同失能水平的老年人来看，绝大部分的失能老年人在临终阶段可以得到他人照料。失能水平越高，由子女及其配偶照料和由社会照料人员照料的占比越高，由孙子女及其配偶照料比例也随失能水平提高而上升，但重度失能老年人由孙子女及其配偶照料的占比出现下降（见表 6-8）。当老年人开始出现失能时，由孙子女及其配偶照料的比例上升，占比增加了 3.81 个百分点。同时，由子女及其配偶照料的占比存在较为明显的上升，增加了 5.75 个百分点。社会照料人员在重度失能老年人临终照料中发挥了重要作用，在临终阶段，重度失能老年人完全丧失了独立生活的能力，需要更加全面、专业、贴身的护理服务，但家庭照料者能力有限，在这种情况下照料主体可能会向社会转移。

表 6-8　分失能水平临终照料者分布

单位：%

临终照料者	功能完好	轻度失能	中度失能	重度失能
配偶	6.25	4.81	4.86	4.66
子女及其配偶	51.84	57.59	58.28	59.63
孙子女及其配偶	22.15	25.96	26.18	24.17
其他亲属	2.93	3.78	3.55	3.88

临终照料者	功能完好	轻度失能	中度失能	重度失能
朋友	0.58	0.79	1.01	0.68
社会照料人员	4.03	4.02	4.56	5.64
无人照料	2.60	1.22	0.97	0.93
无需照料	9.62	1.83	0.59	0.41

资料来源：CLHLS 2005~2018 年（非连续）死亡数据。

六　结论

本章研究基于 Kotz 量表对老年人临终阶段失能状况进行判定后，对临终居住安排和临终照料者以及失能水平进行了系统分析，对失能老年人的临终居住安排和临终照料者有了全景式的把握，最终得出以下三点结论。

1. 高龄失能老年人临终家庭照料将面临危机

我国老年人高龄化特征明显，但高龄老年人在临终阶段失能严重，重度失能比例超过 60%。较高的失能水平带来较大的照料需求，失能水平越高老年人由子女和孙子女家庭照料的比例越高，照料选择越发向家庭内部集中。但随着死亡年龄的上升，由子女及其配偶照料的概率逐渐下降，孙子女及其配偶更有可能代替子女为老年人提供临终照料。然而临终照料者的时期分布显示，2002~2018 年使用社会化临终照料的比重并未随着社会化养老服务的繁荣而提高，孙子女及其配偶也在逐步退出老年人临终照料。因此，高龄失能老年人家庭临终照料将面临巨大的危机。此时若社会照料不能有效支持家庭照料，缓解家庭照料负担，那么高龄失能老年人临终照料需求和照料质量将难以得到有效保证，届时将严重损害我国失能老年人的死亡质量。

2. 农村老年人临终家庭照料具有较大的不确定性

在临终阶段，农村老年人更有可能在家居住，其中与子女及其配偶同住的概率更高。而在临终照料者中，农村老年人由家人照料的概率更高，虽然居住地对不同类型家人照料的发生概率不具有统计意义，但从相对发生比可以看出，子女及其配偶依然是农村老年人主要的照料提供者。可见，农村老年人的临终照料呈现了较强的"一元化"趋势，子女家庭是农村老年人临终照料的主要来源。但农村地区劳动力外流严重，大量青壮年劳动力外流在加重农村老龄化的同时，也改变了传统家庭结构。农村家庭小型化、居住分散化、代际重心下移对传统孝道造成冲击，农村家庭养老功能弱化，进而对农村老年人家庭临终照料的可持续性产生负面影响。值得注意的是，在临终阶段，农村老年人的家庭结构为纯老年人家庭的比例为 27.38%，其中约一半为独居老年人。居住空间分离将削弱子女家庭为老年人提供生活照料的能力，并降低临终照料质量。可见，劳动力外流对农村老年人家庭照料的冲击将波及老年人的临终照料，进而对农村老年人临终家庭照料的可持续性产生负面影响。

3. 老年人临终阶段的社会照料与家庭照料的互补性较弱

社会照料在老年人临终阶段的参与水平不高，调查样本中老年人在临终阶段入住机构的比例仅为 3.02%，由社会照料人员照料的比例为 5.09%。老年人临终阶段的健康状况越差，对医疗和专业护理的需求越高。因此随着失能水平的提高，老年人入住机构和由社会人员照料的概率上升。尽管重度失能老年人入住机构或由社会人员照料的概率更高，但重度失能老年人对社会照料的实际使用情况并不乐观，重度失能老年人在临终阶段入住机构的比例仅为 3.21%，由保姆或护理人员照料的比例为 5.64%。社会照料的重要功能之一就是保障失能失智老年人照护需求，[①] 但较低的服务利用率将导致社会照料的专业化优势难以得到有效发挥，社会照料和家庭照料在老年人临终照料中也难以实现优势互补。此外，家庭经济状况限制了老年人在临终阶段入住机构或由社会人员照料，家庭经济不富裕的老年人入住机构或由社会人员照料的概率更低，家庭照料者在被迫提供专业化服务的过程中也将面临较大的困难。因此，经济状况较差家庭的临终照料负担更重。

---

① 吴玉韶、王莉莉等：《中国养老机构发展研究》，《老龄科学研究》2015 年第 8 期。

第七章 中国老年人临终照料负担、照料资源与照料模式

一 研究背景

随着中国人口老龄化、高龄化的加剧，老年人口的平均预期寿命持续延长，照料需求不断增长。研究显示，随着年龄增加，老年人口失能率不断上升，并且中度、重度失能的持续时间在余寿中的比例快速增加,[1]"长寿而不健康"成为众多老人晚年生命状态的真实写照。有预测发现，未来中国老年人口失能率呈增长趋势，预计在2026年前后85岁以上的高龄老年人口失能率将超20%。[2] 随着医疗服务的改进，老年人带病带残生存的概率不断上升，由此产生的临终医疗及照料负担也将进一步加重。国外研究表明，临终医疗费用一般是生存者医疗费用的5~13倍，且临终医疗费用随年龄增长先上升后下降，峰值一般在75~80岁。[3] 对中国老年人群的研究表明，去世前的1年时间是医疗费用的高发期，而预期寿命的不断延长只是推迟了医疗费用高峰期的到来。[4]

在以家庭养老为主的中国社会，家庭也是临终照料负担的承担主体，

---

① 张立龙、张翼:《中国老年人失能时间研究》,《中国人口科学》2017年第6期。

② 吴炳义、武继磊、于奇:《中国老年人生活自理健康预期寿命的多状态模型分析》,《中国人口科学》2019年第4期。

③ Riley G. F. , Lubitz J. D. , "Long-term Trends in Medicare Payments in the Last Year of Life," *Health Services Research* 45, No. 2 (2010): 565-576.

④ 吕国营、周万里、王超群:《人口老龄化、临近死亡时间与医疗费用支出——基于中国老年人健康影响因素跟踪调查的实证分析》,《中国卫生政策研究》2020年第5期。

绝大部分老人会选择在家中辞世而不是在机构或医院逝去，而高龄老年人更倾向于在家中度过生命的最后时刻。① 然而，随着人口预期寿命不断延长以及"长寿时代"的来临，直系成员存世代数增加，多类型代际功能关系也将增多，"家内""家际"赡养、照料负担进一步加重，传统的家庭照料分工模式也发生了变化。② 与此同时，传统的家庭临终照料资源也因家庭的小型化和空巢化而日益萎缩，这势必引发对社会化临终关怀服务更加强烈的需求。③ 而老年人群的内部差异大，生命历程早期经历、社会经济背景、年龄和队列效应都会对老年人生活自理能力的衰退轨迹产生显著影响。④ 不同特征老年人群在临终阶段往往具有不同的医疗和照料需求，同时受制于照料资源和文化观念等因素而选择不同的临终照料模式。但就目前来看，我国临终关怀服务还存在机构少、范围小、服务内容较为单一等问题。⑤ 在尚未建立完善的临终关怀服务体系情况下，丧失生活自理能力的老年人临终阶段由谁照料、照料负担如何、家庭如何应对这种照料负担等问题，值得我们进一步研究。因此，本章将结合照料负担与照料资源供给，对老年人的临终照料模式进行系统分析，一方面有助于提供个性化临终照料服务，完善临终照料支持体系，进而减轻老年人家庭的临终照料负担，提高老年人的临终生命质量，另一方面有助于增进政府和社会对老年人临终照料现状的了解，从而为养老服务政策制定提供事实依据和理论参考。

---

① 张立龙、韩润霖：《中国老年人临终地点及影响因素研究》，《人口学刊》2020年第3期。

② 王跃生：《城市老年父母生命历程后期居住方式分析》，《人口与经济》2018年第4期。

③ 杜鹏、王永梅：《中国老年临终关怀服务的实践与制度探索》，《中国特色社会主义研究》2015年第5期。

④ 张文娟、王东京：《中国老年人临终前生活自理能力的衰退轨迹》，《人口学刊》2020年第1期。

⑤ 谢琼：《死得其安：临终关怀服务体系的构建与完善》，《中国行政管理》2019年第12期。

二 文献综述与理论基础

（一）老年人临终照料负担

以老年人去世时间为节点，老年人死亡前一年即为其临终阶段。客观照料负担是主观照料负担的基础，相比主观照料负担更具有可比性。以往研究通常认为，老年期健康状况下降会增加医疗服务需求，从而产生更多的医疗费用，[1] 因而人口老龄化是导致医疗费用增长的主要因素。但也有学者提出老年人的医疗费用不是均匀分布的，临终阶段往往是医疗费用的高发期[2]，人口老龄化本身并不会导致医疗费用的增长，只是推迟了临终阶段医疗费用高峰的到来。

老年人临终阶段不仅医疗费用急剧增长，并且还可能带来沉重的照料成本，主要包括经济成本、时间成本、心理负担、劳动参与下降等。[3] 总体来看，老年人临终照料费用随年龄增长呈倒 U 状，并且初始自理状态、性别、地区、社会经济状况、照料模式等因素都会对临终照料费用产生影响。[4]

老年人的自理能力是衡量照料强度的重要标准。失能程度越高的病人对照顾者的照顾时间、照顾技巧等方面要求越高，家庭照顾者的照顾负担也越重，生存质量越差。[5]

---

[1] Hashimoto K. I. , & Tabata K. , "Population Aging, Health Care, and Growth," *Journal of Population Economics* 23, No. 2 (2010): 571-593; Ellis R. P. , Fiebig D. G. , Johar M. , et al. , "Explaining Health Care Expenditure Variation: Large-sample Evidence Using Linked Survey and Health Administrative Data," *Health Economics* 22, No 9 (2013): 1093-1110.

[2] Riley G. F. , & Lubitz J. D. , "Long-term Trends in Medicare Payments in the Last Year of Life," *Health Services Research* 45, No. 2 (2010): 565-576.

[3] Jones, Jeremy, & Wilson, et al. , "Economic Evaluation of Hospital at Home Versus Hospital Care: Cost Minimisation Analysis of Data," *British Medical Journal* (*International Edition*) 319, No. 7224 (1999): 1547-1547; 陈璐、范红丽：《家庭老年照料对女性劳动就业的影响研究》，《经济研究》2016 年第 3 期。

[4] 蒋承、赵晓军：《中国老年照料的机会成本研究》，《管理世界》2009 年第 10 期。

[5] 汤娟娟、王俊杰、汪永坚：《家庭照顾者照顾负担及生存质量与老人失能程度的相关性研究》，《护理研究》2016 年第 7 期。

从照料时间来看，老人临终阶段需要他人完全照料的天数存在较大差异。死亡年龄、性别、出生队列、社会经济状况、健康行为和早期经历均与老年人临终阶段失能的持续时间密切相关。①

（二）老年人临终照料模式

已有研究从多个方面讨论了家庭照料和社会照料的关系。健康状况的恶化反映了老年人的照料需求，"养儿防老"的传统观念会影响主观上的选择偏好，而经济收入水平则决定了对社会照料的给付能力。在日常生活状态下，家庭照料对社会照料具有较强的替代作用，而在老人临终阶段或者重度失能状态下，家庭照料与社会养老服务互为补充。

在家庭内部也有很多因素会影响子女的照料支持模式。成年子女对父母的赡养主要通过两种方式来实现：一是经济支持，二是照料服务。照料的机会成本较低的子女可能会将照料作为赡养父母的主要方式，反之子女则更多会通过经济支持的方式做出补偿。② 当老人临终阶段照料需求增大时，家人也会通过轮流照料的方式加强合作，优化照料资源利用方式，共同应对照料挑战。③

"长寿社会"成为一种全新社会形态后，可能导致家庭中老年人的临终照料模式发生转变。随着年龄增加，老年人丧偶的风险提升，子代是绝大部分高龄老人日常照料的主要提供者。但随着子代步入老年期，其提供照料的能力也会下降，因此有学者推测，个体的长寿将导致照料负担由子辈向孙辈转移。④

（三）照料资源对照料模式的影响

照料资源是能够用来满足老年人临终照料需求从而具有保障效用的所

---

① 张文娟、王东京：《中国老年人临终前生活自理能力的衰退轨迹》，《人口学刊》2020年第1期。

② 刘亚飞、胡静：《谁来照顾老年父母？——机会成本视角下的家庭分工》，《人口学刊》2017年第5期。

③ 周云、彭书婷、欧玄子：《农村老年人临终照料研究》，《老龄科学研究》2018年第12期。

④ 郑真真、周云：《中国老年人临终生活质量研究》，《人口与经济》2019年第2期。

有资源，涉及个体、家庭以及社会三个层面。

个体资源即老年人自身的社会经济地位，"集体模型"认为家庭资源的分配取决于家庭成员自身所拥有的"议价能力"，① 如果老年人在家中的经济地位越高，掌控资源越多，其在家庭决策中的相对议价能力就越强，往往能得到子女更多照料。此外，较好的经济状况也提高了老人对社会养老资源的购买能力，更有可能获得来自家庭的照料支持。②

家庭资源包括老年人家庭所拥有的人力和财力资源。临终阶段的照料仍然主要依靠家人，社会照料资源十分有限。与父母同住的子女提供生活照料的可能性最大，其次是住在父母附近的子女，可能性最小的是住在离父母较远处的子女。③ 然而，在传统父系家庭制度的影响下，居住方式本身可能就是高度选择性的结果，儿子与父母共同或就近生活的可能性要高于女儿，承担照料年老父母的主要责任。④

社会资源可以通过养老保险、医疗保险和社区服务等因素来构筑临终老人的支持网络，增强老人及其家庭的安全感，从而可能会影响老年人临终照料模式的选择。⑤

（四）理论基础

1. 血亲价值论

血亲价值论是以血亲关系为基础，以实现血亲利益最大化为目标的一系列行为准则和心理定式。⑥ 人们会努力维护血亲关系，履行血亲责任，

---

① Donni Olivier, *A Collective Model of Household Behavior with Private and Public Goods：Theory and Some Evidence from U. S. Data*（CIRPEE Working Paper，2004）.

② 刘二鹏、张奇林：《失能老人子女照料的变动趋势与照料效果分析》，《经济学动态》2018 年第 6 期。

③ 鄢盛明、陈皆明、杨善华：《居住安排对子女赡养行为的影响》，《中国社会科学》2001 年第 1 期。

④ 王跃生：《城市老年父母生命历程后期居住方式分析》，《人口与经济》2018 年第 4 期。

⑤ 龚秀全、周薇：《政府补助、保险支付与老年临终照料成本——基于 2002~2014 年 CLHLS 死亡人口追踪数据的分析》，《南方经济》2018 年第 9 期。

⑥ 姚远：《血亲价值论：对中国家庭养老机制的理论探讨》，《中国人口科学》2000 年第 6 期。

甚至可能牺牲个人利益和自我发展的机会。中国社会有强烈的血缘认同感，尽管现代社会家庭养老功能持续弱化，临终照料中家庭也依然会成为老人的首要选择，而其主要的照料者可能也是根据血缘关系的亲近程度来进行选择。

2. 社会支持网络理论

社会支持是从其所拥有的社会关系中能够获得的各种正式或非正式社会资源的支持，按照性质可分为工具性支持（物资、金钱等）和情感性支持（理解、关心等），[①] 按照提供主体可分为来自政府、社会正式组织的各种制度性支持和来自家庭、亲友、邻里和非正式组织的支持。[②] 临终阶段个体对医疗和照料的需求增加，未来应从建构支持性网络的角度对老年人临终照料提供正式或非正式支持。

3. 理性选择理论

该理论的核心观点是人以理性的行动，交换资源以满足自己的偏好，并使利益最大化。[③] 老年人临终照料模式是基于照料负担和实际照料资源供给状况的行为选择，且是经过理性取舍后家庭利益最大化的结果。同时，理性选择理论也隐含微观和宏观行为的互动。临终照料模式的选择同样会受到社会养老资源供给以及社会文化等宏观因素的影响。

综合上文可以发现，在老年人临终照料方面学术界已有诸多研究成果，但依然存在若干不足，主要表现为：①老年人临终照料负担的测量维度单一；②以往关于照料模式的研究大多仅针对老年人日常照料，老年人临终照料负担和照料模式的现状尚不明晰；③对于家庭内部的临终照料模式缺乏较为细致的分析，通常仅考虑老年人的主要照料者，忽视临终阶段多位照料者共同分担照料的情况。本研究将在已有文献的基础上，结合老年人照料模式选择的相关理论，尝试在以上三个方面优化研究设计。

---

① Thoits P. A., "Conceptual, Methodological, and Theoretical Problems in Studying Social Support as a Buffer Against Life Stress," *Journal of Health and Social Behavior* 23, No. 2 (1982): 145-159.

② 张友琴：《老年人社会支持网的城乡比较研究——厦门市个案研究》，《社会学研究》2001 年第 4 期。

③ 谢舜、周鸿：《科尔曼理性选择理论评述》，《思想战线》2005 年第 2 期。

三 研究设计

（一）研究思路

上文梳理了老年人临终照料研究现状，并结合理论对老年人的临终照料负担、照料资源以及照料模式的选择有了初步判断，为后文的定量分析奠定基础。本研究首先将对老年人的临终照料负担和照料模式进行描述性分析，比较不同照料模式下照料负担的差异。然后，为了更加全面地揭示老年人临终照料负担的异质性，本研究还将通过潜类别分析区分不同的照料负担类型，并且比较不同特征老年人临终时的照料负担差异。接下来，利用二分类、多元无序 logistic 回归模型进一步分析不同类型的照料负担和照料资源对临终照料模式的影响。最后，基于以上分析结果提出相应的对策建议。

（二）数据来源

本研究应用的数据来自 2018 年中国老年健康影响因素跟踪调查（CLHLS）对 2014 年、2018 年两次调查间隔中去世老年人样本的回顾性调查，共获得样本 2226 份。本研究仅研究有临终照料者的老年人，删除无需照料、无人照料以及关键变量缺失的样本后，最终剩余样本量为2084。筛选后样本分布见表 7-1。

表 7-1 样本分布情况

单位：%

变量	具体指标	占比
年龄	65~79 岁	8.88
	80~89 岁	23.42
	90~99 岁	38.00
	100 岁及以上	29.70
性别	男性	43.43
	女性	56.57
居住地	城镇	41.27
	农村	58.73

续表

变量	具体指标	占比
失能程度	完全自理	15.02
	轻度失能	5.85
	中度失能	14.06
	重度失能	65.07
死亡地点	家	89.92
	医院/机构	9.46
	其他	0.62
有效样本规模（人）	2084	

（三）主要变量

1. 因变量

本章的因变量有两个：临终照料负担类型和临终照料模式（见表7-2）。照料负担分为经济支出、照料强度、照料时间三个维度，具体指标包括临终阶段自付医疗费用、去世前一个月照料费用、基本生活自理能力（ADL）以及临终阶段完全依赖他人照料的时间，根据样本比例分为高中低三级编码，其中照料强度将完全自理编码为1，轻度和中度失能编码为2，重度失能编码为3。通过潜类别分析拟合出4种类型：轻负担、长期低强度、短期高强度以及重负担（拟合过程详见本章第5部分）。

照料模式通过照料人数、主要照料者和（孙）子女照料支持模式三个角度来进行考察。其中，照料人数为二分类变量，分为一位照料者和多位照料者（临终阶段有第二位和第三位照料者）。

主要照料者首先分为社会照料和家庭照料两大类。社会照料包括保姆和社会服务；家庭照料分为配偶照料、子女照料、孙子女照料和其他亲属照料四小类，其中子女照料和孙子女照料均包括其各自配偶。

（孙）子女照料支持模式根据老年人临终照料费用和照料服务的主要承担者来进行分类，包括出钱为主、出力为主、出钱出力和较少出钱出力四类。照料费用承担者选用问卷中的问题"临终阶段照料的费用主要由谁支付"，将回答为"子女/孙子女"的算为"出钱"。照料服务承担者选用问卷中的问题"去世前一个月照料者提供照料的天数",若子女和孙子女的照料天数总和超过 15 天则算为"出力"。如果（孙）子女只承担照料费用，但子女和孙子女的照料天数总和不足 15 天，则算为"出钱为主"；同理，如果子女和孙子女的照料天数总和超过 15 天，但并未承担照料费用，则算为"出力为主"。如果两项条件均满足则算为"出钱出力"。

表 7-2 因变量的编码和解释

变量	维度	编码和解释
临终照料负担类型	经济支出	0=轻负担；1=长期低强度；2=短期高强度；3=重负担
	照料强度	
	照料时间	
临终照料模式	照料人数	0=一位照料者；1=多位照料者
	主要照料者	0=家庭照料；1=社会照料 0=配偶；1=子女；2=孙子女；3=其他亲属
	（孙）子女照料支持模式	0=出钱出力；1=出钱为主；2=出力为主；3=较少出钱出力

注：变量中编码为"0"的项在回归分析中作为参照项。

2. 自变量

本研究的自变量将根据不同的回归模型做出相应调整。在分析老年人临终照料负担类型的群体差异时，自变量为老年人的基本人口特征和社会经济地位（见表 7-3），以便精准识别不同老年群体的照料需求。在分析老年人临终照料负担和照料资源对照料模式的影响时，回归模型的自变量主要包括临终照料负担、照料资源和基本人口特征三个部分。其中，照料负担由因变量变为自变量，分类与前文相同。照料资源从个人、家庭和社会三个维度进行测量，其中家庭相对经济状况选用 2014 年追踪调查中的问题"您的生活在当地比较起来，属于____"，根据选项设置为三分类变量，包括富裕（回答为"很富裕"和"比较富裕"）、一般（回答"比较困难"）和贫困（回答"很困难"）；医疗保险由于覆盖率较高，分为无医疗保险、城镇医疗保险/公费医疗和新型农村合作医疗三类；社区服务主要选取了与临终阶段较为相关的生活照料、医疗服务以及精神慰藉服务，合并后处理为虚拟变量。

表 7-3　自变量的编码和解释

指标	变量	编码和解释
照料负担	负担类型	0＝轻负担；1＝长期低强度；2＝短期高强度；3＝重负担
个人资源/社会 经济地位	主要经济来源*	0＝家人；1＝养老金/政府补助；2＝自己劳动/配偶； 3＝其他
	职业*	0＝农民；1＝专业技术/管理人员；2＝普通职工/军人； 3＝无业/其他
家庭资源	婚姻状况	0＝无配偶；1＝有配偶
	有无健在儿子	0＝无；1＝有
	有无健在女儿	0＝无；1＝有
	是否与子女同住	0＝否；1＝是
	是否与孙子女同住	0＝否；1＝是
	家庭相对经济状况	0＝贫困；1＝一般；2＝富裕
社会资源	养老保险	0＝无；1＝有
	医疗保险	0＝无；1＝城镇医疗保险/公费医疗；2＝新型农村合作 医疗
	社区服务	0＝无；1＝有
基本人口特征	年龄*	0＝80 岁以下；1＝80～89 岁；2＝90～99 岁；3＝100 岁及 以上
	性别*	0＝女性；1＝男性
	居住地*	0＝农村；1＝城镇

注：变量中编码为"0"的项在回归分析中作为参照项，其中关于临终照料负担类型的自变量加*。

四　老年人临终照料负担、照料资源和照料模式

（一）老年人临终阶段的照料负担

1. 患病住院状况及死亡原因

老年人临终阶段患病住院往往伴随着高额的医疗费用以及高强度的陪

护时间。不同年龄组的老年人去世前的患病住院状况存在一定差异（见表7-4）。70~79岁年龄组的老年人去世前患病住院和常年卧床的比例最高，这与图7-1中高额的医疗费用和照料费用是一致的。在高龄老年人中，患病住院的比例随着年龄的增长呈现下降趋势。

表7-4　不同年龄组老年人去世前患病住院状况

单位：%

患病住院状况	65~69岁	70~74岁	75~79岁	80~84岁	85~89岁	90~94岁	95~99岁	100岁及以上
未患重病	44.44	31.82	30.47	36.02	48.67	56.15	63.27	66.17
患病住院	55.56	54.55	61.72	53.23	42.33	35.90	29.08	21.72
常年卧床	—	13.64	7.81	10.75	9.00	7.95	7.65	12.11
样本量	9	45	130	188	300	395	398	619

不同死因的老年人临终照料负担通常存在较大差异。因各类疾病死亡的老年人临终阶段可能面临高额的医疗费用；因意外或其他外因死亡的老年人临终照料时间通常较短，照料费用也较低；而自然死亡的老年人临终医疗费用支出较低，但需要他人照料的时间较长。不同年龄组老年人的死亡原因存在一定差异。各类疾病是老年人的主要死因，但随着年龄的增长，老年人的疾病致死率呈下降趋势。与之相反的是，自然死亡的比例随年龄增长呈上升趋势（见表7-5）。

表7-5　不同年龄组老年人的主要死亡原因

单位：%

死亡原因	65~69岁	70~74岁	75~79岁	80~84岁	85~89岁	90~94岁	95~99岁	100岁及以上
各类疾病	88.89	80.00	71.54	68.98	59.59	52.86	39.59	38.10
损伤、中毒、意外或其他外因	—	—	6.92	3.74	3.08	5.21	5.84	6.49
自然死亡	—	—	0.77	2.67	5.14	5.21	11.93	22.46
其他	11.11	6.67	10.00	11.23	11.64	16.15	15.74	14.31
不知道	—	13.33	10.77	13.37	20.55	20.57	26.9	18.64
样本量	9	45	130	188	300	395	398	619

2. 临终医疗费用和照料费用

整体而言，老年人的临终医疗费用和照料费用随年龄的变动趋势基本一致，在中低年龄段去世的老年人中，医疗费用和照料费用随年龄增长而不断提高；在高龄老年人中，医疗费用和照料费用随年龄增长呈现下降趋势，但也有较小幅度的波动（见图7-1）。这可能是由于高龄老年人经历了更长的死亡筛选过程，需要更加健壮的体魄来抵御疾病的侵扰，但高龄人群内部的异质性较大，因此某些年龄段的平均医疗费用和照料费用可能出现一定程度的反弹现象。

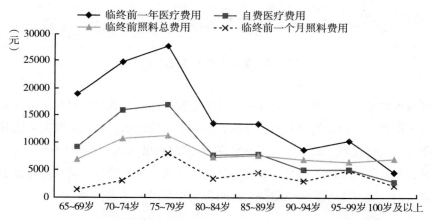

图7-1 不同年龄组老年人临终阶段平均花费的医疗费用和照料费用

3. 临终照料强度及持续时间

多数老年人临终阶段会经历长短不一的失能或半失能时期，不同失能程度的老年人需要投入的照料时间和精力有较大差异。统计表明，82%的老年人去世前生活不能自理，并且有65.4%的老年人去世前处于重度失能状态。随着年龄的增长，生活完全自理的老年人比例呈现下降趋势。在65~79岁年龄组中，重度失能的比例随着年龄增长不断提高（见图7-2）。随着老年人临终阶段失能程度的增加，照料需求、照料强度以及照料成本随之上升。大部分老年人去世前处于重度失能状态，这对照料者的照料能力无疑将提出严峻的挑战。

失能程度只能反映生命终点的照料强度，为了准确揭示老年人临终照

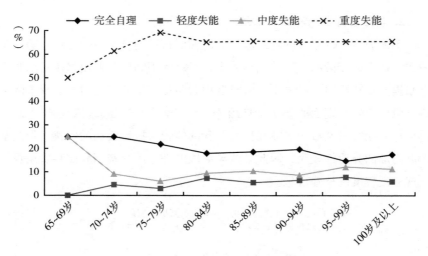

图7-2　老年人去世前失能状况

料负担的差异，还需要分析老年人处于重度失能状态的存活时间。由于去世前重度失能的持续时间较为分散，不宜用均值表示，因此本研究采用分段方法进行处理。超过一半的老年人去世前重度失能持续时间超过1个月，并且随着年龄的增长，重度失能持续时间呈延长趋势。尤其是在百岁老人中，超过1/4重度失能持续时间为半年及以上（见图7-3）。

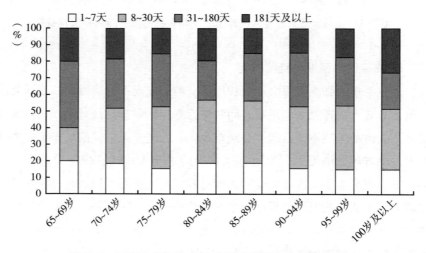

图7-3　不同年龄组老年人临终阶段重度失能持续时间

4. 临终照料负担总体评价

从照料者对临终照料负担的总体评价来看，40.6%的照料者感觉去世前一个月的照料负担比较重或很重。就照料者的主观感受而言，70~79岁年龄组的老年人照料负担最重，而后照料负担随着年龄的增长呈现下降趋势（见图7-4）。同时，70~79岁年龄组的临终医疗费用和照料费用也明显高于其他年龄组（见图7-1），这说明高额的医疗费用和照料费用并不能有效缓解老年人的照料负担，甚至可能存在过度医疗的情况。

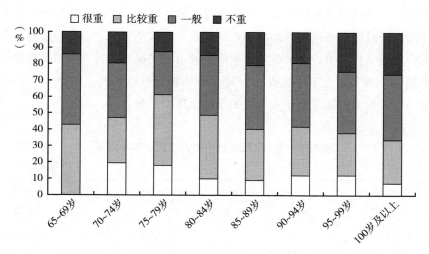

图7-4　不同年龄组老年人临终照料负担总体评价

（二）老年人临终阶段的照料模式

统计结果显示，有96.59%的老年人需要临终照料；在需要临终照料的老年人中，仅有0.46%的老年人去世前无人照料。在接受临终照料的老年人中，有96.11%由家庭成员提供照料，仅有3.89%由家庭以外的保姆或者社会服务提供照料（见表7-6）。

表 7-6　临终阶段主要照料者分布

单位：%

指标	65~79 岁	80~89 岁	90~99 岁	100 岁及以上	全体
家庭成员	94.59	94.47	96.84	96.45	96.11
保姆或社会服务	5.41	5.53	3.16	3.55	3.89
样本量	185	488	792	619	2084

　　从提供照料的家庭成员来看，配偶（12.08%）和子代（83.03%）是老年人去世前的主要照料者，并且随着年龄的增长，配偶在临终照料中的作用不断减弱，子代发挥的作用不断增强（见表 7-7）。在 80 岁以前过世的中低龄老年人中，一半的人去世前主要由配偶提供照料，但随着丧偶率提高，80 岁及以上老年人在去世前更加依赖子代的照料，由孙代作为主要照料者的比例随着老年人年龄的增加也持续上升。

表 7-7　临终阶段家庭内部的主要照料者分布

单位：%

指标	65~79 岁	80~89 岁	90~99 岁	100 岁及以上	全体
配偶	50.00	21.21	6.51	1.01	12.08
子女及其配偶	47.16	76.41	89.19	90.79	83.03
孙子女及其配偶	0.57	1.30	2.73	7.37	3.59
其他亲属	2.27	1.08	1.56	0.84	1.30
样本量	176	462	768	597	2003

　　由于老年人临终阶段照料需求的增加和照料强度的上升，往往需要多位照料者共同分担照料压力。统计显示，子女、孙子女及其配偶仍然承担了主要的照料责任，社会照料所占的比例相比其在主要照料者中的比例更低，在辅助照料者的选择中依然遵循家庭成员优先的原则（见表 7-8）。在尚未建立完善的社会照料服务体系的情况下，老年人临终照料的压力只能继续向下一代转移。

表7-8 临终阶段次要照料者分布

单位：%

指标	第2位照料者	第3位照料者
配偶	4.29	2.28
子女及其配偶	76.38	60.15
孙子女及其配偶	13.70	24.62
其他亲属	3.27	10.66
保姆及社会服务	2.35	2.28
样本量	978	394

表7-9的统计结果显示，（孙）子女是老年人临终照料费用和服务的主要承担者之一。经加权计算13.98%的（孙）子女对老年人的临终照料以"出钱为主"，10.92%的（孙）子女以"出力为主"，72.85%的（孙）子女"出钱出力"，仅有2.25%的（孙）子女"较少出钱出力"。

表7-9 不同临终照料模式下的（孙）子女照料支持模式

单位：%

指标	配偶	子女	孙子女	其他亲属	保姆或社会服务
出钱为主	55.70	14.06	12.12	30.43	55.00
出力为主	—	11.00	9.09	—	—
出钱出力	—	72.66	77.27	—	—
较少出钱出力	44.30	2.28	1.52	69.57	45.00
样本量	242	1663	72	26	81

注：此处样本量为1735。

（三）不同照料模式下的照料负担和照料资源

1. 不同照料人数下的临终照料负担和照料资源

老年人临终阶段可以获得的照料资源和家人的照料负担存在很大差异。在照料负担方面，短期高强度型和重负担型的老年人临终阶段拥有多位照料者的比例更高，轻负担型的老年人仅有一位照料者的比例最高。在个体资源方面，经济来源主要依靠家人的老年人仅有一位照料者的比例更低；无业或其他类型职业的老年人拥有多位照料者的比例较低。在家庭资源方面，有配偶、健在子女或与（孙）子女同住的老年人拥有多位照料者的比例更高。从家庭相对经济状况来看，贫困家庭的老年人拥有多位照料者的比例更高。在社会资源方面，有养老保险和社区服务的老年人拥有多位照料者的比例更高（见表7-10）。

2. 不同照料者类型下的照料负担和照料资源

比较老年人临终阶段的照料负担以及可以获得的照料资源，可以反映他们对外部社会照料资源的需求程度。整体而言，重负担型的老年人选择社会照料的比例较高。家庭成员可能难以满足老年人高强度、长时间的照料需求，更有可能寻求社会力量的帮助，同时也意味着社会照料的经济支出较高。

表7-10　不同照料人数下的照料负担和照料资源

单位：%

变量	维度	一位照料者	多位照料者
照料负担			
负担类型	轻负担	61.66	38.34
	长期低强度	53.19	46.81
	短期高强度	49.26	50.74
	重负担	51.49	48.51
个体资源			
主要经济来源	家人	52.37	47.63
	养老金/政府补助	54.27	45.73
	自己劳动/配偶	59.65	40.35
	其他	55.42	44.58
职业	农民	52.42	47.58
	专业技术/管理人员	53.85	46.15
	普通职工/军人	52.53	47.47
	无业/其他	55.71	44.29
家庭资源			
婚姻状况	有配偶	45.59	54.41
	无配偶	55.29	44.71
有无健在儿子	有	51.29	48.71
	无	61.05	38.95

变量	维度	一位照料者	多位照料者
有无健在女儿	有	51.71	48.29
	无	57.31	42.69
是否与子女同住	是	52.37	47.63
	否	55.29	44.71
是否与孙子女同住	是	46.11	53.89
	否	55.43	44.57
相对经济状况	贫困	46.22	53.78
	一般	53.99	46.01
	富裕	54.13	45.87
社会资源			
养老保险	有	47.98	52.02
	无	56.19	43.81
医疗保险	城镇医疗保险/公费医疗	58.75	41.25
	新型农村合作医疗	50.00	50.00
	无	52.78	47.22
社区服务	有	51.03	48.97
	无	54.41	45.59
样本量		1106	978

在个体资源方面，以养老金或政府补助为主要经济来源的老人选择社会照料的比例较高，职业为普通职工/军人以及专业技术或管理人员的老人选择社会照料的比例较高。在家庭资源方面，无配偶、无健在子女、不与子女和孙子女共同居住的老年人，更多比例由社会照料，家庭相对经济状况为富裕的老年人，选择社会照料的比例更高。在社会资源方面，有养老保险、城镇医疗保险/公费医疗和社区服务的老人选择社会照料的比例较高。

从家庭内部的照料模式来看，当临终照料负担较重时配偶照料的比例有所下降，（孙）子女照料的比例不断上升。外部社会资源的引入还会受到老年人所拥有的经济资源的影响。在个人资源方面，以自己劳动或配偶收入为主要经济来源的老年人多由配偶照料，其次由子女照料。职业为农民的老年人由子女照料的比例较高，职业为专业技术或管理人员的老年人由配偶和（孙）子女照料的比例更高。在家庭资源方面，无配偶、有健在子女的老年人由子女照料的比例更高。家庭经济状况相对贫困的老人由孙子

女和其他亲属照料的比例较高。在社会资源方面，有养老保险、城镇医疗
保险/公费医疗和社区服务的老年人，由配偶照料的比例较高（见表7-11）。

表7-11 不同照料者类型下的照料负担和照料资源

单位：%

变量		家庭照料				社会照料
		配偶	子女	孙子女	其他亲属	
照料负担						
负担类型	轻负担	14.60	80.53	2.23	0.61	2.03
	长期低强度	9.79	81.70	2.55	2.98	2.98
	短期高强度	11.97	79.62	3.68	1.37	3.36
	重负担	8.17	78.22	4.95	0.74	7.92
个体资源						
主要经济来源	家人	7.62	85.87	3.94	0.59	1.97
	养老金/政府补助	19.43	64.69	1.90	3.32	10.66
	自己劳动/配偶	47.37	45.61	—	3.51	3.51
	其他	20.48	68.67	4.82	1.20	4.82
职业	农民	10.53	83.43	2.63	0.85	2.56
	专业技术/管理人员	19.78	59.34	7.69	3.30	9.89
	普通职工/军人	19.35	63.59	3.69	2.76	10.60
	无业/其他	9.24	80.71	5.16	1.36	3.53
家庭资源						
婚姻状况	有配偶	47.90	48.32	1.05	0.42	2.31
	无配偶	0.87	89.12	4.17	1.49	4.35
有无健在儿子	有	12.79	81.57	2.11	0.59	2.93
	无	6.32	71.84	9.47	4.21	8.16
有无健在女儿	有	12.80	81.81	1.96	0.63	2.79
	无	7.91	73.52	8.10	3.16	7.31
是否与子女同住	是	4.93	92.10	1.52	0.51	0.95
	否	32.73	40.92	9.58	3.59	13.17
是否与孙子女同住	是	4.74	84.06	10.06	0.57	0.57
	否	13.94	78.36	1.22	1.48	5.01
相对经济状况	贫困	13.55	76.1	3.98	2.79	3.59
	一般	11.05	80.72	3.53	1.18	3.53
	富裕	12.87	78.22	2.64	0.33	5.94
社会资源						

变量		家庭照料				社会照料
		配偶	子女	孙子女	其他亲属	
养老保险	有	16.79	73.48	2.78	1.64	5.30
	无	8.44	83.67	3.87	1.01	3.02
医疗保险	城镇医疗保险/公费医疗	17.23	65.88	3.38	2.03	11.49
	新型农村合作医疗	10.27	83.14	3.29	1.03	2.26
	无	13.33	75.42	4.58	1.67	5.00
社区服务	有	13.21	77.33	3.52	1.33	4.61
	无	10.56	81.41	3.42	1.19	3.42
样本量		242	1663	72	26	81

3. 不同照料支持模式下的照料负担和照料资源

在照料负担方面，临终照料负担较重的老年人，（孙）子女提供照料支持的比例更高，重负担型的老年人中仅有 5.63% 的（孙）子女"较少出钱出力"，超过七成的（孙）子女"出钱出力"。在个体资源方面，经济上依赖家人赡养、职业为农民、无业或其他类型的老年人，（孙）子女"出钱出力"的比例更高。在家庭资源方面，有配偶的老年人，（孙）子女"出钱为主"的比例较高；与（孙）子女同住的老年人，（孙）子女"出钱出力"的比例更高；家庭相对经济状况一般的老年人，（孙）子女"出钱出力"的比例更高。在社会资源方面，无养老保险的老年人，（孙）子女"出钱出力"的比例较高；参加新型农村合作医疗的老年人，（孙）子女"出钱出力"的比例较高（见表 7-12）。

表 7-12 不同照料支持模式下的照料负担和照料资源

单位：%

变量	维度	出钱为主	出力为主	出钱出力	较少出钱出力
照料负担					
负担类型	轻负担	31.91	8.27	44.21	15.60
	长期低强度	14.68	10.55	63.30	11.47
	短期高强度	19.87	8.66	63.04	8.44
	重负担	14.32	9.97	70.08	5.63

变量	维度	出钱为主	出力为主	出钱出力	较少出钱出力
个体资源					
主要经济来源	家人	22.71	4.05	70.62	2.63
	养老金/政府补助	13.13	24.75	31.82	30.30
	自己劳动/配偶	35.19	12.96	20.37	31.48
	其他	14.86	17.57	47.30	20.27
职业	农民	21.11	6.78	64.64	7.47
	专业技术/管理人员	13.64	27.27	36.36	22.73
	普通职工/军人	23.27	16.83	38.12	21.78
	无业/其他	20.12	8.45	63.27	8.16
家庭资源					
婚姻状况	有配偶	31.78	8.00	35.78	24.44
	无配偶	17.46	9.37	67.84	5.33
有无健在儿子	有	22.05	9.63	60.01	8.30
	无	15.21	6.48	61.97	16.34
有无健在女儿	有	21.65	8.74	61.00	8.61
	无	18.12	10.02	58.42	13.43
是否与子女同住	是	16.91	9.86	68.99	4.24
	否	32.84	6.57	33.69	26.91
是否与孙子女同住	是	18.33	10.21	67.50	3.96
	否	21.61	8.67	58.02	11.70
相对经济状况	贫困	20.78	7.79	57.58	13.85
	一般	21.40	8.32	61.68	8.60
	富裕	17.65	13.97	55.88	12.5
社会资源					
养老保险	有	20.35	15.36	49.60	14.69
	无	21.07	5.12	67.09	6.72
医疗保险	城镇医疗保险/公费医疗	17.69	21.66	39.71	20.94
	新型农村合作医疗	22.04	6.81	64.35	6.81
	无	16.88	7.79	60.61	14.72
社区服务	有	20.88	8.63	59.66	10.82
	无	20.74	9.33	60.85	9.08
样本量		402	175	1167	189

整体来看，老年人临终照料压力较大，但不同年龄组的照料负担具有较强的异质性。超过四成的照料者认为去世前一个月的照料负担较重或很重，并且随着年龄增大呈现倒 U 形的变化趋势。80 岁以下老年人临终医疗和照料费用开支较大，但失能比例和程度较低，临终医疗费用支出明显高于照料费用支出；而在高龄老年人中，医疗费用显著降低，照料费用则波动较小，并且医疗费用和照料费用的差距随着年龄增长而逐渐缩小。因此，必须对老年人的临终照料负担做出更加全面细致的划分，这样才能有针对性地提供相应的经济支持和照料服务。不同照料模式下的照料负担和照料资源具有一定差异，两者共同影响了老年人的临终照料人数、主要照料者以及（孙）子女照料支持模式。

五　老年人临终照料负担类型及群体差异

（一）老年人临终照料负担类型

1. 模型设定

为了更加全面地揭示老年人临终照料负担的差异，本研究将临终照料负担分为经济支出、照料强度、照料时间三个维度来进行潜类别分析，潜类别模型的表达式如下：

$$f(y_i) = \sum_{k=1}^{k} P(c_i = k) f(y_i \mid c_i = k)$$

其中，y 是外显变量，在本研究中代表老年人临终照料负担变量，具体包括临终阶段自付医疗费用、去世前一个月照料费用、失能程度以及临终阶段完全依赖他人照料的时间 4 个变量，y_i 是某一个体在一组外显变量上的取值。本研究中 4 个变量均转化为三分类变量，根据样本比例分为高、中、低三级编码，其中失能程度将完全自理编码为 1，轻度和中度失能编码为 2，重度失能编码为 3。c 为潜类别变量，有 k 个水平。$P（c_i = k）$ 表示某一类别组 k 所占总体的概率，亦称潜类别概率。

本研究采用赤池信息准则（Akaike Information Criterion，AIC）和贝

叶斯信息准则（Bayesian Information Criterion，BIC）作为评价模型拟合优度的指标；使用 Entropy 指数来评估分类的精确程度；似然比检验指标（Lo-Mendell-Rubin，LMR）和基于 Bootstrap 的似然比检验（Bootstrapped Likelihood Ratio Test，BLRT）指标用来比较潜在类别模型的拟合差异，如果这两个指标的 P 值达到显著水平（P<0.01），表明 K 个（自由估计的参数数目）类别的模型显著地优于 K-1 个类别的模型。

2. 模型拟合结果

本研究采用逐步回归的方法，利用 plus 8 拟合了 2~6 类的潜在类别模型，拟合结果如表 7-13 所示。随着模型分类的增加，AIC 和 BIC 不断减小，在保留 4 个类别时 Entropy 的值最高。同时，LMR 和 BLRT 的 P 值均达到显著水平（P<0.001）。因此，最终确定 4 个潜在类别为最优模型，然后根据老年人临终照料负担的差异进行命名（见图 7-5）。

表 7-13　潜在类别模型的拟合优度

模型	AIC	BIC	Entropy	LMR	BLRT
2	17969.559	18042.905	0.957	P<0.001	P<0.001
3	17720.782	17822.338	0.742	0.0085	P<0.001
4	17208.953	17338.720	0.943	P<0.001	P<0.001
5	17249.005	17406.982	0.752	0.7556	1
6	17227.674	17409.862	0.736	0.0079	P<0.001

轻负担型在各个指标上的临终照料负担都最低，具备相对完好的基本生活自理能力，占比为 23.7%。长期低强度型临终阶段失能程度较低，但需要照料的时间较长，占比为 11.3%。短期高强度型临终阶段普遍处于重度失能状态，但照料时间较短，占比达 45.7%。重负担型临终阶段的自付医疗费用、照料费用、失能程度、照料时间都较高，占比为 19.4%。

（二）老年人临终照料负担类型的群体差异

为了进一步识别老年人临终照料负担的群体差异，本研究根据拟合出的四种临终照料负担类型建立多元 logistic 回归模型（见表 7-14）。

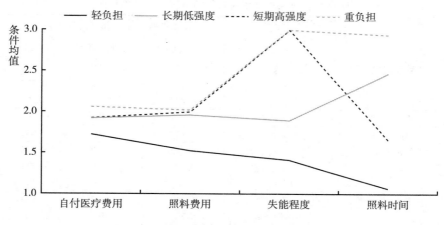

图 7-5　四种照料负担类型的条件均值分布

在个体特征方面，不同年龄组的老年人临终照料负担没有显著差异，当只纳入年龄因素时依然对照料负担类型没有显著影响。虽然本研究并没有严格控制临近死亡时间效应，但可能在一定程度上说明寿命延长并未导致照料负担的加重，只是将照料负担转移到更高的年龄段。与女性老年人相比，男性老年人重负担型的概率比轻负担型低 51.4%，这与以往研究认为男性寿命较短但健康状况较好的结论是一致的。与农村老年人相比，城镇老年人长期低强度型的概率比轻负担型高 36.7%。这可能是由于城镇的医疗服务资源较好，使得老人带病存活的时间更长。与职业为农民的老年人相比，职业为普通职工或军人的重负担型的概率是轻负担型的 2.188 倍，无业或其他职业短期高强度型的概率比轻负担型低 37.2%。这可能是由于农村地区医疗资源的专业性和可及性较差，加之农民收入水平较低，难以维持生命末期的高额医疗费用，因而老年人临终阶段处于重度失能状态的照料时间较短。而职业为普通职工或军人的老年人大部分在城镇生活并且具有稳定的收入来源，与农村老年人相比降低了快速死亡的风险，延长了失能后的存活时间，进而也增加了临终照料时间。

表7-14　不同特征老年人群的临终照料负担状况

特征变量		负担类型(以轻负担型为参照项)		
		长期低强度	短期高强度	重负担
年龄(80岁以下)	80~89岁	0.629	0.825	0.788
	90~99岁	0.718	0.886	0.776
	100岁及以上	0.872	0.831	0.84
性别(女性)	男性	0.731	0.861	0.486 ***
居住地(农村)	城镇	1.367 *	0.936	1.032
主要经济来源(家人)	养老金/政府补助	0.742	0.976	0.766
	自己劳动/配偶	0.395	0.983	0.751
	其他	1.185	1.219	1.112
职业(农民)	专业技术/管理人员	1.363	0.87	1.779
	普通职工/军人	0.835	1.011	2.188 **
	无业/其他	0.877	0.628 **	0.825
样本量		2084		

注:* 表示 P<0.05, ** 表示 P<0.01, *** 表示 P<0.001。括号中为参照变量选项。

六　照料负担和照料资源对临终照料模式的影响

(一)照料负担和照料资源对临终照料人数的影响

回归结果展示了不同照料资源与照料者人数的关系（见表7-15）。模型1仅纳入了基本人口特征变量，男性老年人拥有多位照料者的概率更高，年龄和居住地没有显著影响。

模型2在模型1的基础上加入了照料负担变量，结果显示临终照料负担较重的老年人拥有多位照料者的概率更高，更可能有次要照料者来分担照料压力。

模型3在模型2的基础上加入照料资源方面的变量，此时照料负担变量的影响系数变化极小，这也在一定程度上说明照料负担和照料资源的相关性较弱，老年人临终照料模式同时受到这两方面因素的影响。

个体资源对照料者人数的影响不具有统计意义，可能由于样本中老年人临终阶段的主要经济来源较为单一，对子女的经济依赖程度较高，职业类型也主要为农民，农村地区相比城市可能具有更强的孝道价值观和家庭凝聚力，所以老年人也能得到更多的家庭照料支持。

家庭人力资源和经济资源均对照料者人数具有显著影响。有配偶的老年人拥有多位照料者的可能性更高，配偶由于年事已高在提供临终照料时很可能会力不从心，因此更需要其他照料者来分担照料压力。有儿子的老年人临终阶段拥有多位照料者的概率更高，而有女儿的老年人并没有显著影响，但在临终阶段的照料者选择上可能仍然存在性别差异。与孙子女共同居住的老年人临终阶段拥有多位照料者的概率更高，而与子女共同居住的老年人没有显著影响。孙子女为祖父母提供临终照料通常会以父母为纽带，因而老年人拥有多位照料者的可能性更高。家庭相对经济状况较好的老年人拥有多位照料者的概率更低，这一方面可能是由于他们拥有更多的社会经济资源和友好宜居的环境为晚年生活提供支持；另一方面可能是由于富裕家庭中子女照料的时间成本较高，从而会减少照料供给以实现家庭总体利益的最大化。

在社会资源方面，有养老保险的老年人有多位照料者的概率更高，但医疗保险的影响并不显著。社区照料服务的供给对临终照料人数也没有显著影响，目前社区服务的发展仍处于起步阶段，在临终照料方面发挥的作用可能较为有限。

表 7-15　老年人临终阶段选择多位照料者的 logistic 回归结果

变量	维度	一位照料者 vs 多位照料者		
		模型 1	模型 2	模型 3
基本人口特征				
年龄（80 岁以下）	80~89 岁	1.173	1.196	1.265
	90~99 岁	1.179	1.198	1.391
	100 岁及以上	1.020	1.037	1.279
性别（女性）	男性	1.292 **	1.321 **	1.299 *
居住地（农村）	城镇	1.148	1.151	1.160
照料负担				
负担类型（轻负担）	长期低强度		1.466 *	1.511 *
	短期高强度		1.682 ***	1.702 ***
	重负担		1.590 **	1.605 **

续表

| 变量 | 维度 | 一位照料者 vs 多位照料者 | | |
		模型1	模型2	模型3
个体资源				
主要经济来源（家人）	养老金/政府补助			0.777
	自己劳动/配偶			0.697
	其他			0.754
职业（农民）	专业技术/管理人员			0.853
	普通职工/军人			0.844
	无业/其他			0.975
家庭资源				
婚姻状况（无配偶）	有配偶			1.565***
有无健在儿子（无）	有			1.525**
有无健在女儿（无）	有			0.930
是否与子女同住（否）	是			1.124
是否与孙子女同住（否）	是			1.517***
相对经济状况（贫困）	一般			0.712*
	富裕			0.641*
社会资源				
养老保险（无）	有			1.383**
医疗保险（无）	城镇医疗保险/公费医疗			1.370
	新型农村合作医疗			1.213
社区服务（无）	有			1.181
Nagelkerke R^2		0.01	0.024	0.066
样本量		2084		

注：* 表示 P<0.05，** 表示 P<0.01，*** 表示 P<0.001。括号中为参照变量选项。

（二）照料负担和照料资源对临终主要照料者的影响

1. 照料负担和照料资源对选择社会照料模式的影响

首先采用二元 logistic 回归分析不同类型的照料负担和照料资源对老年人选择社会照料的影响。模型4只纳入了基本人口特征变量，结果显示城镇老年人选择社会照料的概率是农村老人的 2.944 倍，这与城乡之间社会照料服务的发展程度和可负担性密切相关。

　　模型 5 在模型 4 的基础上加入了照料负担变量，短期高强度型和重负担型的老年人选择社会照料的概率更高。这两种类型的老年人临终阶段基本处于重度失能状态，家庭成员可能难以满足其高强度、专业化的照料需求，因此更有可能寻求社会照料服务的帮助。

　　模型 6 在模型 5 的基础上加入了照料资源方面的变量。在个体资源方面，以养老金或政府补助为主要经济来源的老年人选择社会照料的概率更高，这些老年人在经济上对家人的依赖程度较低，具备更高的社会照料服务给付能力。在家庭资源方面，婚姻状况和居住方式对选择社会照料模式具有显著影响。无配偶、不与子女和孙子女同住的老年人选择社会照料的概率更高，在临终照料模式的选择上依然遵循家庭成员优先的原则。在社会资源方面，社会资源对选择社会照料模式的影响并不显著，这可能是由于目前社会照料费用较高，并且老年临终关怀服务并未纳入社会保障体系，因而在一定程度上限制了人们对社会照料服务的利用（见表 7-16）。

表 7-16　老年人临终阶段选择社会照料的 logistic 回归结果

变量	维度	家庭照料 vs 社会照料		
		模型 4	模型 5	模型 6
基本人口特征				
年龄（80 岁以下）	80~89 岁	1.162	1.214	1.362
	90~99 岁	0.658	0.690	0.756
	100 岁及以上	0.885	0.921	1.137
性别（女性）	男性	1.295	1.442	1.020
居住地（农村）	城镇	2.944 ***	2.904 ***	2.230 *
照料负担				
负担类型（轻负担）	长期低强度		1.481	1.074
	短期高强度		1.752 *	2.391 *
	重负担		4.354 ***	5.812 ***
个体资源				
主要经济来源（家人）	养老金/政府补助			2.269 *
	自己劳动/配偶			1.909
	其他			1.323
职业（农民）	专业技术/管理人员			1.040
	普通职工/军人			1.435
	无业/其他			0.805

续表

变量	维度	家庭照料 vs 社会照料		
		模型4	模型5	模型6
家庭资源				
婚姻状况（无配偶）	有配偶			0.119***
有无健在儿子（无）	有			0.568
有无健在女儿（无）	有			0.692
是否与子女同住（否）	是			0.054***
是否与孙子女同住（否）	是			0.148**
相对经济状况（贫困）	一般			0.872
	富裕			1.298
社会资源				
养老保险（无）	有			0.959
医疗保险（无）	城镇医疗保险/公费医疗			2.132
	新型农村合作医疗			0.723
社区服务（无）	有			1.198
Nagelkerke R^2		0.047	0.083	0.429
样本量		2084		

注：* 表示 P<0.05，** 表示 P<0.01，*** 表示 P<0.001。括号中为参照变量选项。

2. 照料负担和照料资源对家庭照料模式的影响

接下来以采用家庭照料模式的老年人为分析对象，用多元 logistic 回归分析对比其选择配偶、子女、孙子女或其他亲属为主要照料者的概率。模型7只纳入了基本人口特征变量，结果显示年龄越大的老年人临终阶段由子女和孙子女照料的概率越大。成年孙子女在提供高强度临终照料方面比其老年父母更有优势，子女陆续离世也会迫使高龄老年人转而接受孙子女的照料。男性老年人由配偶照料的概率显著高于其他照料者，主要源于预期寿命的性别差异。

模型8在模型7的基础上加入了照料负担变量。临终照料负担较重的老年人由子女和孙子女照料的概率比由配偶照料更高，长期低强度型的老年人由子女照料的可能性更大，短期高强度型的老年人由孙子女照料的可能性更大。高龄老年人配偶由于年事已高，在应对失能老人的照料任务时往往力不从心，无法承担主要照料任务。

模型 9 在模型 8 的基础上加入了照料资源方面的变量。在个体资源方面，依靠自己劳动/配偶或其他收入来源的老年人由子女照料的概率低于由配偶照料；职业为专业技术/管理人员的老年人由孙子女照料的概率高于由配偶照料。

在家庭资源方面，有配偶的老年人更有可能由配偶照料而不是选择其他照料者。有女儿的老年人由孙子女照料的概率比配偶照料低，这可能由于传统孝道文化的性别差异，临终阶段的照料责任主要由儿子及其子女承担。居住方式对老年人的照料模式具有显著影响，与老年人同住的子女和孙子女通常也会成为临终阶段的主要照料者。

在社会资源方面，有养老保险的老年人由孙子女照料的概率比由配偶照料低，社区提供日常照料、医疗健康或精神慰藉服务的老人由子女照料的比例比由配偶照料低。这说明完善的社会保障制度对子代和孙代照料临终老年人存在一定的"挤出效应"，虽然配偶的照料能力较差，但社区提供的照料服务可以辅助配偶更好地承担临终照料任务。

表 7-17 老年人临终阶段主要由家人提供照料的 logistic 回归结果

变量	维度	模型 7			模型 8		
		子女	孙子女	其他亲属	子女	孙子女	其他亲属
基本人口特征							
年龄(80 岁以下)	80~89 岁	2.573 ***	2.446	1.164	2.654 ***	2.682	1.229
	90~99 岁	8.699 ***	14.386 **	5.021 **	9.027 ***	15.705 **	5.445 **
	100 岁及以上	24.585 ***	43.625 ***	14.396 **	25.381 ***	46.956 ***	15.380 **
性别(女性)	男性	0.192 ***	0.154 ***	0.322 *	0.134 ***	0.160 ***	0.327 *
居住地(农村)	城镇	0.805	0.971	4.074 **	0.798	0.972	3.979 **
照料负担							
负担类型(轻负担)	长期低强度				1.662 *	1.729	7.738 **
	短期高强度				1.224	2.130 *	2.782
	重负担				1.637 *	3.528 *	2.100
Nagelkerke R^2		0.298			0.318		
样本量		2003			2003		

续表

变量	维度	模型 9		
		子女	孙子女	其他亲属
基本人口特征				
年龄（80 岁以下）	80～89 岁	4.545 ***	4.063 *	1.200
	90～99 岁	7.573 ***	13.855 **	3.193
	100 岁及以上	16.741 ***	51.192 ***	3.784
性别（女性）	男性	0.339 ***	0.275 **	0.356 *
居住地（农村）	城镇	0.708	0.741	4.054 *
照料负担				
负担类型（轻负担）	长期低强度	2.283 *	2.319	10.618 *
	短期高强度	1.008	2.150	3.807
	重负担	2.078 *	8.097 **	7.335
个体资源				
主要经济来源（家人）	养老金/政府补助	0.625	0.325	2.069
	自己劳动/配偶	0.312 *	0.002	3.268
	其他	0.445 *	0.571	0.683
职业（农民）	专业技术/管理人员	2.627	15.411 **	6.004
	普通职工/军人	1.122	2.524	1.439
	无业/其他	0.912	1.240	1.200
家庭资源				
婚姻状况（无配偶）	有配偶	0.024 ***	0.022 ***	0.005 ***
有无健在儿子（无）	有	1.835	0.786	0.158
有无健在女儿（无）	有	1.548	0.227 *	0.709
是否与子女同住（否）	是	5.530 ***	0.136 ***	0.420
是否与孙子女同住（否）	是	1.285	24.775 ***	0.908
相对经济状况（贫穷）	一般	1.094	1.069	0.673
	富裕	1.095	0.827	0.143
社会资源				
养老保险（无）	有	0.673	0.458 *	0.871
医疗保险（无）	城镇医疗保险/公费医疗	2.382	3.769	2.034
	新型农村合作医疗	2.057	2.320	2.391
社区服务（无）	有	0.542 *	0.901	0.607
Nagelkerke R^2		0.298		
样本量		2003		

注：* P 表示<0.05，** 表示 P<0.01，*** 表示 P<0.001。括号中为参照变量选项。

（三）照料负担和照料资源对（孙）子女照料支持模式的影响

本研究将"出钱出力"作为参照项进行（孙）子女照料支持模式的 logistic 回归分析，进一步探析（孙）子女如何提供临终照料支持，以及照料资源对其有何影响（见表7-18）。

在基本人口特征因素方面，随着老年人年龄的增长，（孙）子女"出钱出力"的概率随之上升，但只有百岁老人的（孙）子女选择"出力为主"的概率比"出钱出力"低，其余年龄段并不显著。男性老年人的（孙）子女选择"出钱为主"和"较少出钱出力"的概率比女性老年人高，这可能由于女性老年人的经济独立性较弱、丧偶风险较高以及整体健康状况较差，因此更加依赖（孙）子女提供照料支持。

临终照料负担较重的老年人，（孙）子女"出钱出力"的概率更高。尽管统计意义上并不显著，但长期低强度型的影响系数与其他类型相反，（孙）子女更可能选择"出力为主"。家庭内部会根据老年人照料负担的差异做出照料决策，紧迫性更高和各项负担更重的老年人临终阶段（孙）子女的支持力度更大。

在个体资源方面，主要经济来源对（孙）子女照料支持模式有显著影响。经济上较为独立的老年人临终阶段（孙）子女的照料支持也较少，而当老年人主要经济来源为除配偶外的其他家人时，（孙）子女"出钱出力"的概率较高。这表明当老年人对（孙）子女的经济依赖程度较高时，（孙）子女可能也会为老人提供更多的照料服务。

在家庭资源方面，有配偶的老年人，（孙）子女"出钱为主"和"较少出钱出力"的概率更高。有儿子的老年人（孙）子女选择"出力为主"的概率比"出钱出力"高，而有女儿的老年人，（孙）子女选择"出力为主"的概率比"出钱出力"低。这说明在临终阶段可能存在"儿子出力，女儿出钱"的性别分工模式。对于与子女共同居住的老年人，（孙）子女"出钱出力"的概率更高，与孙子女共同居住则没有显著影响。

在社会资源方面，养老保险和医疗保险对（孙）子女的照料支持模式有显著影响。与没有养老保险的老年人相比，有养老保险的老年人，（孙）子女选择"出力为主"的概率比"出钱出力"高，这说明养老保险能够降低老年人对（孙）子女的经济依赖程度，对（孙）子女的经济支持具有一定的"挤出效应"。而参加新型农村合作医疗的老年人，（孙）子女"出钱出力"的概率更高，这可能受农村地区经济收入水平和传统文化的影响，农村老年人对（孙）子女的经济依赖程度更高，并且对（孙）子女具有更强烈的孝道期望。

表 7-18　老年人临终阶段（孙）子女照料支持模式的 logistic 回归结果

变量	维度	出钱为主 vs 出钱出力	出力为主 vs 出钱出力	较少出钱出力 vs 出钱出力
基本人口特征				
年龄（80 岁以下）	80~89 岁	0.416 ***	1.046	0.400 **
	90~99 岁	0.279 ***	0.807	0.255 ***
	100 岁及以上	0.230 ***	0.480 *	0.329 **
性别（女性）	男性	1.375 *	1.288	1.834 *
居住地（农村）	城镇	1.217	1.297	1.287
社会人口特征				
照料负担				
负担类型（轻负担）	长期低强度	0.282 ***	1.164	0.431 *
	短期高强度	0.365 ***	0.611 *	0.264 ***
	重负担	0.225 ***	0.605 *	0.126 ***
个体资源				
主要经济来源（家人）	养老金/政府补助	0.950	8.177 ***	14.027 ***
	自己劳动/配偶	2.851 *	12.279 ***	17.866 ***
	其他	0.757	5.420 ***	8.151 ***
职业（农民）	专业技术/管理人员	0.698	1.630	0.556
	普通职工/军人	1.320	1.449	1.448
	无业/其他	0.945	1.298	1.060
家庭资源				
婚姻状况（无配偶）	有配偶	1.771 ***	0.868	3.763 ***
有无健在儿子（无）	有	1.402	2.244 **	0.476 *
有无健在女儿（无）	有	0.835	0.460 *	0.948
是否与子女同住	是	0.322 ***	1.186	0.184 ***
是否与孙子女同住	是	1.003	1.189	0.675
相对经济状况（贫穷）	一般	1.040	0.849	0.607
	富裕	0.942	0.937	0.749

续表

变量	维度	出钱为主 vs 出钱出力	出力为主 vs 出钱出力	较少出钱出力 vs 出钱出力
社会资源				
养老保险（无）	有	1.145	2.056 ***	1.261
医疗保险（无）	城镇医疗保险/公费医疗	1.089	1.528	0.728
	新型农村合作医疗	1.057	1.100	0.475 **
社区服务（无）	有	1.064	1.159	1.283
Nagelkerke R^2		0.471		
样本量		1931		

注：* 表示 P<0.05，** 表示 P<0.01，*** 表示 P<0.001。括号中为参照变量选项。

七　结论

本章利用 2018 年 CLHLS 数据描述了不同年龄组老年人的临终照料负担和照料模式的现状，并通过潜类别分析拟合出不同的照料负担类型，比较了老年人临终照料负担的群体差异，最后通过 logistic 回归模型进一步分析不同照料负担下个体、家庭以及社会照料资源对临终照料模式的影响。

研究发现，首先，老年人临终照料负担结构可能将发生较大转变。整体来看，老年人临终照料负担随着年龄增长大致呈现倒 U 形的变化趋势，并且年龄增长与老年人临终照料负担类型没有必然联系。这在一定程度上佐证了寿命延长并未导致照料负担增长，只是将照料负担转移到更高年龄段，医疗卫生服务体系及服务模式的缺陷、养老服务体系发展相对滞后可能才是导致临终照料负担增长的重要因素。与此同时，老年人的医疗需求和照料需求也会随年龄增长发生变动。相比于医疗服务，高龄老人在生命末期可能更需要照料服务。随着"长寿时代"的来临和老年人口高龄化态势的演进，人口预期寿命不断延长，当前以疾病诊疗为主的医疗体系将难以适应老龄社会的需求。

其次，传统照料角色可能难以独立承担临终照料任务。高龄老人临终阶段重度失能比例高，失能持续时间延长。与此同时，配偶和子女死亡、体衰的可能性增加，当临终照料负担较重时，往往会迫使其寻求孙子女和社会力量的帮助。由于当前临终关怀服务发展相对滞后，加上传统文化观念的影响，临终阶段社会照料的利用率十分有限。随着未来老年人子女数量急剧减少，子代陆续步入老年甚至高龄阶段，城镇化以及人口流动加剧了老年人与子孙的空间分离，家庭越来越难满足老年人的临终照料需求，社会养老需求将进一步扩大。

此外，弱势群体老人可能面临临终照料负担和照料资源双重困境。从临终照料负担的群体差异可以发现，女性、职业为普通职工或军人的老年人临终阶段重负担型的概率更高，前者易遭遇生理心理健康劣势累积在临终阶段的集中爆发，后者会出现失能存活时间延长的情况，家庭将承担沉重的照料负担。社会照料资源和社会经济地位的差距同样也会制约老年人临终照料模式选择，女性老年人拥有多位照料者分担照料压力的概率较小，农村老年人选择社会照料的概率较小。这种照料负担和照料资源的不匹配可能会降低临终照料的质量，导致老年人面临健康状况的进一步恶化乃至死亡的风险，弱势老年群体未来应该受到政府和社会更多的关注。

基于此，我们提出以下对策建议。

（1）根据老年人照料需求发展多样化的养老服务体系

不同人群的临终需求结构存在差异，医疗服务的需求主要集中在中低年龄段，而高龄老人则更需要照料资源和服务。城镇老年人面临长期低强度临终照料负担的概率更高，而农村老年人面临短期高强度临终照料负担的概率更高。为了实现医疗资源和护理资源的合理配置，要根据不同地区、不同群体老年人的照料需求，发展高质量、多样化的养老服务体系。

同时，为了更好地缓解临终关怀服务的供需矛盾，亟须有效整合政府、家庭和社会的照料资源，形成多元主体的社会支持框架。政府应该不断完善法律制度，制定服务标准和规则，提供多种政策支持，健全社会保障体系。家庭成员在情感陪伴与支持上发挥着重要作用，但临终照料会带来经济和身心的双重压力，因此需要鼓励和支持市场、社会提供多层次、多样化的支持服务。

（2）促进临终关怀服务与医疗卫生服务的融合发展

临终关怀机构虽然能够提供专业服务，但是大部分属于私营性质，无法与医保报销政策接轨，临终关怀服务将加重临终病人的经济负担。因此，应该通过多方合作打通医疗卫生服务与临终关怀服务的壁垒，有效融合双方资源。探索推动将临终关怀服务费用逐步纳入基本医疗保险、长期护理保险以及其他补充医疗保险范畴，让更多的老年人享受到高品质的临终关怀服务。同时，在临终关怀医疗保障的基础上，积极开展中医、康复护理、心理疏导、医养结合、居家养老等服务项目，满足老年人多样化的临终关怀服务需求。

（3）减轻弱势群体临终照料压力，提高老年人家庭的生活质量

重点关注农村地区老人、女性老人、贫困老人的临终照料负担和需求。统筹城乡医疗与照护服务资源，缩小城乡临终关怀资源供给的差距。农村老年人短期高强度型的临终关怀负担比例较高，临终照料需求更为紧迫。女性老年人临终阶段健康状况及经济独立性较差，照料所需时间更长，更加依赖子女的照料支持，尤其是农村高龄女性面临高龄、农村、女性三重弱势。在开展临终关怀服务的同时，要加大对特殊群体的帮扶力度，防止家庭陷入临终返贫的困境。

第八章　长期护理保险制度中老年人的失能风险和照料时间

一　研究背景

人口老龄化已经成为我国经济社会发展的"新常态"。我国老年人口规模和比重持续增加，同时表现出快速高龄化的趋势。[①] 根据全国老龄工作委员会办公室对中国人口老龄化发展趋势的预测：到 2020 年，80 岁及以上老年人口将达到 3067 万人，占我国 60 岁及以上老年人口的 12.37%，而该比例在未来还将持续增长并最终保持在 25%~30%。[②] 随着中国老人尤其是高龄老人数量和比重的快速增长，失能老年人的数量会出现相应的增长。据统计，75~84 岁老人的失能率为 65~74 岁老人的近三倍，85 岁及以上老人近半数可能失智，而且最终走向完全失能。[③] 在我国人口老龄化程度不断加深的情况下，失能老年人的规模将出现大幅度增加，他们对长期照护服务的需求必然会越来越旺盛。虽然目前家庭仍是老年人获得照料服务的最主要来源，但传统家庭养老功能逐渐弱化，社会养老成为未来的发展方向。[④] 在此背景下，长期照护是政府和社会对失能者家庭的支持，将成为我国缓解未来失能老年人家庭照料服务的重要措施。长期护理

[①] 陶立群：《我国人口老龄化的趋势和特点》，《科学决策》2006 年第 4 期。

[②] 中国老龄工作委员会办公室：《中国人口老龄化发展趋势预测研究报告》，《中国妇运》2007 年第 2 期。

[③] 杨团：《中国长期照护的政策选择》，《中国社会科学》2016 年第 11 期。

[④] John Piggott, & Alan Woodland, *Handbook of the Economics of Population Aging* (North Holland, 2016).

保险制度的建立和完善，既取决于整个社会的失能趋势和程度，也受制于既有福利水平下的能力支持和资源供给①。因此，在长期护理保险实践中，如何兼顾理想和现实，有效识别失能人群，并预测其发展态势，成为当前学界关注的焦点。有鉴于此，本章将基于我国长期护理保险试点现状，对老年人的失能风险和失能水平进行分析，并对由失能引发的长期照护服务需求进行评估，从而使政府和社会对失能老年人长期照护服务的支付成本形成准确预判。这对于扩大试点的覆盖范围、拓展试点的保障对象、实现制度本身的可持续性发展都具有重要的实践意义。

二　文献综述

（一）失能的定义和评估

关于失能的概念界定和判定标准，目前各方仍然存在争议。世界卫生组织（WHO）将失能定义为：一个人在日常生活中主要活动能力或生活能力的丧失或受限，是个体健康测量的重要指标。② 在此基础上，WHO于 2001 年发布标准"关于功能、残疾和健康的国际分类"（International Classification of Functioning，Disability and Health，ICF），将医学模式和社会模式相结合，从三个层面评价人体功能，即身体功能及结构、活动能力、社会参与。③ 根据《中华人民共和国残疾人保障法》的规定，我国对失能的定义主要是基于医学模式，即"某种组织、功能丧失或者不正常，全部或者部分丧失以正常方式从事某种活动能力"。民政部 2013 年 10 月开始实施的《老年人能力评估》，主要从日常生活活动、精神状态、感知觉与沟通、社会参与等四个方面进行综合评估，以此来判断老年人是否失能、是否需要接受养老服务。由此可见，失能的本质是失去独立生活的能力，即在既有环境下个体无法达到独立生活对活动能力的要求。而失能状

---

① 北京义德社会工作发展中心课题组：《长期照护保险：国际经验和模式选择》，唐钧执笔，《国家行政学院学报》2016 年第 5 期。

② 世界卫生组织：《残损、活动和参与的国际分类》，1980。

③ 世界卫生组织：《功能、残疾和健康的国际分类》，2001。

态的判定标准，经历了由生存层面到生活层面，并向发展层面拓展的转变过程。

伴随失能判定标准的发展变化，失能评估工具也更加多样化，目前常用的评估工具主要有：基本生活自理能力（ADL）量表[1]、工具性生活自理能力（IADL）量表[2]、Barthel 指数（Barthel Index）评定量表[3]、老化衰弱指标[4]、inter RAI 护理评估工具[5]等。目前，各国对失能状态的评估仍然以日常活动能力为基础，评估生活自理能力的相关量表在世界范围内得到广泛应用。[6] 其中，ADL 量表测量的项目是维持生命持续条件的基本日常活动项目，例如进食、洗澡、穿衣、如厕、床椅转移等。IADL 量表考察的是老年人完成基本的社会性活动所需要的能力，例如做家务、购物、打电话、理财、乘坐交通工具等。与仅是 IADL 受损的老年人相比，ADL 受损的老年人在独立生活的情况下很难获得需要的照料和支持，因此这部分人群对长期照护服务的需求会更加迫切。而 Barthel 指数评定量表兼具 ADL 和 IADL 两个层次，具体包括进食、洗澡、梳洗修饰、穿衣、大便控制、小便控制、如厕、床椅转移、平地行走、上下楼梯等 10 个项目，其中梳洗修饰、平地行走、上下楼梯属于 IADL 层次。

从我国长期护理保险试点来看，大部分城市基于生活自理能力维度进行评估，把重度失能老年人作为最基本的保障对象；仅有少数城市在此基础上扩展到中度失能老年人的范畴，例如南通市和苏州市。另外，大部分试点城市采用 Barthel 指数评定量表进行失能评估，并将相应等级的失能

---

[1] S. Katz, & A. B. Ford, et al., "Studies of Illness in the Aged. The Index of ADL: A Standardized Measure of Biological and Psychosocial Function," *The Journal of the American Medical Association* 185, No. 12 (1963): 914-919.

[2] Lawton M. P., & Brody E. M., "Assessment of Older People: Self-maintaining and Instrumental Activities of Daily Living," *Gerontologist* 9, No. 3 (1969): 179-186.

[3] Mahoney F. I., & Barthel D. W., "Functional Evaluation: The Barthel Index," *Maryland State Medical Journal* 2, No. 14 (1965): 61-65.

[4] 方海燕、崔立敏：《老年衰弱评估工具的研究进展》，《科技视界》2018 年第 28 期。

[5] 赵元萍、黄春芳等：《长期照护保险失能评估工具的研究进展》，《中国护理管理》2019 年第 1 期。

[6] 张文娟、魏蒙：《中国老年人的失能水平到底有多高？——多个数据来源的比较》，《人口研究》2015 年第 3 期。

人群纳入保障范围。[①] 但是以往 Barthel 指数评定量表主要是在医疗护理领域用于评定入院老年人的护理级别，为责任护士正确地制订护理计划、采取护理措施提供客观依据。[②] 具体来看：总得分 0~40 分为重度依赖，需结合病情采取一级护理甚至特级护理；45~60 分为中度依赖，需结合病情采取二级护理；65~95 分为轻度依赖，需结合病情采取二级护理或三级护理；100 分为无需依赖，需结合病情采取三级护理。[③] 因此，Barthel 指数评定量表可以为普通人群的失能状况评估提供依据，但在中国长期护理保险实践中，若将它作为老年人群的失能评估指标，老年人的失能风险将是何种水平？据此测算出的照护时间会有多长？上述问题的回答对判断长期护理保险本身的经济可持续性具有重要意义。

（二）老年人生活自理能力的影响因素

研究表明，诸多因素会对老年人生活自理能力产生影响，而这些因素来自个体、家庭、社区和社会等多个层面，可以划分为自然属性、社会经济特征、患病或损伤状况、心理状态、生活环境等方面。[④]

自然属性主要包括年龄和性别。老年人年龄越大，生活自理能力越差。[⑤] 研究发现，疾病谱系对生命健康的威胁存在性别差异，而这种差异导致女性带病带残存活的时间更长。[⑥] 男性和女性老年人在心理状态上的差别也可能导致生活自理能力的差异。[⑦]

---

① 李强、厉昌习、岳书铭：《长期照护保险制度试点方案的比较与思考——基于全国 15 个试点地区的比较分析》，《山东农业大学学报（社会科学版）》2018 年第 2 期。

② 苏若琼、黄石群、胡敏芝：《Barthel 指数评定量表指引护理人员执行护理分级的应用研究》，《循证护理》2017 年第 1 期。

③ 李小峰、陈敏：《改良 Barthel 指数评定量表的设计与应用》，《护理研究》2015 年第 13 期。

④ 尹德挺：《老年人日常生活自理能力的作用机理研究》，《人口与经济》2007 年第 4 期。

⑤ 张文娟、李树苗、胡平：《农村老年人日常生活自理能力的性别差异研究》，《人口与经济》2003 年第 4 期。

⑥ 焦开山：《中国老人生活自理能力与死亡风险的关系研究》，《医学与哲学（人文社会医学版）》2009 年第 7 期。

⑦ 王树新、曾宪新：《中国高龄老人自理能力的性别差异》，《中国人口科学》2001 年第 Z1 期；王登峰、崔红：《中国人性别角色量表的建构及其与心理社会适应的关系》，《西南大学学报（社会科学版）》2007 年第 4 期。

不同城乡属性、受教育程度、收入水平等社会经济特征的老年人，在生活自理能力方面存在显著差异。关于城市和农村老年人生活自理能力差异的模式尚未形成定论，有学者发现城市老年人的生活自理能力优于农村老年人，① 也有研究认为城市老年人的生活自理能力相对更差。② 上述研究结论之间的分歧可能源于样本人群的代表性，但研究表明生活自理能力的城乡差异确实存在，而这种差异主要源于教育、收入水平、居住环境等方面的因素。③

患病或损伤状况也会对生活自理能力产生影响，主要表现为患慢性病数量和种类等因素。各类慢性病均会导致老年人的身体功能减退，并且患慢性病的数量与躯体功能退化的程度以及生活自理能力下降幅度成正比。④ 进一步研究发现，不同种类的慢性病对老年人生活自理能力造成的损伤程度存在差异。根据损伤程度由大到小给出的排序依次为，动脉硬化性脑病、椎间盘突出、中风、肺气肿、糖尿病、心脏病、高血压、风湿性关节炎。⑤ 另外，不同种类慢性疾病对各项生活自理能力的影响存在差异，例如，肌肉骨骼类疾病（膝关节退行性疾病、腰椎间盘突出、颈椎病）最容易造成洗澡困难，对穿衣、上厕所、室内行走等也会产生不利影响；患有脑血管疾病的老年人常伴有肢体活动障碍后遗症，造成洗澡、上厕所、穿衣等活动能力丧失；⑥ 糖尿病患者的并发症会对行走、洗澡、

---

① 张文娟、魏蒙：《中国老年人的失能水平和时间估计——基于合并数据的分析》，《人口研究》2015 年第 5 期。

② 徐勤、顾大男：《中国城乡高龄老人健康及死亡状况特征的比较研究》，《中国人口科学》2001 年第 S1 期；曾毅、柳玉芝、萧振禹、张纯元：《中国高龄老人的社会经济与健康状况》，《中国人口科学》2004 年第 S1 期。

③ 谷琳：《我国老年人日常生活自理健康预期寿命的差异性分析》，《人口与发展》2006 年第 5 期。

④ 祁华金：《中国农村老年人慢病情况及其对日常生活能力的影响研究》，山东大学硕士学位论文，2014；王德文、叶文振等：《高龄老人日常生活自理能力及其影响因素》，《中国人口科学》2004 年第 S1 期。

⑤ 戴卫东、陶秀彬、吕建萍、何圣红、匡霞：《安徽省老年慢性病状况与日常生活功能受损的关系》，《中国卫生事业管理》2011 年第 7 期。

⑥ 陈静、吴青、杨磊：《肌肉骨骼疾患疼痛对病人日常生活能力的影响》，《环境与职业医学》2003 年第 6 期。

穿衣等基本活动能力产生不利影响。① 因此，患病或损伤状况等信息有助于推断老年人各项活动能力损伤的风险水平。

在 ADL 项目中，大小便控制项目具有一定特殊性。从专业医学角度来看，大小便失禁主要是由神经障碍或损伤（如脊髓损伤、脊神经损伤、大脑中枢神经损伤）、肌肉功能障碍或损伤（如括约肌和肛提肌受损）、特定先天性疾病等导致的。② 老年人群往往会出现身体机能退化、肌肉功能减弱的情况，导致其大小便失禁的发生率比较高。国际调查数据显示，65 岁及以上老年人大小便失禁的发生率是青年人的 5 倍。③ 另外，在小便控制和大便控制项目上，小便控制项目的失能率要高于大便控制项目，女性老年人的失能率要高于男性老年人。2014 年 CLASS 数据调查显示，在大小便失禁项目上，大便控制和小便控制项目的失能率分别为 4.9%和 7.0%，男性和女性老年人的失能率分别为 7.1%和 8.6%。特定类型疾病，包括阿尔茨海默病、帕金森病、脑卒中等，是导致老年人大小便失禁的重要原因。此外，阿尔茨海默病是引发大小便失禁的一个独立危险因素：一方面，这些患者可能会出现大脑控制肛门外括约肌功能失常的情况；另一方面，他们的认知功能障碍会影响其排便能力，例如意识到需要排尿或排便，识别和定位一个合适的地点进行排便或排尿等。④

生活环境主要考虑自然环境、社会经济环境、居家环境等因素。独居是需要长期照护服务的重要原因，但有研究表明，独居可能是老年人在身体状况允许条件下主动选择的生活方式，这类人群的生活自理能力往往表

---

① 何颖、姚丽等：《社区老年糖尿病患者生活自理能力现状及其影响因素分析》，《哈尔滨医药》2013 年第 4 期。
② 李玲：《老年护理学》，北京大学医学出版社，2013。
③ Topinková E., Sgadari A., & Haas T., "Urinary Incontinence in Patients in Long-term Institutional Care. Results of an International Study in 8 Countries," *Cas Lek Cesk* 136, No. 18 (1997): 555–558.
④ 罗艳、王瑶等：《老年痴呆患者大小便失禁的初级卫生保健研究进展》，《中国老年学杂志》2015 年第19 期。

现更好。① 选择性同样体现在居住于专业护理院中的老年人中，他们的基本生活自理能力处于残障状态的可能性相对更高。② 居住环境和生活设施，例如房屋楼层高低、是否有电梯、是否有马桶等，也会限制或改善老年人的基本生活自理能力。有研究发现，高龄老年人的居住环境适配和其基本生活自理能力发挥存在较强的关联性。③

综上所述，老年人生活自理能力的影响因素涵盖个体、家庭、社会等不同层面，具体包括年龄、性别、居住地、受教育程度、收入水平、居住安排、慢性病数量和类型等。这些变量可以预测老年人的基本生活自理能力情况，并通过变量组合来推断老年人不同基本生活自理能力项目的失能水平，这是本章采取多重填补法进行缺失数据调整的理论依据。例如，年龄、性别、是否患阿尔茨海默病可以作为大小便控制的解释变量，用于推断老年人在该项目上的失能情况。

三　数据选择

（一）分析思路

本章利用专项调查数据提供的信息测算失能率，利用人口普查和调查数据制作生命表，并在此基础上计算自理预期寿命和失能存活时间。首先，对 2014 年中国老年社会追踪调查（China Longitudinal Aging Social Survey，CLASS）数据和 2014 年中国老年健康影响因素跟踪调查（Chinese Longitudinal Healthy Longevity Survey，CLHLS）数据进行合并，对梳洗修饰、上下楼梯、大小便控制等项目缺失数据采取多重插补法进行填补，测算我国老年人的失能率水平。然后，基于 2010 年人口普查数据

---

① 姜向群、魏蒙、张文娟：《中国老年人口的健康状况及影响因素研究》，《人口学刊》2015 年第 2 期。

② 尹德挺：《国内外老年人日常生活自理能力研究进展》，《中国老年学杂志》2008 年第 10 期。

③ 宋新明、齐铱：《新城区老年人慢性病伤对日常生活功能的影响研究》，《人口研究》2000 年第 5 期。

和 2015 年人口调查数据，利用生命表技术计算我国老年人的平均预期寿命，并利用线性插值法得到 2014 年分年龄、分性别的生命表，由此推算 2014 年我国老年人的平均预期寿命。上述估算的具体方法参见相关文献。[①] 最后，引入 2014 年我国老年人失能水平的信息，采用沙利文法计算自理预期寿命和带残存活时间，并进行分性别、分年龄、分失能程度的比较。

（二）数据来源

本研究使用的数据来源于 2014 年的 CLASS 数据和 CLHLS 数据。CLASS 数据中包含了 Barthel 指数评定量表的所有项目，但是其中高龄老年人样本规模较小，80 岁及以上高龄老年人所占比重仅为 13.8%。由于失能是一个小概率事件，为了对失能率进行稳定估计，必须保证具有一定的样本规模。因此，出于保证高龄老年人失能率估计稳定性的考虑，本章以 CLASS 数据为基础，引入同期的 CLHLS 数据作为补充。2014 年 CLHLS 数据调查样本总数为 7192 人，其中 65 岁及以上老年人样本数为 7168 人，80 岁及以上高龄老年人样本数为 4738 人，所占比重达到 66.1%，90 岁及以上超高龄老年人样本数为 2531 人，所占比重达到 35.3%，高龄和超高龄老年人样本规模较大。但该调查问卷的相关问题与 Barthel 指数评定量表中的项目存在一定差异，具体表现为缺少对梳洗修饰和上下楼梯项目的评估，并且需要对大便控制和小便控制两个项目进行合并评估（见表 8-1）。

表 8-1　Barthel 指数评定量表、2014 年 CLASS 数据和 CLHLS
数据中相关评估内容和标准

项目	Barthel 指数评定量表	2014 年 CLASS 数据	2014 年 CLHLS 数据
梳洗修饰	可以独立完成（5 分）、需要任何程度帮助（0 分）	不需要别人帮助、需要一些帮助、完全做不了	—

---

① 杜鹏、李强：《1994~2004 年中国老年人的生活自理预期寿命及其变化》，《人口研究》2006 年第 5 期。

项目	Barthel 指数评定量表	2014 年 CLASS 数据	2014 年 CLHLS 数据
穿衣	可以独立完成(10 分)、需要部分帮助(5 分)、需要极大帮助或完全依赖(0 分)	不需要别人帮助、需要一些帮助、完全做不了	不需要别人帮助、需要一些帮助、需要很多帮助或完全做不了
洗澡	可以独立完成(5 分)、需要任何程度帮助(0 分)	不需要别人帮助、需要一些帮助、完全做不了	不需要别人帮助、需要一些帮助、需要很多帮助或完全做不了
进食	可以独立完成(10 分)、需要部分帮助(5 分)、需要极大帮助或完全依赖(0 分)	不需要别人帮助、需要一些帮助、完全做不了	不需要别人帮助、需要一些帮助、完全做不了
小便控制	可以独立完成(10 分)、需要部分帮助(5 分)、需要极大帮助或完全依赖(0 分)	没有、偶尔有、经常有	(大小便失禁合并评估)没有、偶尔有、经常有
大便控制	可以独立完成(10 分)、需要部分帮助(5 分)、需要极大帮助或完全依赖(0 分)	没有、偶尔有、经常有	
如厕	可以独立完成(10 分)、需要部分帮助(5 分)、需要极大帮助或完全依赖(0 分)	不需要别人帮助、需要一些帮助、完全做不了	不需要别人帮助、需要一些帮助、完全做不了
床椅转移	可以独立完成(15 分)、需要部分帮助(10 分)、需要极大帮助(5 分)、完全依赖(0 分)	不需要别人帮助、需要一些帮助、完全做不了	不需要别人帮助、需要一些帮助、完全做不了
上下楼梯	可以独立完成(10 分)、需要部分帮助(5 分)、需要极大帮助或完全依赖(0 分)	不需要别人帮助、需要一些帮助、完全做不了	—
平地行走	可以独立完成(15 分)、需要部分帮助(10 分)、需要极大帮助(5 分)、完全依赖(0 分)	不需要别人帮助、需要一些帮助、完全做不了	不需要别人帮助、需要一些帮助、完全做不了

资料来源:根据 Barthel 指数评定量表、2014 年 CLASS 数据、2014 年 CLHLS 数据相关内容整理。

四　数据调整

（一）数据调整的思路和方法

老年人的失能状态是计算自理预期寿命和带残存活时间的基础。鉴于CLASS 和 CLHLS 数据的特性，本章以 2014 年 CLASS 数据为基础，以同期的 CLHLS 数据为补充，在合并两项调查数据的基础上，采取多重填补法对缺失数据进行调整，计算出我国老年人的按龄失能率以及分性别、分项目、分等级的失能水平。多重填补法是对缺失数据进行处理的常用算法之一，具有以下三个特点：第一，多重填补过程产生多个中间填补值，可以利用填补值之间的变异反映无回答的不确定性；第二，多重填补通过模拟缺失数据的分布，可以较好地保持变量之间的关系；第三，多重填补能给出衡量估计结果不确定性的大量信息。[1] 许多学者通过比较不同缺失数据的处理方法，例如均值填补法、回归填补法、多重填补法等，均得出多重填补法的调整效果比较好的结论。[2] 在使用多重填补法时，针对不同缺失率的数据集进行不同次数的填补，会产生不同的效果。对于缺失率较低的数据集，填补 5 次、10 次、20 次的效果均比较理想。[3] 本章针对缺失数据的填补次数为 20 次。

首先，本章将 2014 年 CLASS 数据和 2014 年 CLHLS 数据进行合并。结合老年人生活自理能力影响因素的相关研究，在考虑两个数据变量的可获得性和可关联性后选取了共同变量，具体包括性别、年龄、城乡属性、受教育程度、是否独居、是否需要照料、患慢性病数量等。其中，慢性病主要考虑高血压、心脏病、糖尿病、脑血管疾病、关节炎、风湿病等 6 种疾病。如表 8-2 所示，删除关键变量信息缺失的个案后，分别得到 2014年的 CLASS 数据样本 8508 人、CLHLS 数据样本 5719 人。其中，CLHLS

---

[1]　庞新生：《多重插补处理缺失数据方法的理论基础探析》，《统计与决策》2005 年第4 期。

[2]　胡红晓、谢佳、韩冰：《缺失值处理方法比较研究》，《商场现代化》2007 年第 15 期。

[3]　袁中英：《多元线性回归模型中缺失数据填补方法的效果比较》，中南大学硕士学位论文，2008。

数据中老年人样本的平均年龄为 85.11 岁,高于 CLASS 数据中的样本平均年龄(70.82 岁);在 2014 年 CLHLS 数据中,需要照料的老年人所占比重接近 1/3,而 CLASS 数据中需要照料的老年人占比不足 10%;从选定的 6 种特定慢性病的患病数量来看,CLHLS 数据中老年样本平均患有 0.76 种慢性病,要低于 2014 年 CLASS 样本的 1.31 种。

表 8-2　利用 2014 年 CLASS 数据对 CLHLS 数据进行多重插补的
相关变量取值分布

变量	变量设置	2014 年 CLASS 数据频数	2014 年 CLHLS 数据频数
性别	男＝1 女＝2	3879(45.6%) 4629(54.4%)	2631(46.0%) 3088(54.0%)
年龄	连续变量	8508(70.82 岁)	5719(85.11 岁)
城乡属性	城市＝1 农村＝2	4905(57.7%) 3603(42.3%)	795(13.9%) 4924(86.1%)
受教育程度	不识字＝1 小学＝2 初中＝3 高中及以上＝4	2857(33.6%) 2908(34.2%) 1508(17.7%) 1235(14.5%)	3209(56.1%) 1824(31.9%) 414(7.2%) 272(4.8%)
是否独居	是＝1 否＝2	1235(14.5%) 7273(85.5%)	1064(18.6%) 4655(81.4%)
是否需要照料	是＝1 否＝2	807(9.5%) 7701(90.5%)	1907(33.3%) 3812(66.7%)
是否患阿尔茨海默病	是＝1 否＝2	125(1.5%) 8383(98.5%)	144(2.5%) 5575(97.5%)
患慢性病数量	连续变量	8508(1.31 种)	5719(0.76 种)

两项调查可以获得的共同信息还包括 Barthel 指数评定量表中的若干项目,即进食、洗澡、穿衣、如厕、床椅转移、平地行走。为了对应 2014 年 CLHLS 数据中的变量,需要对 2014 年 CLASS 数据中大便控制和小便控制两个项目进行合并,作为一个共同变量"大小便控制"。在任意项目上选择"经常有"都被界定为大小便失禁"经常有";若两项都为"偶尔有",或者一项为"偶尔有"、一项为"没有",则被界定为大小便

失禁"偶尔有";只有两项都选择"没有"的情况下,才被界定为"没有"大小便失禁,即在大小便控制项目上没有失能。如表 8-3 所示,对 CLASS 数据的分析结果显示,上述 7 个项目与梳洗修饰、上下楼梯、大便控制、小便控制项目均具有显著相关关系。就大便控制和小便控制项目而言,两者之间的相关系数高达 0.705,两者与大小便控制合并项目的相关系数分别为 0.798 和 0.947,明显高于与其他项目的相关系数。

表 8-3　Barthel 指数评定量表中部分项目失能情况的相关系数

项目	梳洗修饰	上下楼梯	大便控制	小便控制
进食	0.617 ***	0.481 ***	0.503 ***	0.466 ***
洗澡	0.665 ***	0.532 ***	0.390 ***	0.410 ***
穿衣	0.749 ***	0.532 ***	0.500 ***	0.471 ***
如厕	0.665 ***	0.553 ***	0.541 ***	0.509 ***
床椅转移	0.599 ***	0.541 ***	0.469 ***	0.443 ***
平地行走	0.586 ***	0.660 ***	0.449 ***	0.439 ***
大小便控制	0.387	0.360 ***	0.798 ***	0.947 ***
梳洗修饰	—	0.495 ***	0.428 ***	0.418 ***
上下楼梯	0.495 ***	—	0.398 ***	0.390 ***
大便控制	0.428 ***	0.398 ***	—	0.705 ***
小便控制	0.418 ***	0.390 ***	0.705 ***	—

注:*** 表示 P<0.001。
资料来源:根据 2014 年 CLASS 调查数据计算。

鉴于 2014 年 CLHLS 数据在梳洗修饰、上下楼梯、大便控制、小便控制等 4 个 Barthel 指数评定量表项目上存在缺失,需要使用多重填补法进行调整。考虑到大小便失禁原因和规律的特殊性,本研究对缺失数据的填补分为两个步骤。如表 8-4 所示,第一步是填补大便控制和小便控制项目,解释变量包括合并后的"大小便失禁"项目,以及性别、年龄、是否患阿尔茨海默病等三个共同变量。第二步是填补梳洗修饰和上下楼梯项目,其解释变量不仅包括 Barthel 指数评定量表中的其他 8 个项目,还包括性别、年龄、城乡属性、受教育程度、是否独居、是否需要照料、患慢性病数量等共同变量。

表 8-4　多重填补步骤及其相关变量

步骤	预测变量	解释变量
第一步	大便控制、小便控制	(1)大小便控制 (2)性别、年龄、是否患阿尔茨海默病
第二步	梳洗修饰、上下楼梯	(1)进食、洗澡、穿衣、如厕、床椅转移、平地行走、大便控制、小便控制 (2)性别、年龄、城乡属性、受教育程度、是否独居、是否需要照料、患慢性病数量(高血压、心脏病、糖尿病、脑血管疾病、关节炎、风湿病等6种)

（二）数据填补的效果评估

本章以 2014 年的 CLASS 数据为基础，分别对 CLHLS 数据中的梳洗修饰、上下楼梯缺失项目进行填补，比较图 8-1 中填补前后的年龄变化趋势可以发现，两类曲线比较贴合，填补后的两个单项的失能率变化曲线更为平缓。

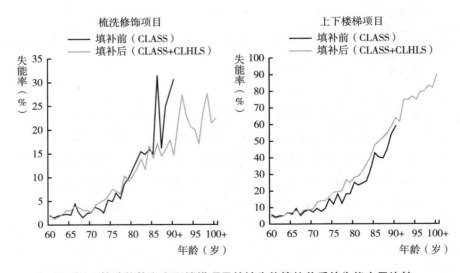

图 8-1　梳洗修饰和上下楼梯项目的缺失值填补前后的失能水平比较

　　在填补完成后，根据 Barthel 指数评定量表的计分标准，可以基于合并后的数据计算 2014 年老年人群的高龄失能率，并使用指数平滑法对数据结果进行调整。如图 8-2 所示，在考虑不同范畴失能等级的情况下，60~90 岁年龄段填补前后的中重度失能率按年龄变化曲线较为一致，而且填补后数据在 90~100 岁年龄段的失能率曲线与 90 岁以下年龄组人群的按年龄变化趋势相吻合。

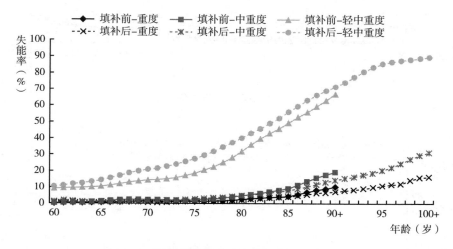

图8-2　缺失值填补前后老年人失能水平比较

五　老年人的失能状况

　　如图 8-3 所示，随着年龄增加，老年人的失能率呈现增长趋势，而且在 80 岁以上的高龄老年人中，失能率的按龄增长态势进一步强化，但在 95 岁以上的超高龄老年人中，失能率的增长态势趋缓。比较男性和女性老年人的失能率变化趋势可以发现，其中存在明显的性别差异，女性老年人的失能率普遍高于男性老年人，而且随着年龄的增加，男性和女性老年人的失能率差距呈现扩大趋势（见图 8-4）。

　　此外，进一步比较老年人在各项日常活动上的失能情况可以发现，轻、中、重度失能群体间存在差异。虽然从轻度失能到重度失能，各个项

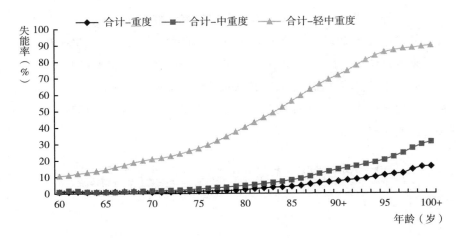

图8-3 我国老年人总体失能水平

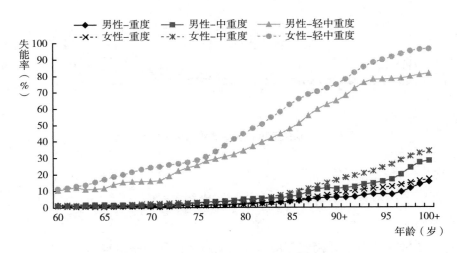

图8-4 我国老年人分性别、分等级失能水平

目失能率均有所提高，但是在不同失能等级的人群中，老年人失能率比较高的项目并不一致。轻度失能主要集中在上下楼梯、平地行走、梳洗修饰三项活动，而重度失能则拓展到进食、洗澡、穿衣、如厕、床椅转移等活动项目（见图8-5）。在Barthel指数评定量表中，相比于在ADL层次包含的项目，属于IADL层次上的项目发生功能缺损的比率更高。

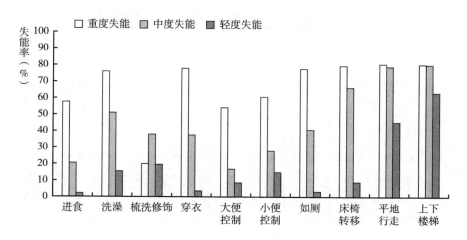

图 8-5　我国老年人分项目、分等级失能水平

六　老年人的失能持续时间

本章利用 2010 年人口普查和 2015 年 1% 人口抽样调查数据，在生命表技术的基础上，通过插值法计算得到了 2014 年的中国人口生命表。在此基础上本章又引入对合并数据进行填补后得到的同期老年人失能水平的相关信息，使用沙利文法推算出 2014 年中国男性和女性老年人的自理预期寿命和失能后的带残存活时间。

如表 8-5 所示，2014 年我国 60 岁老年人的平均预期余寿约为 20.35 年，女性老年人的平均预期余寿超过男性老年人，两者分别为 22.82 年和 18.28 年。她们的生活自理预期余寿也略高于同龄的男性，前者约为 16.43 年，后者约为 14.05 年。随着年龄增加，老年人的平均预期余寿和健康预期余寿持续缩短，而女性老年人的平均预期余寿和健康预期余寿均超过同龄男性。但是如果以自理预期余寿占平均预期余寿的比重这一指标来评价自理预期余寿的变化趋势，则男性在各个年龄组上均普遍优于女性，他们余寿中的带残存活时间较短（见表 8-5）。

表 8-5　我国老年人分性别平均预期余寿与自理预期余寿

年龄	合计			男性			女性		
	平均预期余寿（年）	自理预期余寿（年）	自理预期余寿/平均预期余寿（%）	平均预期余寿（年）	自理预期余寿（年）	自理预期余寿/平均预期余寿（%）	平均预期余寿（年）	自理预期余寿（年）	自理预期余寿/平均预期余寿（%）
60	20.3483	15.1599	74.50	18.2752	14.0459	76.86	22.8171	16.4287	72.00
65	16.4320	11.3874	69.30	14.5569	10.4467	71.76	18.6417	12.4492	66.78
70	12.8964	8.0772	62.63	11.2432	7.3255	65.15	14.7936	8.9037	60.19
75	9.8181	5.3302	54.29	8.4044	4.7727	56.79	11.3611	5.9131	52.05
80	7.2566	3.1942	44.02	6.0842	2.8198	46.35	8.4235	3.5498	42.14
85	5.2178	1.6322	31.28	4.2859	1.4136	32.98	6.0323	1.8150	30.09
90	3.6784	0.7137	19.40	2.9684	0.6044	20.36	4.1939	0.7905	18.85
95	2.5770	0.3387	13.14	2.0553	0.2818	13.71	2.8640	0.3692	12.89
100+	1.8263	0.1128	6.18	1.4531	0.0898	6.18	1.9574	0.1209	6.18

资料来源：根据 2010 年人口普查、2015 年人口抽样调查，以及 2014 年的 CLASS 和 CLHLS 数据计算。

　　余寿与生活自理预期寿命的差值反映了老年人的带残存活时间，如果以 Barthel 指数作为评判老年人是否需要接受照料的标准，则这一段时间就是老年人需要获得长期照护支持的时期。表 8-6 的计算结果显示，我国 60 岁老年人处于重度失能状态的平均带残存活时间约为 0.42 年，处于中重度失能状态的带残存活时间约为 0.79 年；而如果从轻度失能开始算起，则余寿中的带残存活时间长达 5.01 年。随着年龄的增加，老年人处于各个失能等级的带残存活时间整体上呈现下降趋势，而且老年人的带残存活时间呈现稳定且明显的性别差异。60 岁女性老年人在重度、中重度、轻中重度失能状态下的带残存活时间分别约为 0.55 年、1.04 年、6.18 年，均要高于相同失能等级下男性老年人的带残存活时间（见表 8-6）。

表8-6　我国老年人分性别、分等级带残存活时间

单位：年

年龄	合计			男性			女性		
	重度失能	中重度失能	轻中重度失能	重度失能	中重度失能	轻中重度失能	重度失能	中重度失能	轻中重度失能
60	0.4215	0.7890	5.0134	0.3285	0.5997	4.0813	0.5514	1.0358	6.1810
65	0.4152	0.7830	4.8802	0.3157	0.5940	3.9713	0.5504	1.0245	5.9980
70	0.4073	0.7723	4.6498	0.3156	0.5824	3.7720	0.5313	1.0060	5.6934
75	0.4189	0.8062	4.3575	0.3223	0.6148	3.5225	0.5425	1.0280	5.2949
80	0.4317	0.8259	3.9509	0.3214	0.6330	3.1707	0.5587	1.0281	4.7448
85	0.4369	0.8476	3.5046	0.3381	0.6575	2.8038	0.5396	1.0210	4.1255
90	0.4150	0.7785	2.9176	0.2772	0.5928	2.3242	0.5336	0.9180	3.3512
95	0.4688	0.8216	2.2264	0.3262	0.6355	1.7667	0.5593	0.9245	2.4798
100+	0.3720	0.6944	1.6720	0.2676	0.5525	1.3304	0.4027	0.7442	1.7921

资料来源：根据 2010 年人口普查、2015 年人口抽样调查，以及 2014 年的 CLASS 和 CLHLS 调查数据计算。

七　结论

本章从我国长期护理保险试点现状出发，将 Barthel 指数评定量表作为老年人的失能评估标准，利用 2014 年 CLASS 和 2014 年 CLHLS 的合并数据，对老年人的失能水平以及由失能引发的长期照护时间进行评估，以期为我国长期照护制度的照护成本测算和可持续运行提供一定的参考和依据。研究发现，老年人失能水平随年龄增加而呈现快速增长趋势，60 岁中国男性老年人在重度失能状态下平均存活约 0.33 年，60 岁的女性老年人平均存活约 0.55 年。但是在当前的长期护理试点实践中，从申请者处于失能状态到享受待遇的间隔期为 0.5 年，大量的老年人在尚未受益之前就已经离世。因此，长期护理保险基金的实际花费将远低于基于失能数据测算出的照护服务支出。

本章揭示了老年人长期照护需求中存在的明显性别差异，女性的失能风险高于男性，这种性别差异同样存在于老年人的生活自理预期余寿及其带残存活时间中。由此推断，尽管女性老年人拥有更高的平均预期余寿和健康预期余寿，但其余寿中的带残存活时间普遍超过同龄男性，这意味着她们所需要的长期照护时间和成本高于男性。女性老年人自理预期余寿所占的比重也低于男性老年人，这一指标说明，在不断延长的预期寿命中，女性老年人更有可能处于失能状态，她们的长期照护成本增长趋势超过男性。因此，女性失能老年人将是未来长期照护服务的主要目标人群，无论是强化长期照护支持还是降低长期照护成本，都应该重点关注这一人群。

分析老年人各项基本活动的受损情况可以发现，失能率较高的项目集中于洗澡、如厕、小便控制等活动，而且失能通常首先从工具性生活自理能力受损开始，例如梳洗修饰、平地行走、上下楼梯等项目。因此，在提供具体的长期照护服务内容时，应优先保障失能老年人的助浴和助厕等服务。对已经处于轻度失能或者存在失能风险的老年人而言，需要重点关注工具性生活自理活动项目，或者提供必要的辅助和康复锻炼支持，这将会大幅度降低其失能风险，减轻失能照护负担。

在评估长期照护支持对象、测算长期照护成本时，可以考虑采用分级策略，优先保障中、重度失能老年人。从 Barthel 指数评定量表项目的失能情况来看，中、重度失能老年人在给定的 10 个项目中出现多项失能，其失能等级更高，生活自理能力更差，对长期照护服务的需求自然就更加迫切。但是和轻度失能相比，老年人出现中重度失能的风险很低，照护负担较轻。因此，从实践操作层面而言，长期照护服务的受益人群限定于中重度失能人群，将极大提高试点项目的可操作性和未来资金的可持续性。鉴于轻度失能率和中重度失能率之间存在差距，考虑到当前的社会经济环境和长期照护项目的筹资状况，将项目的受益人群扩大到轻度失能人群，会导致照护服务时间和成本大幅度上升，降低照护服务资源的使用效率。各个地区在确定长期护理评估标准时，不仅需要考虑失能老年人自身的需求状况，还要从当地的财政资源和服务资源条件出发，科学评估项目的可持续性。

本章研究的不足之处有两点。首先，数据中的信息缺失主要集中于轻度失能状态下的受损项目，这导致多重插补法带来的估计偏差对轻度失能率的影响较大，降低了基于轻度失能率指标完成的测算结果的精确度。其次，受限于样本的规模，本研究对失能风险的估计和带残存活时间的测算尚未考虑城乡属性差别。然而，目前的长期护理保险制度试点主要集中于城市老年人群，而城市和农村老年人在失能率和带残存活时间方面确实存在差异。

第九章　长期照护制度中的失能
评估工具分析

一　研究背景

随着中国社会经济的发展，在人口预期寿命不断延长的同时，老年人失能的风险随之上升。[①] 持续加剧的人口老龄化也带来了失能人口规模的扩张，失能老年人的日常照料需求日益增加。[②] 在家庭照料压力剧增的同时，社会养老服务的介入已不可避免。长期照护是指"在持续的一段时期内给丧失活动能力或从未有过某种程度活动能力的人提供的一系列健康护理、个人照料和社会服务项目"。[③] 经济合作与发展组织（OECD）将老年人长期照护定义为，需要日常生活活动帮助的人所需的一系列服务，是社会照护和医疗照顾的结合、正式支持和非正式支持相结合的一种公共服务。[④] 西方发达国家的经验表明，长期照护制度在服务的提供和资金的支持方面减轻了家庭照料的负担；[⑤] 通过照护保险的方式将长期照护服务从

① 张立龙、张翼：《中国老年人失能时间研究》，《中国人口科学》2017 年第 6 期。
② 党俊武：《中国城乡老年人生活状况调查报告（2018）》，社会科学文献出版社，2018。
③ 〔美〕雷克斯福特·P. 桑特勒、史蒂芬·P. 纽恩：《卫生经济学——理论、案例和产业研究》，程晓明等译，北京大学医学出版社，2006。
④ Organization for Economic Cooperation and Development, *Long Term Care for Older People* 2005.
⑤ 刘德浩：《长期照护制度中的家庭团结与国家责任——基于欧洲部分国家的比较分析》，《人口学刊》2016 年第 4 期。

专业的医疗卫生服务体系中相对剥离，抑制了医疗卫生成本的上升势头。[1] 长期照护制度在提高失能老年人对养老服务的购买力、满足他们对长期照护服务的需求方面发挥了重要作用。[2] 未来，长期照护也将成为中国减轻失能老年人家庭照料服务负担、提高失能老年人生存质量的关键性措施。

自 2010 年以来，国务院出台了多项涉及长期照护的概念与具体实施举措的政策，对长期照护制度的探索和尝试已经被列为中国社会养老服务体系发展规划的重要内容，但对长期照护制度中失能老年人的判定方式并未达成一致，[3] 对长期照护制度的受益人群的界定存在很大差异，阻碍了照护资金的可持续性评估和规划，[4] 长期照护制度的公平性难以从根本上得到保障。[5]

长期照护本质上是在特定社会环境下对失能者的支持，是对个体受损的独立生活能力的补偿，与个体的生活方式和生活环境密切相关。随着人们生活质量的提高和老年人余寿的延长，人们对生活自理的能力要求不断上升，照护服务应该包含的内容也将更加丰富。识别失能人群的目的是确定接受长期照护支持和服务的对象，这项工作不仅是评价长期照护制度公平和效率的重要指标，而且是保证该制度可操作性和可持续性的重要环节。因此，长期照护制度的发展既取决于老年人口的失能风险和失能程度，也受制于政府和社会可以为失能者提供的支持。在这种情况下，长期照护体系中失能评估标准的确立和完善显得尤为重要。科学的失能评估工具，应以现实生活中失能人群的照护支持和现实需要为目标，立足当前的社会经济环境，确定可以提供的服务内容和数量。如何有效识别失能人

---

① 王磊、林森、赵晔：《日本介护保险制度改革及其启示》，《地方财政研究》2013 年第 5 期。

② 苏群、彭斌霞、陈杰：《我国失能老人长期照料现状及影响因素——基于城乡差异的视角》，《人口与经济》2015 年第 4 期。

③ 苏群、彭斌霞：《我国失能老人的长期照料需求与供给分析》，《社会保障研究》2014 年第 5 期。

④ 王帅辉：《我国农村失能老人社区居家长期照护服务体系的构建》，重庆大学硕士学位论文，2015。

⑤ 中国医疗保险研究会：《长期照护保障制度相关问题的探讨》，《中国医疗保险》2016 年第 1 期。

群，并根据他们的需求对其进行精准分类，成为关乎长期照护制度有效实施并持续运行的关键要素。但是学术界对中国长期照护制度中的失能评估方式尚存在分歧，在试点实践过程中采取的评估方法和手段也存在明显差别。这种局面使中国长期照护制度的未来发展具有很大的不确定性，限制了试点向其他地区的拓展，增加了实现全国统筹的难度。有鉴于此，本章希望能够结合发达国家长期照护制度发展过程，分析失能评估工具的发展演化脉络，剖析确立失能评估标准的主要原则，探讨如何构建多层次、模块化的失能动态评估标准，适应不同社会经济背景下的长期照护制度发展需求。

二 失能评估标准制定的理论基础

健康是一个综合的概念，世界卫生组织将其定义为个人或群体能够实现愿望和满足需要的程度，以及应对和改变环境的能力。健康老龄化需要"发展和维护老年健康生活所需的功能发挥"，功能的缺损会导致个体在身体、精神或社会领域的失能。[1] 在这一理念下，健康被区分为内在能力和外在功能表现，内在能力指的是个人可以利用的所有躯体和精神能力的综合;[2] 外在功能表现则是与健康有关的三类属性：个人的内在能力、相关环境因素，以及它们之间的相互作用。[3] 长期照护保障体系的建设以发展公共福利为目标，确保存在严重且持续的内在能力丧失或有相应风险的老年人维持一定水平的功能发挥，以使其获得基本权利、根本的自由和人格尊严。换言之，长期照护是确保严重失能老人仍然能够实现"健康老龄化"的一种途径。失能的本质是个体无法达到既有环境下独立生

---

[1] 世界卫生组织：《关于老龄化与健康的全球报告》，2015。

[2] Chatterji S., Caballero F., & Verdes E., *Intrinsic Capacity-How to Operationalize it at a Population Level*, *Criteria for Measurement and Monitoring Over Time*, *and Eey Gaps*（World Health Organization, 2017）.

[3] Sadana R., *Development of Standardized Health state Descriptions in Summary Measures of Population Health*：*Concepts*, *Ethics*, *Measurement and Applications*（World Health Organization, 2002）.

活所需的活动能力要求，导致日常活动受限。① 所以，老年人的失能状态评估并非孤立地评估老年人的内在能力或功能丧失状态，更要关注其在一定环境下的外在功能表现状况。综上所述，失能是由健康引申的一个复杂的多维概念，这种多维复杂性给评估的操作化过程带来了很大的不确定性。

失能人群的照料需求由失能程度和持续时间两者共同决定。但是对老年人失能风险和持续时间的测算一直是学界研究的难点，未来的发展趋势并不明朗。一方面，在健康老龄化行动的推动下，未来社会环境的年龄友好化程度提高，人类的衰老化进程逐渐放缓，失能人群的相对数量可能会有所下降。② 另一方面，随着失能标准的不断演变、覆盖的人群继续扩展、照护服务的内容更加丰富，加之死亡率下降带来的人口寿命延长，失能人群的绝对数量可能会有所上升③。因此，失能判定标准作为影响失能人口规模和失能持续时间的关键要素，在长期照护体系中的重要性更加凸显。

随着经济社会进步与时代变迁，个体需求在日益增长，失能评估的内涵与维度也在不断丰富。正如需求理论所提到的，人类的需求会随着生活质量的提高而改变，从对最基本生存条件的追求，到对安全、爱和归属感的追求，甚至到对尊重和自我实现等理想精神世界的追逐而不断演进。这种需求的变化也提升了人们对基本日常活动的要求，而失能的判定标准也随之由较低层次向较高层次转变，更加符合健康概念多维度的特性。发达国家的实践表明，最初对失能者的照护是针对因为健康原因而无法完成最基本生存活动的人群，后来范围扩大至在既有环境下无法维持独立生活、日常活动受限的人群，进而向那些无法借助个人活动获得可持续性发展和提升的人群扩展。由此，在这一过程中，失能的判定标准也经历了由单一指标到复合指标的演变，评判者不再仅仅将目光局限于基本生活自理能力

---

① 张文娟、魏蒙：《中国老年人的失能水平到底有多高？——多个数据来源的比较》，《人口研究》2015 年第 3 期。

② 张立龙、张翼：《中国老年人失能时间研究》，《中国人口科学》2017 年第 6 期。

③ 解恒革：《重视对脑卒中后认知障碍和抑郁的研究》，《中华老年心脑血管病杂志》2018 年第 10 期。

或活动能力，而是借助综合评估工具，从多个维度评价失能状态的具体情况。

三 长期照护评估工具的发展过程

（一）长期照护评估工具的类型

在发达国家长期照护体系的建设过程中，长期照护评估工具经历了从无到有、从简单到复杂的发展历程，陆续推出了三代失能评估工具。

1. 聚焦躯体活动能力的第一代评估工具

第一代长期照护评估工具在发达国家早期的长期照护保险实施过程中被广泛使用，它主要针对躯体功能状况，通常使用单一指标——基本生活自理能力进行测量。对于该项能力的评价量表；最初使用 Katz 的 ADL 量表，[1] 后经不断丰富完善，形成包括基本生活自理能力（ADL）和工具性生活自理能力（IADL）[2] 两个层次的量表。第一代评估工具的测量方式，除了 Katz 指数分级法，还有 Barthel 指数[3]、Frenchy 指数[4]、Rivermead 运动指数[5]以及 FIM 机能自理测定[6]等。其中，Barthel 指数在临床护理等级

---

[1] S. Katz, & A. B. Ford, et al., "Studies of Illness in the Aged. The Index of ADL: A Standardized Measure of Biological and Psychosocial Function," *The Journal of the American Medical Association* 185, No. 12 (1963): 914–919.

[2] Lawton M. P., & Brody E. M., "Assessment of Older People: Self-maintaining and Instrumental Activities of Daily Living," *Gerontologist* 9, No. 3 (1969): 179–186.

[3] Mahoney F. I., & Barthel D. W., "Functional Evaluation: The Barthel Index," *Maryland State Medical Journal* 2, No. 14 (1965): 61–65.

[4] Holbrook M., & Skilbeck C. E., "An Activities Index for Use with Stroke Patients," *Age and Ageing* 12, No. 2 (1983): 166–170.

[5] Collen F. M., Wade D. T., Robb G. F., & Bradshaw C. M., "The Rivermead Mobility Index: A further development of the Rivermead Motor Assessment," *Disability & Rehabilitation* 13, No. 2 (1991): 50–54.

[6] Nissen M. I., "Emphasis Placed by Cedar Court Physical Rehabilitation Hospital on the Functional Independence Measure as the Overall Index for Successful Rehabilitation," *Australian Clinical Review / Australian Medical Association and the Australian Council on Hospital Standards* 9, No. 1 (1989): 36–38.

评估中获得了广泛应用，而多项研究证明该方法在躯体功能状况测量方面具有良好的信、效度。① 该指标在 ADL 和 IADL 指数基础上进行了适度的扩展和补充，但其条目的细化与延伸仍是在躯体健康框架内，测量维度单一，难以获得除躯体功能之外的综合信息。

2. 多维度反映健康状况的综合评估工具

随着社会的发展，人们对生理健康之外其他健康维度的关注日益增强，对个体日常基本生活所需的活动能力的要求逐步增加，失能的维度进一步扩展，第一代失能评估工具对个体多维度、多层次照护需求的识别能力不断减弱。在此背景下，各国根据实际情况开始探索适合国情的第二代长期照护评估工具。他们以第一代的单一维度评估工具为基础，整合不同维度的测量指标，最终发展成现在评估老年人综合健康情况的多维度、多指标评估工具，这种工具普遍包含躯体功能、认知心理、疾病情况、社会环境等维度，并纳入预防、成本管控等因素。英国的 EASY-Care 评估工具、德国的 NBA（Das Neuen Begutachtungs Assessment）评估工具、日本的保护认定调查表等即属于第二代评估工具，目前此类工具在国外使用比较普遍。

EASY-Care 老年照护评估系统包括 7 个维度 49 个条目，由包括 Barthel 指数评定量表、Lawton IAD 量表、认知功能量表（CPS）、老年抑郁量表（GDS）在内的成熟量表组合形成。量表的评分结果分为三个维度：以独立性得分评估基本和复杂的日常生活活动，获取具体的照护需求；以照护风险得分评估失能住院风险，从而有效地进行成本管控；以跌倒风险得分评估受伤的可能性，以增强人们对失能的预防意识。此外，该评估系统具有"排定条款"的限制，按照资产调查结果，对不同身份的人群给予差异化的保障待遇。② 德国的长期照护评估工具 NBA 共包括 8 个维度 76 个条目，根据评分结果对老年人提供不同等级服务。评估包含了

---

① 李奎成、唐丹等：《国内 Barthel 指数和改良 Barthel 指数应用的回顾性研究》，《中国康复医学杂志》2009 年第 8 期。

② 杨沛然：《国外长期照护保险制度比较及其对中国的启示——以德国、日本、荷兰、美国、英国为例》，《劳动保障世界》2017 年第 20 期。

躯体功能、认知、心理、社会支持网络、就医需求等指标。[①] 对个体认知与心理功能的评估，拓展了失能评估的维度；对社会支持网络和就医需求的评估，量化了失能风险，提供了预防失能的依据。[②] 日本的"保护认定调查表"有 7 个维度 85 个条目，具体包括躯体功能、生活能力、认知能力、精神障碍、社会适应性、特别医疗需求、失能失智等维度。[③] 该工具根据评分结果提供对应等级的长期照护服务，既能"预测"个体的失能时间，增强个体对失能状态的预防意识，又能针对不同需求提供个性化服务。

3. 模块化的综合评估工具

随着失能人规模的扩大，长期照护服务成本增长迅速，居家和社区照护受到更多关注，对失能老年人的照护方式日趋多元化。个体保持生活自理所需的活动能力，在不同的居住环境下存在很大差异，在机构中处于生活自理状态的老年人却有可能无法在社区独立生活。[④] 因此，在不同照护方式下，针对老年人的失能评估标准也存在显著差别。但是由于老年期个体健康的异质性较大，老年个体所处的照护场所会随其自身健康状况的变化而变化。所以，第三代评估工具在多维度综合性失能评估工具的基础上，进一步纳入了对照护场所类型的考虑，形成多场所多用途的兼容模式，力求解决不同照护机构之间的信息兼容性和连续性问题。美国的Inter RAI 综合评估工具是第三代评估工具的代表，它最初用于评估入住养老机构老年人的健康状况，核心内容包括身份识别、视听及语言、认知和情绪、日常习惯、躯体功能、内脏器官、疾病史、健康状况、营养状况、口腔及皮肤状况、药物过敏、特殊治疗、身体约束使用状况、医疗保

① 张连增、国畅：《国际经验对我国长期护理保险评估体系建设的启示——以德国、荷兰、日本、韩国为例》，《未来与发展》2018 年第 4 期。

② Büscher A., Wingenfeld K., & Schaeffer D., "Determining Eligibility for Long-term Care-lessons from Germany," *The International Journal of Integrated Care* 11, No.2 (2011): 19.

③ 刘慧敏、刘跃等：《德国与日本长期照护服务分级制度及启示》，《护理管理杂志》2018 年第 4 期。

④ 顾大男、柳玉芝：《我国机构养老老人与居家养老老人健康状况和死亡风险比较研究》，《人口研究》2006 年第 5 期。

险等 18 个维度 168 个条目。此后陆续发展了侧重于不同目标群体的 Inter RAI，例如，家庭照护评估（Home Care）、社区健康评估（Community Health）、长期照护机构评估（Long-term Care Facilities）等。多种评估体系之间既彼此独立又相互联系，针对用户所需做出定制化评估。例如家庭照护评估侧重于评估个体生理与心理健康，社区健康评估侧重于环境的适宜性以及个体在此环境中的社会适应度，而长期照护机构评估则更侧重于精准识别照护需求人群。评估体系可以根据测量结果制订个性化照护方案，确定照护需求等级，并提供相应的保险给付水平。不同的 RAI 评估工具共同构建了综合性评估体系，既具有共同评估指标和标准，又有多样化、个性化的评估侧重面。

（二）长期照护评估工具的发展趋势

从上述几种评估工具的发展演化过程中可较清晰地看到从失能评估演变为综合性长期照护评估的动态发展轨迹（见图 9-1）。在最初阶段，人们主要关注躯体健康状况，后来逐渐纳入了针对精神与认知健康、社会健康的评估指标，形成了多层次的失能评估体系，也带来了照护负担和服务难度的持续增加。为了降低照护成本，提高服务质量，更多维度的评估指标陆续被纳入评估体系。例如，为了进行风险管理，引入了环境因素，以了解被评估者的居住环境和社会支持网络，为前瞻式干预提供依据，降低或延缓其失能的风险；为了提高资源利用效率，纳入了经济审查要素，筛查服务需求人数，把控服务投放人群，以控制成本，增加资金使用的可持续性；为了提高服务质量，将失能水平评估、照护需求评估、服务供给评估三者衔接起来，以了解个体的特殊需求，定制个性化服务。在引入上述模块后，最初单一的失能评估工具已经拓展为综合判定失能状态与服务需求的长期照护评估工具。

综合长期照护综合评估工具的发展和完善过程，可以发现如下变化趋势。

1. 评估维度多元化，内容综合化

目前，长期照护体系中的评估工具呈现出综合化和复杂化的趋势。第一代评估工具主要是针对躯体功能状况，使用单一量表来评估失能状态。

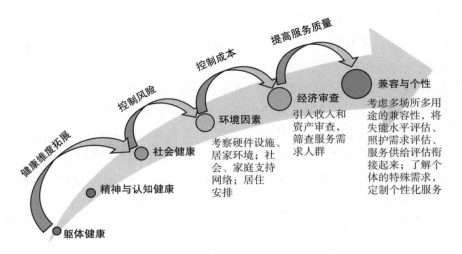

图 9-1　综合评估工具的发展和完善

第二代和第三代评估工具则纳入身体健康、心理健康和社会健康等多个维度，对健康状况进行综合评估，并在此基础上，加入了居住环境、社会支持等因素，突出环境友好度对活动能力的影响，还兼顾了评估指标的用途灵活性和场所通用性。

2. 评估结果的精细化与前瞻性程度提高

失能评估以确定长期照护服务对象为最终目标，人们逐渐开始利用评估收集的信息和结果来精确识别照护需求，提高资源利用效率。对个体失能水平以及对应照护服务等级的划分不断精细化，老年人的不同照护需求得到更精准标识，照护支持的针对性得到进一步改善。此外，综合的评估体系还纳入住院频率和跌倒可能性等风险监测指标，识别存在高损伤风险的潜在人群，加强对失能的前期预防。

3. 评估工具纳入成本控制的考量

随着人口老龄化程度的加剧和失能评估标准的拓展，失能人群的规模不断扩大，对失能者提供照护服务的难度和成本持续上升。[①] 为了有效识别老年人对各类照护支持的有效需求，综合评估体系陆续加入对于个体社

---

① 丁一：《中国失能老人长期照护服务供给成本分析》，《商情》2013 年第 52 期。

会经济、居住环境等信息的收集，以评估其潜在的照料资源和购买力，识别各类弱势人群（如服务资源弱势人群和经济弱势人群）。根据这些信息可以更加有效地控制照护成本，比如，在分配长期照护资源时向经济弱势人群倾斜，以提高资源利用的社会效率；在照护服务资源有限的情况下，可以优先满足服务资源弱势人群，提高服务的使用效率；识别失能的高风险人群并进行有效干预，降低其发生重度失能的可能性，可减少照护成本。

4. 整合型评估工具成为主流

发展后的综合照护评估工具中的指标与维度逐渐向长期照护服务供需两端延伸，最大限度地利用已有的成熟评估技术与信息收集模块，将失能状态评估、照护需求评估、服务供给评估三个不同环节衔接起来，形成内容更加系统、功能更加强大的评估方案。例如，个体完成系统性评估之后，测评结果包括被测评者的健康状况、失能风险、照护需求强度、照护服务等级、收入与财产状况、保险给付标准等多层次、多类型的个性化信息。

四 多层次、模块化的长期照护评估工具

综上所述，随着长期照护制度的发展，对失能老年人的照护需求评估逐渐由单一的躯体失能评估发展为多维度的综合健康评估，评估的目标由对失能人群的识别演变为对照护支持需求的评估。在这一过程中，早期的失能评估转变为综合性长期照护评估，并最终呈现了层次化和模块化的特征，这种特征大大提升了评估工具在不同环境下的适用性和自我发展能力，为当前长期照护综合评估工具开发提供了有益借鉴。

总结国际上各类长期照护评估所使用的评估工具模块，大致可以分为两项功能：一是对失能状态的评估；二是对照护需求的有效识别。随着对健康老龄化理论认识的深入，失能状态综合评估逐渐覆盖了健康的多个维度，包括模块一"躯体活动能力"，以及后来陆续纳入的模块二"精神与认知健康"、模块三"社会健康"等评估指标（见表9-1）。维度拓展后形成的多层次评估体系是应对不断上升的基本生活需求的成果，它反映了人们从基本生存活动上升至精神层面需要的动态诉求。在社会经济发展水平地区差异明显的背景下，中国可以统一建立多层次的失能评估体系，而

各个地区根据各自的社会经济条件，基于统一的评估体系动态调整失能评估的标准，逐步建立由生理到心理，最终囊括社会适应性的多维度失能评估工具。这种多层次的失能评估标准既立足于全国各地不同的社会经济发展水平，也兼顾了未来建立全国统一的长期照护体系的要求。

表 9-1　评估工具模块化设计

功能	模块	名称	目的	具体内容
失能状态评估	模块一	躯体活动能力	考虑到失能的多维性，评估躯体失能状况	Barthel 指数评定量表,生活质量调查表(SF-36)
	模块二	精神与认知健康	评估失智状况,评估心理健康状况	临床痴呆分级量表(CDR),老年抑郁量表(GDS),蒙特利尔认知评估量表(MoCA),情绪智力量表(EIS),焦虑自评量表(SAS)
	模块三	社会健康	评估社会适应性	社会适应能力评估量表。
照护需求识别	模块四	生活环境	了解社会、家庭、人际关系环境,便于对失能进行预防式干预	家庭环境量表(FES),社会支持评定量表(SSRS),个人与社会表现量表(PSP),社会距离量表(SDS),照顾者虐待倾向评估量表(CASE)
	模块五	经济审查	通过收入和资产审查,筛查服务需求人群,控制成本	社会经济地位量表(SES),照顾者压力
	模块六	兼容与个性	考虑多场所、多用途的兼容性,将失能水平评估、照护需求评估、服务供给评估衔接起来;了解个体的特殊需求,定制个性化服务	特殊医疗要求;特别护理需求,与个性化照护需求相契合

　　整合不同用途的单一维度量表，最大限度地利用已有成熟评估技术，是长期照护评估工具发展的另一主要思路，模块化成为综合性长期照护评估工具的重要特征。根据评估目标、被评估人群和制度支持力度，可以选择适当的模块组成评估工具，不仅可以提高评估结果的针对性，而且便于

和其他人群进行比较。随着失能维度不断拓展和个体照护需求增长，失能评估工具也不断完善，更多维度的评估指标逐步被纳入评估体系。模块四是"生活环境"，包括社会、家庭、人际关系等环境；模块五是"经济审查"，包括收入和资产、居住安排、照顾者压力；模块六是"兼容与个性"，为个体提供有针对性的照护服务。纳入这些指标后所形成的综合评估体系已不再局限于判定失能水平或健康状况，而是拓展成为判定失能状态与服务需求的长期照护评估工具，可更为精准有效地识别个体需求。

需要指出的是，在长期照护评估体系的发展过程中，失能评估之外的其他模块是在发展后期基于控制成本、提高资源利用效率的目的而引入评估体系的，但对后发国家而言，若在项目建设的初期即考虑引入这些功能模块，可以更好地提高长期照护体系的运作效率。因此，在中国长期照护评估体系建设的初期，在建立统一的多层次失能评估标准之外，可以借鉴国外的相关经验，同时增加照护需求识别的功能模块（见图9-2），为提高照护资源的利用效率，实现照护服务的精准化供给提供支持。

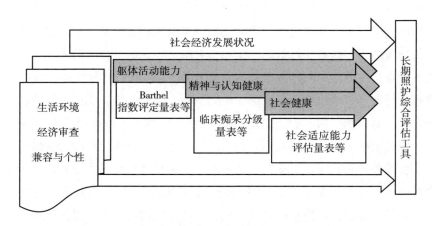

图9-2　多层次、模块化的长期照护综合评估工具

五　中国长期照护制度中的评估标准分析

随着人口老龄化成为我国经济社会发展的"新常态"，失能失智老年人的照料问题受到广泛关注，对此各级政府开始积极探索长期照护保险制度。人社部办公厅发布《关于开展长期护理保险制度试点的指导意见》，要求选择 15 个城市先行先试、积累经验。在试点的过程中，各地区采用了不同的失能评估工具。

（一）长期照护保险制度试点中的失能评估工具

参照多层次失能评估工具由单维度向多维度拓展的发展思路，目前我国大多数试点地区的评估工具尚停留在对失能状态进行单维度测量的阶段。比如，承德市、南通市、宁波市、安庆市、上饶市、荆门市、石河子市、齐齐哈尔市仍处于最初阶段，以 Barthel 指数评定量表作为主要评估工具，聚焦对躯体活动能力的评估。少数地区开始拓展失能评估的维度，建立了包括躯体活动能力和精神状态在内的多元评估体系，比如广州市、上海市和青岛市等地区同时评估失能与失智状况。但是社会参与能力的功能缺损尚未纳入失能评估的考量，完整的由生理、心理和社会参与三个维度构成的多层次失能评估体系尚未付诸实践。在失能评估的同时，部分试点地区尝试引入了其他功能模块，以提高对失能状态判断的准确度，提高对失能者的照料服务支持效率。比如，上海市在评估过程中引入了疾病评估的维度，主要是针对当前老年人群患病率比较高的 10 种疾病，如帕金森病、糖尿病、脑出血、高血压、晚期肿瘤、脑梗死等。成都市的长期照护评估工具增加了对社会支持程度的测评，并纳入了社会健康与环境互动。青岛市的失能评估涵盖内容更为广泛，包括了躯体活动能力、精神状态、特殊医疗护理需求、家庭经济情况、生活环境状况等多个方面。尽管少数地区开始增加对老年人生活环境、家庭状况以及个性需求信息的收集，但是具体收集的信息内容并不统一，如何利用这些信息提高照护服务的质量、降低照护成本还需进一步探索。

（二）失能评估中存在的问题

按照多层次、模块化的综合评估工具发展思路，我国长期照护制度中的失能评估整体仍处于较为初级的阶段，在实际操作中面临许多问题与挑战，具体如下。

1. 倾向单一评估工具使用，长期照护制度的准入门槛高

国内长期护理保险制度试点的失能评估工具大多依赖 Barthel 指数评定量表，保障目标聚焦重度失能人群，普遍缺乏对社会参与和外部环境的关注。从根本上来说，这是由于国内对失能的印象还较为刻板，大多集中于躯体失能方面，对精神失能和社会失能有不同程度的忽略；环境因素和经济审查等其他维度尚未充分纳入考虑。这意味着我国失能人群的多维照料需求并未得到社会各界的充分认识，从而导致失能人群期望的照料需求与现阶段所提供的服务不匹配。

2. 对提高照护服务质量和控制照护成本缺乏有效的应对

从健康老龄化的角度看，失能更多归因于外在功能表现下降，通过对外部环境的评估和干预可以降低失能的发生概率、延缓失能的发展。但目前的长期护理保险制度试点中缺乏对老年人生活环境和失能风险因素的有效评估，通过环境干预手段以提高老年人生存质量、降低照护成本的环节严重缺失，难以形成基于老年人失能状态和生活环境所定制的个性化照护方案。统一的模块化方案尚未形成，模块化评估对应的解决方案有待探索。

3. 各地的失能评估标准不统一，地区差异与城乡差异显著

这一方面跟各地区的社会经济发展状况和人口老龄化程度有关；另一方面和各地区在长期照护制度服务体系发展中所存在的差距密不可分。此外，相比于城市地区，乡村地区的服务可及性和持续性较差。因此，在失能评估标准设定较高的情况下，恐怕会持续加剧长期照护制度推行过程中的不公平性，拉大地区差距与城乡差距，在这一背景下，建设统一的多层次失能评估体系尤为重要。

4. 受限于公众对失能危机和长期照护保障的意识

由于城乡和地区差异以及贫富差距较大、个体素质良莠不齐，民众对未来可能存在的失能危机不够清晰明确。我国一直以来存在重医疗、轻护理的倾向，保险意识淡薄；长期护理保险制度试点覆盖人群大多是从医疗保险自动划入长期照护保险，民众参与感低。上述因素都不利于未来多层次失能评估体系的发展，阻碍了长期照护保险筹资水平和保障水平的提高。

六 结论

（一）主要结论

综合上述分析可以发现，随着长期照护制度的发展，对失能老年人的评估逐渐由单一的躯体失能评估发展为包含躯体活动能力、精神状态和社会参与三个维度在内的多层次失能评估。随着失能维度的增加，失能风险持续上升，带来了失能人群范围的扩大和照护服务难度的增加，为了控制照护成本的上升，提高照护服务的质量，人们又陆续引入了其他功能模块，失能评估工具最终发展为照护需求评估工具。整合不同用途的单一维度量表，最大限度地利用已有成熟评估技术，成为长期照护评估工具发展的主要路径。多层次和模块化成为当前长期评估综合工具的重要特征。多层次的失能评估体系满足了在不同的社会经济背景下发展普遍的长期照护体系对失能评估标准的弹性化和兼容性的要求。而模块化有助于最大化利用已有的数据信息和实践经验，提高服务质量，控制照护成本。

然而，在中国的长期护理试点实践过程中，多层次的失能评估体系仍未建立，各地的评估多停留在对躯体活动能力的单一维度评估，对失智人群的照护尚处于初期探索阶段，各地区用于评估的功能模块并未实现统一，增加了未来实现全国统筹的难度。此外，目前仍缺乏基于失能老年人所处的环境和失能状态而建立的个性化照护方案，照护服务的质量和成本控制难以实现。

（二）中国未来的失能评估工具发展策略

借鉴发达国家长期照护制度中失能评估工具的发展历程，本研究针对中国长期照护制度的失能评估方面存在的问题提出如下应对措施。

1. 贯彻"健康老龄化"的理念，建立多层次的失能评估指标体系

全面合理地评价老年人口的健康状况，可以为老年人的养老和照料需求提供事实依据，而老年人的综合健康状况评估，不仅包括生理健康、精神健康及认知和社会健康，还要考虑代际关系、社会支持等生活环境因

素。针对目前我国的失能评估指标较为单一、评估重心倾向于躯体失能的情况，下一步在推进长期照护制度建设的同时，需要进一步优化"健康老龄化"的理论指标，将精神与认知健康、社会健康以及环境因素等纳入评估体系，完善失能评估标准，建立多层次的长期照护综合评估体系。

2. 在提高照护服务质量的同时，引入经济考察因素，控制照护成本

多层次失能评估体系的采用，会带来照护负担和服务难度的持续增加。由于现阶段我国失能评估指标大多为医疗病理指标，只能通过生理和躯体失能程度评判其是否有长期照护服务的准入资格，无法识别被评估者具体的长期照护服务需求。因此，需要进一步收集个体的居住环境以及社会支持网络等信息，并结合具体的失能情况掌握其照护服务需求，提高照护支持的效率。此外，在照护资金紧张、项目的可持续性难以维系的情况下，收集必要的家庭社会经济信息可以为照护资源优先向经济弱势人群倾斜提供依据。

3. 细化评估指标的动态分级，兼顾不同地区的需求，推动长期照护体系的可持续发展

我国幅员辽阔，地域之间人口老龄化及社会发展状况差异较大。若推行统一的失能评估标准，那么评估工具需要具有适当的弹性和兼容性。在统一的多层次失能评估体系之下，各地可根据实际的社会发展水平与服务资源，动态调整失能评估的标准，逐步形成多维度的综合失能评估工具。这既能因地制宜适应各地的社会发展现状，又能实现未来建立全国统一的长期照护体系的诉求。在这一过程中，根据多层次的评估体系科学划分失能等级，并根据评估结果确定照护需求强度、照护服务等级，可以为个体提供更加细致精准的服务。

4. 转变理念，改变失能评估作为筛选和识别长期照护受益人群的独立环节的观念，将其作为开展照护服务的前置环节

失能评估的终极目的是为失能者提供照护服务，所以未来的失能评估需要重新定位为长期照护服务的前置环节，在评估过程中需要依据各个功能模块收集的信息进一步识别失能者需要的各类照护服务和照护强度，制订科学的照护方案。将前期失能评估和后期照护服务工作进一步结合，不仅可以提高照护服务质量，还会培养公众对失能和长期照护的意识与理念。广泛宣传的失能评估申请、严格执行的失能评估，以及失能评估后可能会获得的服务，既可以帮助人们加深长期照护保险以及服务提供支持的印象，增强公众对长期护理保险的认识，还有助于强化人们对失能的理解，培养接受长期照护服务的意识和消费理念，为这一制度的进一步发展营造良好的社会环境。

第十章 长期护理保险的给付制度分析

一 研究背景

随着经济发展水平提高、医疗卫生技术不断进步，人口死亡率虽有所降低，但带病生存的人数不断增加，由此导致中国的失能老年人口规模不断扩张，日常照料需求日益增加。为了更好地解决照料问题，提升失能老年人晚年的生活质量，社会养老服务的介入不可避免。西方发达国家的经验表明，长期护理保险制度是满足失能老年人照护需求、减轻家庭照料负担、抑制医疗卫生成本上升的有效途径。[①] 未来，长期护理保险制度也将成为中国缓解失能老年人家庭照料服务负担、提高失能老年人生存质量的关键性措施。

20 世纪末以来，在人口老龄化程度加重、经济迅速发展、妇女就业率提高、家庭规模小型化等多重因素的共同催化下，长期护理保险制度在许多西方发达国家应运而生。但由于不同国家之间存在经济、政治、文化等背景上的差异，长期护理保险制度设计不尽相同。如美国实施长期护理商业保险制度；德国、日本、韩国实行长期护理社会保险制度；英国、澳大利亚等国家实施长期护理津贴制度等。[②] 随着长期护理从家庭责任逐渐演变为社会问题，我国建立长期护理保险制度的紧迫性和必要性日益凸

[①] 王磊、林森、赵晔：《日本介护保险制度改革及其启示》，《地方财政研究》2013 年第 5 期；刘德浩：《长期照护制度中的家庭团结与国家责任——基于欧洲部分国家的比较分析》，《人口学》2016 年第 4 期。

[②] 戴卫东：《OECD 国家长期护理保险制度研究》，中国社会科学出版社，2015。

显。为解决失能老人的护理难题，人社部办公厅于 2016 年 6 月 27 日出台了《关于开展长期护理保险制度试点的指导意见》，选择 15 个城市开展护理保险试点。然而，长期护理保险制度的实施是一项包含审核、筹集、给付、管控等诸多内容的系统工程，其中的给付环节是该制度目标实现的关键因素。① 探究符合我国发展现状和现实需求的给付方式，对长期护理保险制度的完善毫无疑问具有重要意义。

近年来，长期护理保险中给付方式的选择引起了学界的关注。有研究指出，长期护理保险制度的终极目标是为失能者提供护理服务，服务给付方式能够保证政策目标更好地实现。② 在护理服务体系并不完善、服务质量难以保证的情况下，现金给付模式更符合我国当前的状况。③ 但也有学者认为，混合给付模式是最佳选择，不但能够满足失能者的护理需求，而且能够起到一定控制费用支出的作用。④ 进一步的研究发现，当前的护理保险给付缺乏对失能者及其家庭的"社会投资"，难以提升个人和家庭抵抗风险能力。综合而言，已有的研究主要集中对三种给付模式的优缺点进行探讨，忽略了保障各种给付模式顺利实施的社会环境，也未充分考虑各地区选择给付方式时所处的社会、经济和文化背景及其可能产生的相互作用。⑤ 有鉴于此，本章将结合外部社会经济环境系统分析各类给付模式的特点，揭示不同国家和地区长期护理保险制度的演变路径，并尝试探究不同社会环境下的最佳给付模式。

二　不同给付模式的运行机制

纵观国外长期护理保险制度的发展过程可以发现，在制度的发展和完

---

① 高春兰、陈立行：《护理保险的给付制度研究——兼评长春市失能人员医疗照护保险制度》，《长春理工大学学报（社会科学版）》2015 年第 7 期。
② 荆涛、杨舒：《建立政策性长期护理保险制度的探讨》，《中国保险》2016 年第 5 期。
③ 陈园、龙晖：《典型国家长期护理保险制度的经验与启示》，《市场研究》2016 年第 5 期。
④ 张奇林、韩瑞峰：《长期护理保险：化解社会老龄化危机的重要路径》，《河北学刊》2016 年第 4 期。
⑤ 阚川棋：《我国长期护理保险制度待遇给付方式问题研究》，《保险理论与实践》2018 年第 2 期。

善过程中，给付方式逐渐形成了现金给付、服务给付以及混合给付三种模式，体现了保险支持"补需方"和"补供方"的不同理念。医疗卫生体制改革领域关于"补供方"还是"补需方"的争论持续多年，前者鼓励直接将卫生支出投向医疗机构，以此降低人们的医疗卫生费用；后者则认为应当加强社保机构的功能，通过刺激医疗机构之间市场竞争的方式控制医疗费用。这一理念运用于长期护理保险的给付，使得不同给付模式表现了独特的优势，但在运行过程中也暴露了各自的问题。

（一）现金给付模式

现金给付模式是由政府依据失能等级的评估结果直接向失能者家庭支付现金，失能者既可以从亲属、朋友或邻居那里获得非正式的护理服务，也可以向定点或非定点机构购买自己所需要的护理服务。[1]

现金给付实施过程中存在两条主线：现金和服务（见图10-1）。就政策的执行过程而言，其工作以现金补贴发放到受益者账户为止；从制度监管和效果评价的角度来说，需要完成对定点机构招募、服务质量和现金流

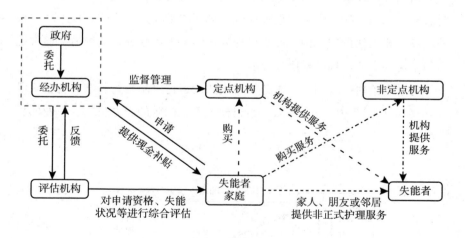

图10-1 现金给付模式运行机制

---

① 冼青华：《我国长期护理保险实施实物给付方式探讨》，《金融教学与研究》2010年第3期。

向进行监督。在现金给付模式中，家庭和机构是失能者的潜在护理来源，而对于服务内容和服务提供者的选择，是由失能者及其家庭完成的。在家庭成员有意改善失能者照护质量的前提下，家庭专业照护能力不足、家庭成员时间投入不足，以及社会化服务替代家庭服务的意愿较强，都会促使失能者及其家庭选择机构服务。在由众多服务提供商构成的照护服务市场上，充分的市场竞争可以保证失能者获得质优价廉的服务；但在服务供给不足、护理服务业不发达的情况下，现金难以顺利转换为失能者需要的服务。

（二）服务给付模式

服务给付模式是由保险经办机构依据评估结果直接向符合资质的护理机构购买相应的服务，而受益对象往往只能在指定的护理机构中进行选择。依据具体的服务类型，服务给付可分为居家护理、社区护理及机构护理。居家护理是指护理人员上门为失能者提供所需要的服务，譬如助浴、家务料理等；社区护理则是由失能者在社区的定点服务场所获取短期、临时服务，比如日托、康复护理等；机构护理则是较为专业的综合护理，被护理者需要入住护理机构，接受护理人员的全天候服务，这种情况通常更适用于需要专业护理的重度失能者。

与现金给付模式相比，服务给付模式的运行机制更为复杂，各个阶段环环相扣（见图10-2）。在服务给付模式下，高效的经办机构、专业的评

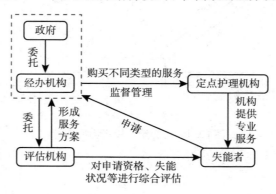

图 10-2　服务给付模式运行机制

估机构和优质的服务机构是保证长期护理保险顺利开展的基础。政府及经办机构在收到失能者的申请后，委托指定的专业评估机构开展失能评估，机构筛选符合标准的受益对象，并形成个性化服务方案，将信息反馈回经办机构。此后，政府将包括服务方案在内的受益对象的相关资料提供给受益者选择的定点护理机构，由其向受益对象提供相应护理服务，政府及经办机构则定期对其服务质量进行监督和考评。在这种服务给付模式中，三类机构发挥了核心作用，但由于受益对象的选择范围较小，增加了给付调整的难度，当受益对象的状况发生变化时，给付程序需"从头再来"，增加行政成本。此外，缺乏专业的评估机构会导致评估的效率和评估结果的可靠性下降，甚至无法提供有效的照护服务方案，从而削弱资金使用的效率和公平性及后续服务的质量。在服务机构有限的情况下，受益者的选择范围缩小，服务机构间的竞争不足也会降低服务质量。

（三）混合给付模式

混合给付模式是在现金和服务两种给付方式并行的基础上给予被护理者更多的自主选择空间，允许其根据自身状况和个人偏好来选择接受现金或者服务给付。因此，混合给付模式吸纳了上述两种模式的优势，既可以实现为失能者提供长期护理服务的制度目标，又可以发挥现金给付的补充性作用，使得长期护理保险制度的实际运行更加灵活、高效。但同样，混合给付模式也增加了项目调控和监管的难度，政府不仅需要对定点服务机构进行监督管理，而且需要对现金补贴流向以及服务转化效果进行考评，对政府的监管和调控能力提出了较高要求，也由此增加了政策的执行成本。此外，过度的自由必然会导致政策落实的失序，所以把控混合给付模式中"现金"与"服务"的比例也是一个值得思考的问题，必须兼顾受益者的选择偏好、受益者家庭的照护能力，以及社会化照料服务资源的性价比和可及性等多方面的因素。

三 不同主体特征状况对给付模式选择的影响机制

不同地区在进行给付模式选择时，往往会考虑其所处的社会、经济和文化背景等多方面因素。通过上文对给付模式运行过程的分析，可以从中分离出"政府""经办机构""评估机构""护理机构""失能者及其家庭"五个主体（见图10-3），这些主体的相关状况对给付模式的选择具有重要影响。

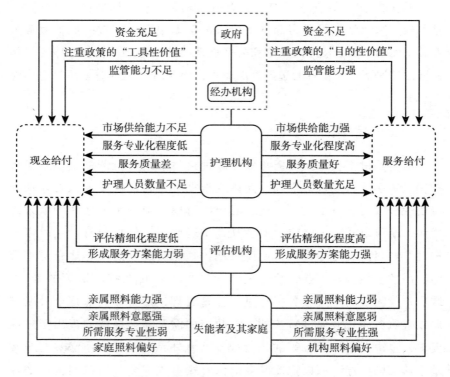

图10-3 不同主体特征对给付模式选择的影响机制

（一）政府

作为政策设计和执行的主体，政府对政策目标的定位会对给付模式的选择产生较大影响。对于长期护理保险制度而言，倘若政府更加注重政策的"工具性价值"，将重心放在"为失能者提供一定的支持和帮助"，便会更倾向于选择执行过程简化的现金给付模式。反之，如果政府更注重政策的"目的性价值"，便更有可能选择服务给付模式，由护理机构提供专业的服务不仅能够提高失能者的生活质量，而且能够在一定程度上"倒逼"护理服务水平的提高以及国家卫生护理事业的发展。[①] 此外，政策资金的充裕情况也是影响给付模式选择的重要因素之一。相比而言，现金给付模式更容易造成资金支出的"刚性需求"，缺乏有效的成本控制手段，后续的调整空间较小；服务给付模式则可以根据资金储备情况对服务内容进行适度调整，既能够保障制度的落实，又可避免带来过于沉重的财政负担。

（二）经办机构

经办机构受政府委托具体承办资金筹集、支付与结算以及全流程管理工作，其监管能力水平会对给付制度的设计产生影响。当经办机构对整个运行过程的监督和管控能力较强时，其更愿意扮演核心的主导角色，以"购买服务"的方式为失能者提供照料。服务给付模式将服务分配活动限制在政府、经办机构和护理机构之间，赋予了政府和经办机构根据经济发展水平、护理行业的发展状况等现实情况适度调整的空间，既能够保障制度的实施，又可以合理控制服务支出成本。反之，当经办机构的监管能力较弱时，便会倾向于给予受益者更多的选择权，经办机构仅需要根据失能等级评估结果给付定额现金。但货币给付的特殊性加大了监管的难度，对资金的流向难以把控，也很难衡量投入资金的利用率和取得的社会效果等指标，导致政策缺乏足够的调整空间。

（三）评估机构

评估机构在整个流程中扮演着重要的"守门员"角色，失能者在提

---

① 蒋曼、罗力等：《长期护理保险对老年健康服务产业发展的影响探索》，《中国卫生资源》2019 年第 1 期。

出申请后需经过评估机构的筛选，其中符合标准的对象方可成为受益者。当评估标准科学合理时，机构能够对身体状况不同的失能者进行精细化区分，政府可以根据受益对象所处的等级为其提供差异化服务，由此保障政策资金利用效益的最大化。反之，如果评估机构只能将申请者粗略地划分为"受益对象"和"非受益对象"，现金给付模式则更为适用。

此外，服务给付模式需要由评估机构为护理机构提供相应的护理方案。倘若评估机构无法为受益对象提供个性化服务方案，服务给付的效率将会被大幅度削弱。

（四）护理机构

护理机构作为提供服务的主体，在长期护理保险制度中发挥着重要作用。护理行业发展较为成熟的地区往往更倾向于选择服务给付模式，这些地区的市场供给能力较强，机构覆盖率较高，同时其服务内容的专业化程度高，服务质量较好，由此可以满足失能者专业性较强的护理需求。既有的社会化护理服务体系可以降低政策实施的难度，而服务给付模式也会扩大对社会照料服务的需求，进一步促进该体系的发展和完善。服务给付可以有效减轻被护理者家庭的照料负担，将一些适龄劳动力从家庭中解放出来，回归自己的工作岗位和正常生活，一方面可以发挥专业分工优势，为社会创造更多财富；另一方面可以缓和因照料负担而带来的家庭关系紧张。

相反，由于现金给付模式具有灵活性强的特点，其更加适合处于护理行业发展初期的地区。在专业护理服务可及性差、护理机构覆盖率低的偏远地区，现金补贴的方式可以起到良好的补充作用，保障这部分群体公平地享受政府给予的政策支持。同时，对于部分地区而言，服务的专业化程度较低、不可替代性较差，服务质量也难以得到保证，因此失能者可能更倾向于在家庭内接受亲属的非正式照料，现金补贴也可以在一定程度上缓解因工作机会和工作收入减少而带来的家庭经济状况恶化。

（五）失能者及其家庭

失能者及其家庭是长期护理保险政策的主要受益对象，政府在选择给付模式时需要充分考虑其所处的文化背景及社会经济环境等因素。文化背景会导致照料方式偏好有所不同，例如，在受儒家"孝文化"影响深远的中国家庭内部，子女赡养父母被视为应尽的义务，老年人也会更偏向在家中接受亲属的照料，出于更好地保障失能者的健康与安全、提高生命质量的考虑，由家庭成员提供的非正式照料是长期照护中不可或缺的服务来源，① 此时政府便会选择以现金补贴的形式为失能者家庭提供辅助性的帮助。

此外，失能者的护理需求以及亲属的照料意愿与能力都会对给付模式的选择产生影响。对于身体状况较差的失能者而言，其所需要的护理服务对于专业技能的要求较高，家庭成员难以继续胜任，往往需要接受专业机构的护理服务。而随着女性就业率的提高，家庭为失能亲属提供照料的意愿和能力减弱，更倾向于选择服务给付模式由机构为失能者提供护理。

四 典型国家长期护理保险制度中的给付模式选择

长期护理保险制度的发展路径往往受到经济发展水平、传统文化、宗教观念等方面因素的限制，是在具体背景下做出的合理选择，而制度的完善就是在基本框架下根据上述因素的发展变化进行修补和调整。②

德国是实行长期护理保险制度的典型国家，作为保守主义福利国家的代表，其在选择给付模式时深受"现金支付"传统的影响，但是人口老龄化程度的持续加剧，以现收现付制为基础的现金给付模式带来了巨大的财政压力。③ 此外，随着女性就业率不断提高，传统家庭护理模式的作用逐渐衰退。在"福利国家"传统及"国家责任"理念的影响下，德国政府担负了提供护理服务的责任。综合各方面原因，德国的长期护理保险制度最终选择了混合给付模式。但受罗马天主教道德观的影响，"补助原

---

① 王莉、王冬：《老年人非正式照护与支持政策——中国情境下的反思与重构》，《人口与经济》2019 年第 5 期。
② 孙敬华：《中国长期护理保险制度的福利要素评析及优化策略》，《北京社会科学》2019 年第 10 期。
③ 陈明芳：《福利国家的重构：以德国长期护理保险制度的建置与改革为例兼论台湾可得之借镜》，《台大社会工作学刊》2012 年第 6 期。

则"在德国社会法律中根深蒂固，它强调了家庭在赡养老年人中的基础
性作用。因此，德国长期护理保险制度的给付模式设计中充分贯彻了
"鼓励家庭护理"的理念。譬如，现金给付模式不仅为被护理者提供资金
补贴，还尤其关注护理者的待遇和权益，降低家庭护理间接和隐性成本，
以保障传统的家庭护理模式得以延续。[1]

日本是典型的人口老龄化国家，人口结构高龄少子化、家庭结构小型
化趋势明显，传统的家庭护理功能逐渐弱化。[2] 与之相伴的是劳动力资源
减少、经济增长速度放缓、医疗费用开支上升，社会养老和医疗保障给国
家财政带来了沉重压力。[3] 在这一背景下，日本政府寻求建立长期介护保
险制度，作为一种应对经济迅速低迷、抑制社会保障财政支出增长、缓解
家庭护理资源缺失的"应急型"社保制度。女权主义运动也是推动日本
长期介护保险制度出台的直接原因之一，为了避免女性承担繁重的照护任
务，日本的长期介护保险制度摒弃了现金补助，采取服务给付模式。为了
保障介护保险项目的推行，日本自 20 世纪 80 年代末以来相继实施了一系
列建设护理服务网络、鼓励人才培养的政策，并在 21 世纪初期建成了较
为完善的护理服务体系，为介护保险制度选择服务给付模式奠定了坚实的
基础。[4] 最初实行的服务给付模式主要包含居家护理和机构护理两种方
式，但近些年随着"就近养老"观念的普及，"社区护理"又被引入介护
保险给付模式。除此之外，"现金给付容易滋生违法申报问题"的观点也
是导致现金给付模式被排除在外的重要原因。

韩国的长期护理保险制度较多地借鉴了日本的经验，同样也采取了以
服务给付为主的模式。但是受社会养老服务资源不足的限制，对于部分失
智人群和偏远地区的受益对象，可以采取现金给付模式。除了日本长期介
护保险制度的影响外，韩国福利体系的建设也受到"生产性福利"思想

---

① 陈诚诚：《德日韩长期护理保险制度比较研究》，中国劳动社会保障出版社，2016。
② 吕政：《人口老龄化背景下日本介护保险制度的经验与启示》，《铜陵学院学报》2019
年第 2 期。
③ 〔日〕小岛克久：《日本经济发展与社会保障：以长期护理制度为中心》，王茜铃译，
《社会保障评论》2019 年第 1 期。
④ 高春兰、班娟：《日本和韩国老年长期护理保险制度比较研究》，《人口与经济》2013
年第 3 期。

的影响，认为福利制度应该为社会生产创造动力。① 因此，长期护理保险制度倾向于将护理者从家庭中解放，为社会创造更多的经济价值。为此，韩国在 2002 年和 2005 年陆续实施了"老人护理服务基础设施 10 年扩充计划"和"老年护理机构综合投入计划"，以提高护理服务水平和完善服务体系。此外，韩国在进行长期护理保险制度设计时遵循了"护理服务供给市场化、服务主体私人化"的理念，实施了一系列激励私人部门参与护理服务领域的措施，这些举措都为服务给付模式的实施奠定了基础。

为了解决老龄化加剧带来的护理问题，以色列于 1988 年开始实施面向老年人的社区长期护理保险。由于以色列宗教历史悠久，"奉行慈善"的信条积淀在民族传统文化中，且主张"社会主义"的工党一直在国家派别力量中处于支配地位。因此，以色列在实行长期护理保险制度的过程中更多地强调"国家责任"。同时，根据以色列国内的调查数据，大部分老年人更倾向于接受服务。② 因此，长期护理保险制度主要采取服务给付模式，只有当有护理需求的老年人无法享受服务时才以津贴替代。

由此可见，由于不同国家之间存在历史文化传统、宗教信仰、经济发展水平以及政治背景等因素的差异，它们在发展过程中形成了各具特点的长期护理保险制度。在长期护理保险制度的设计和实施过程中，必须考虑到具体的文化背景、既有的福利政策体系和当前的社会经济发展状况，结合给付模式的具体特点选择恰当的方式，完成对失能者保障和支持的转移。

五　中国长期护理保险实践中的给付模式

（一）长期护理保险制度试点中的给付模式

为了积极应对失能人群的长期照护问题，中国于 2016 年开始在全国

---

① 詹军：《韩国老年人长期护理保险制度述要——兼谈对中国建立养老服务新体系的启示》，《北华大学学报（社会科学版）》2016 年第 2 期。
② 戴卫东：《以色列长期护理保险制度及评价》，《西亚非洲》2008 年第 2 期。

15个城市开展长期护理保险制度试点，力争在"十三五"期间基本形成适应我国社会主义市场经济体制的长期护理保险制度框架。在大的趋势推动下，陆续有许多其他地区也开展了相关探索，本章也将其中部分地区纳入分析范围。

在长期护理保险制度探索实施的过程中，各个地区形成了不同的给付模式。在15个国家级试点地区中，青岛、上海、宁波、长春、荆门、苏州、广州以及齐齐哈尔等8个地区选择了服务给付模式，而南通、成都、上饶、承德、安庆、石河子、北京市海淀区等7个地区则采取了混合给付模式。在非试点地区中，巨鹿、桐庐、临汾、贺州、济南、常州（武进区）、乌鲁木齐等7个地区采取了服务给付模式，而嘉兴、昌吉回族自治州、克拉玛依、徐州、扬州、无锡以及温州等7个地区采取的则是混合给付模式。可见，当前绝大部分地区的给付模式涵盖了服务给付，而部分地区则会在考虑当地护理行业的发展状况、保险覆盖范围等因素的基础上增添现金给付，以此来弥补服务给付的不足。

此外，本研究结合实地调研以及对政策文件的分析发现，除青岛和长春两地实施的长期护理保险制度外，当前长期护理保险制度试点项目的服务多呈现"偏重生活照料，医疗与康复护理不足"的特点。主要原因是目前的长期护理保险多依托机构养老服务，但目前服务机构的"医养结合"水平较低，多侧重于提供清洁照料、睡眠照料、饮食照料、排泄照料等生活照料或家政服务，其专业化程度较低，不可替代性较差。相反，失能者对专业医疗护理服务的强烈需求却难以满足，这种供需错位降低了受益对象对服务给付模式的认可度。除此之外，当前长期护理保险制度的给付也缺乏对失能者及其家庭的"社会投资"，大部分地区所提供的服务局限于对失能者的身体护理服务，而较少关注他们的心理健康，忽视对失能者的精神慰藉和关爱。同时，对失能者生活环境的年龄友好化改造，也是提高其功能表现的重要途径之一，但目前我国长期护理保险制度对这方面的关注仍然不够。

（二）典型试点地区的长期护理保险给付制度

研究者选取了青岛、南通、成都、嘉兴、宁波及长春等6个典型地区，结合政策文件及调研结果分析其长期护理保险的给付制度选择路径（见表10-1），探究其背后蕴含的影响因素。

表 10-1　典型地区长期护理保险的给付模式和服务类型

试点地区	给付方式	服务类型	服务内容
青岛	服务	失能人群：医疗专护、护理院医疗护理、居家医疗护理、社区巡护；失智人群：长期照护、日间照护、短期照护	①机构护理：为重症失能者提供专业医疗护理（专护）；对长期患病、常年卧床的失能者提供长期医疗护理（院护）。②社区巡护和居家护理：主要提供日常生活照料和家庭病床服务。③机构设置失智专区，对失智者提供长期或日间照料，以及喘息服务
南通	服务+现金	医疗机构照护、养老机构照护、居家照护；辅助器具补助、居家自主照料补贴	清洁照料、睡眠照料、饮食照料、排泄照料、卧位与安全照料、病情观察、心理安慰、管道照护、康复照护、清洁消毒
成都	服务+现金	机构照护、居家照护；居家自主照料补贴	基本生活照料、日常护理项目（包括洗脸、洗头、口腔清洁、协助如厕、协助进食等）
嘉兴	服务+现金	养老机构护理、居家护理；近亲属照料补贴	机构护理：综合性日常护理；居家护理：日常照料
宁波	服务	机构照护	专护：向重症失能者提供专业医疗护理；院护：基本生活照料、日常护理项目
长春	服务	机构照护	失能者生活照料；癌症晚期舒缓疗护；医疗机构专业照护；养老护理机构日常生活照料

资料来源：根据各地区人民政府相关政策文件整理。

青岛市的长期护理保险制度源于对"社会性住院"问题解决办法的探索，① 2006年青岛市将老年护理院纳入医保报销范围，之后相继实施了医疗"专护"试点、家庭病床制度、医疗保险进社区等一系列政策，奠

---

① 邓大松、郭婷：《中国长期护理保险制度构建浅析——以青岛市为例》，《卫生经济研究》2015年第10期。

定了扎实的"医养结合"基础；2012 年正式建立长期医疗护理保险制度。自政策实施以来，青岛市一直采取服务给付模式，主要基于两方面的考虑：第一，青岛市的长期护理保险侧重于为失能者提供维持性的医疗护理，服务的专业性较强，需要依托专业医疗护理机构来实施；第二，青岛市长期护理保险强调家庭、政府和社会的角色定位与责任分担，认为家庭仍然是照料失能者的主体，保险则主要为失能者提供专业性较强、非正式照料者无法独立完成的护理服务。因此，青岛市最初是通过居家医疗护理（守护）、长期医疗护理（院护）以及医疗专业护理（专护）三种方式提供服务。而随着覆盖范围逐渐扩大为城乡一体，青岛市的长期护理保险制度又增添了社区护理机构人员上门巡诊照护（巡护）的服务方式，以解决农村定点服务机构不足的问题。此外，随着护理服务的改善，青岛市在2016 年将重度失智老年人也纳入了保障范围，由具备相关资质的护理机构设立失智者专区，提供照护服务。

南通市于 2016 年建立了基本照护保险制度，采用混合给付的模式为失能者提供支持。失能者既可以在机构内接受医疗照护和日常照护服务，也可以接受指定护理机构提供的居家照护服务。南通市在基本照护保险制度出台之前，先后实施的一系列措施（如建立家庭病床制度）完善了护理服务体系，为提供服务给付奠定了坚实的基础。[①] 但为了缓解护理机构床位紧张的情况，政府通过为非正式照料者提供补贴、推出种类丰富的居家护理服务套餐等方式，鼓励失能者接受居家照护。此外，对居住在农村地区、无法就近获得护理服务的失能者而言，现金给付也赋予了这一群体自主购买服务的权利，弥补了"偏远地区定点机构覆盖率低"这一短板。[②] 除此之外值得关注的是，南通市基本照护保险制度中的现金给付不仅为居家接受非协议机构照料的失能者提供照护补助，同时也为有辅助器具需求的重度、中度失能者提供一定的服务费用补贴，减轻了失能家庭的经济负担。

---

① 李新平、朱铭来：《南通市基本照护保险：制度设计、运行效果及前瞻》，《社会保障研究》2018 年第 3 期。

② 杜宇欣：《试点先行背景下我国长期护理保险制度面临的困境及对策——以江苏省南通市为例》，《劳动保障世界》2017 年第 14 期。

作为国家级试点地区之一，成都市于 2017 年 7 月正式开始实施长期护理保险制度。虽然在进行给付制度设计时，成都市选择了混合给付模式，但本研究在 2019 年 7 月的实地调研中发现，超过 82% 的受益者选择居家亲情照护补贴，他们很少会购买居家护理服务，而政府也鼓励失能者选择居家护理模式，为居家照料的失能者提供力度更大的补贴。因此，成都的长期护理保险制度实际上演变为以现金给付为主的混合给付模式。

嘉兴市是较早实行"城乡一体、覆盖全民"长期护理保险制度的地区之一，其给付制度的设计实施可谓"一波三折"。在政策实行之初，政府选择了现金给付方式，但在落实过程中发现现金补贴并未明显改善受益者的照料状况，也未有效推动社会照料服务体系的发展。于是政府又将给付模式转为服务给付，但由于农村地区的定点机构数量少、服务质量较差，当地的失能者无法获得相应的护理服务，受到受益者家庭的抵触。在综合考虑各方面因素之后，政府最终选择了混合给付模式。在制度设计中，受益者既可选择定点机构提供居家服务，也可以由经过专业培训的近亲属提供居家护理。当选择后一种方式时，经办机构会直接将补助打入护理者账户，以缓解他们的经济压力，但实施的过程中出现了家属为"分钱"而争执的现象。为此，当地进一步规范了居家护理服务的方式，形成了"6+3+3"的分账户支付模式。分别用于支付定点机构的居家护理服务、近亲属购买服务、护理耗材等。这种给付模式将非正式照护者纳入政策设计层面，既体现了对近亲属照料的价值认可，又可一定程度上减少现金给付下的"道德风险"。

宁波市长期护理保险制度与长春市失能人员医疗照护保险制度较为相似，都采取了服务给付模式，失能者需要入住定点照护机构方可享受护理保险的补贴。值得注意的是，两地都采取床日定额包干的制度与护理机构进行结算。细究其原因，主要是因为其评估标准比较简单，符合标准的特定人群就可以申请护理保险的补贴，但评估机构尚未根据失能者的身体状况制订具体的服务方案。因此，这种情况下的定额给付实际上是一种控制成本支出的方式，以此来弥补"评估机构制定服务方案能力不足"的问题。

六 对策：不同社会环境下的给付模式选择

在人口老龄化不断加剧、失能护理需求持续增加的背景下，中国建立长期护理保险制度的必要性和紧迫性日益凸显。各地在探索长期护理保险制度时，可以结合国内长期护理保险制度的试点情况以及其他国家的相关经验，综合考虑经办机构、评估机构、护理机构以及失能者及其家庭等相关主体的状况和特点设计给付制度。一方面，以保证制度落实的可行性为首要前提，充分考虑经办机构的执行和管理能力；另一方面，应根据经办机构、监管机构以及护理服务行业的发展状况，不断对给付模式进行调整，以此来提高制度的公平性和效率。此外，政府也需要秉持"以人为本"的理念，将失能者及其家庭的选择偏好纳入考虑的范畴。管理机构需要充分了解受益群体的需求，结合现实情况对服务供给进行适当调整，提高资金利用效率，提升服务效益。

在上述原则下，政府应当以发展的视野建设和完善给付制度。在长期护理保险制度实施之初，相关部门的执行和监管能力与经验不足，采用单一给付模式可以降低行政成本和监管难度。此外，在儒家文化的影响下，家庭照料在我国仍然是老年人不可或缺的照料资源，在制度实施的初期失能老年人及其家人对社会照料的接受度较低。在社会经济不发达、传统养老观念浓厚的地区这一现象更为突出，而有效的社会照料服务不足也会进一步加剧人们对服务给付模式的排斥。因此在这一背景下，政府可采用单一的给付模式，其中现金给付方式因流程简便、不受社会服务供给体系的约束，会受到更多青睐。但随着社会经济发展，以及家庭照料功能弱化，社会照护会成为满足老年人照料需求的重要途径，社会照料服务市场的培育，以及社会照料服务的可及性会受到更多关注，服务给付模式既可以保证失能者获得社会照料，又可以通过对服务提供方的补贴来刺激服务市场的发展，服务给付将逐渐取代现金给付模式。

然而，单一给付方式的设计思路却往往以牺牲制度的灵活性及受益对象的选择权为代价，在应对现实中日益多样化的需求时必然会捉襟见肘，而唯有混合给付方式才能够更好地推动政策目标的实现。在长期护理保险制度实施一段时间之后，管理和经办机构的执行与监管能力提升，可以应对更加复杂的工作流程，社会照料服务产业形成规模，失能者有了更多的选择空间，他们可以在家庭照料以及不同来源的社会照料之间进行选择，此时的制度设计可以适时地引入混合给付模式，通过市场供需和失能者家庭内部的动态调整进一步提高制度的效率和公平性。

为了提高长期护理保险资金的利用效率，实现从单一给付到混合给付的顺利过渡，我国在进一步完善长期护理保险的给付制度过程中，可以从以下几方面进行探索。

1. 拓宽补贴渠道，活用现金给付

现金给付的高度灵活性给予了受益对象充分的选择空间，因此成为必不可少的补充给付方式。为了保障政府提供的资金能够充分转化成为面向失能者提供的护理服务，自然需要加强对资金利用的监管力度，经办机构通过了解受益者所接受的护理服务来源、服务类型、服务时长，以及他们的健康状况、生活环境、资金用途等信息，综合评估资金的利用效果，将服务转化效果不理想的受益对象的给付方式调整为服务给付。为了保障资金能够得到充分利用，还应该合理调整现金给付的资金结构，对特殊失能人群的非正式照料者提供补贴，弥补正式照料资源的不足。

2. 完善服务体系，提高服务水平

服务给付依托完善的护理服务体系，因此为了确保服务给付的顺利推行，政府需要采取相应措施提高护理服务机构的覆盖率，尤其需要关注农村地区以及偏远地区失能者的服务可及性；同时，也要强化对服务质量的监督，确保护理服务的质量符合标准。此外，长期护理保险制度设计的"初心"是为失能者提供所需的照料服务，因此需要充分考虑失能者的功能性损伤和认知障碍等特点，提高给付的照护服务的专业化程度，增强给付的不可替代性，以弥补"家庭无法提供专业性较强的护理服务"的短板。

3. 精细评估标准，形成服务方案

提高评估的精细化水平可以加强政府及经办机构对给付的调控，有效控制给付成本。政府应该提供符合我国国情的统一的评估工具与工作流程，制定更为详细的失能等级标准和照护服务方案指南，以此提高服务的精准度和有效性，同时达到充分利用政策资金的目标，为服务给付和混合给付模式的顺利实施奠定基础。

4. 社商合作经办，提高监管能力

高效的经办机构是保障制度顺利推行的重要因素之一，长期护理保险制度的实施包括资金筹集、评估、给付、结算等多个环节，政府无法处处亲力亲为。因此，引入"社保经办、商保承办、行政监督"的模式不失为一种明智之选，引入专业保险机构来克服政府人力不足的问题。同时，建立信息化智能监管系统，对护理提供者、护理内容、护理质量等进行实时监控，并逐步建立失能者满意度评价机制，以此确保失能者能够享受到高质量的护理服务，保障长期护理保险制度顺利推行。

第十一章 中国的长期照护体系及长期 护理保险试点情况分析

一 研究背景

伴随中国人口年龄结构的持续老化，失能老年人口的持续扩张已经成为中国政府和社会不容回避的事实。2006 年中国 60 岁以上的老年人中有 6.4%生活完全不能自理，[①] 到 2010 年这一比例上升为 6.79%，[②] 如果考虑到外出、购物等基本的日常活动能力，2010 年老年人的失能比例将达到 22.66%。面对规模如此庞大的失能老年人口，家庭和社会必须提供专业护理和照料支持，以维持其生命的延续。然而，家庭规模日益缩小[③]、代际关系失衡[④]、照料功能弱化，不能满足老人日渐增长的照料需求。[⑤]在这一背景下，社会养老服务的介入已经不可避免。[⑥] 欧美等发达国家，以及日本和韩国等东亚国家的实践经验表明，长期照护制度在解决失能老

[①] 中国老龄科学研究中心课题组：《全国城乡失能老年人状况研究》，《残疾人研究》2011 年第 2 期。

[②] 吴玉韶、郭平主编《2010 年中国城乡老年人口状况追踪调查数据分析》，中国社会出版社，2014，第 301 页。

[③] 邬沧萍、杜鹏：《中国人口老龄化：变化与挑战》，中国人口出版社，2006。

[④] 陈柏峰：《代际关系变动与老年人自杀——对湖北京山农村的实证研究》，《社会学研究》2009 年第 4 期。

[⑤] 杨菊华：《人口转变与老年贫困》，中国人民大学出版社，2011。

[⑥] 张钧、郑晓瑛：《中国城乡老年健康及照料状况研究》，《人口与发展》2010 年第 6 期；中国老龄科学研究中心课题组：《全国城乡失能老年人状况研究》，《残疾人研究》2011 年第 2 期。

年人的照料问题方面发挥了显著的作用。① 有学者指出，长期照护制度将成为中国缓解未来失能老年人照料问题的关键性措施②。

随着失能老年人养老问题的日益突出，建立长期照护制度的呼声日益高涨，中国政府开始尝试探索建立长期照护制度体系，各种指导性意见和纲领性文件不断出台。2016年，人社部办公厅出台《关于开展长期护理保险制度试点的指导意见》，选择15个城市开展长期护理保险试点，力争在"十三五"期间基本形成适应我国社会主义市场经济体制的长期护理保险制度框架。近年来，各地陆续开始实施长期护理保险项目，在长期护理保险制度建设方面取得了许多有益的经验。从目前已经实施试点的城市的长期护理保险执行流程来看，大致需要执行筹集保险资金、确定保障对象、给付待遇享受等主要步骤（见图11-1），各个政策施行主体通力合作，对于执行保险运行过程中的经办和管理，不同试点地区在各个环节上存在较大差异。对当前试点的发展态势进行总结和分析，探讨其取得的经验和存在的问题，对进一步推动长期照护制度在中国的普及和发展，解决破解失能老年人的照料问题具有重要意义。

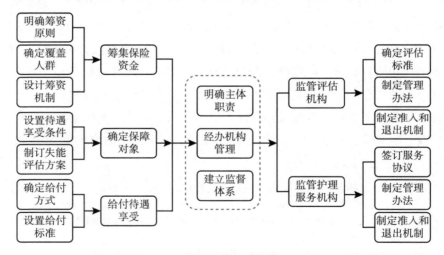

图 11-1　长期护理保险制度流程

①　王德文、黎剑锋、陈比聃：《发达国家老年人口健康照护的经验与启示》，《卫生经济研究》2013年第7期；田杨：《日韩老年长期照护保险政策对我国的启示》，《老龄科学研究》2014年第1期。
②　景跃军、李元：《中国失能老年人构成及长期护理需求分析》，《人口学刊》2014年第2期。

二　实施过程的比较分析

（一）筹集保险资金

1. 明确筹资原则

各地依据本地的社会经济发展水平和制度运行基本状况，制定合理的筹资原则。基金的运作基本遵循"收支平衡、略有结余"，但在收支分配的方案上存在差异。青岛市、南通市、上海市、宁波市、成都市、长春市、承德市、上饶市、荆门市、石河子市、苏州市、齐齐哈尔市均以"以收定支"为基本原则，而重庆市、北京市海淀区则以"以支定收"为原则。总体来说，刚刚启动新型社会保障制度试点的地区，大多选择"以收定支"的基本原则，以保障运作资金的充足和稳定；经济基础较好的地区，可尝试用"以支定收"的方式来满足保障对象的基本需求。

2. 确定参保人群

从保险覆盖的人群来看，大致可以分为三种类型：一是覆盖城镇职工基本医疗保险的参保人员，如承德市等；二是覆盖城镇职工医疗保险、城乡居民基本医疗保险的参保人员，如上海市、长春市、北京市石景山区等；三是北京市海淀区的特殊情形，包括本区城乡户籍年满 18 周岁的居民（在校学生除外）以及在本行政区域内各类合法社会组织工作的具有本市户籍人员（见表 11-1）。

表 11-1　我国长期护理保险试点城市参保人群比较

试点地区	参保人群
承德市、齐齐哈尔市、宁波市、安庆市、广州市、重庆市	城镇职工基本医疗保险参保人员
上海市、长春市、南通市、苏州市、上饶市、青岛市、荆门市、成都市、石河子市、北京市石景山区	城镇职工医疗保险和城乡居民基本医疗保险参保人员

续表

试点地区	参保人群
北京市海淀区	本区城乡户籍年满 18 周岁的居民（在校学生除外）以及在本行政区域内各类合法社会组织工作的具有本市户籍人员

资料来源：根据各试点城市长期护理保险相关政策文件整理。

在我国，长期护理保险（简称"长护险"）制度的建设仍处于起步阶段，各地正在借鉴国外经验和基于试点实践探索适合我国国情的长期护理保险制度框架。长期护理保险被作为养老、医疗、工伤、失业、生育五项基本社会保险制度以外的社保"第六险"实施和推广，为失能人群能够体面生活提供支持和保障。在参保人群的设置上，各地首先要明确长期护理保险的独立险种地位，将长护险制度建设作为完善多层次社会保障体系的一项重要任务来开展制度设计和基层实践，强调其促进公平与团结的社会属性，逐步扩大参保人群覆盖面，积极推动城乡一体，打破政企壁垒，将更多社会成员纳入互助体系。此外，各地在实施过程中需充分考虑新制度落实与推广的可操作性，重视其与已有的医疗、养老保险制度的有效衔接，结合地区社会经济发展水平的变化，由简易操作起步，逐步完善系统、高效的参保标准与流程。

在制度建设与实施初期，为了扩大资金来源、降低运营难度，需初步吸纳具有一定规模的参保人群；同时，为了方便信息登记和经办管理，需借助已有的政策制度和保障体系，制定有参照且易操作的参保标准。因此，将长期护理保险与医疗保险制度对接，让长护险的参保范围至少能够覆盖城镇职工基本医疗保险的参保人群，不失为过渡阶段的有效方法。事实证明，借助医疗保险的制度惯性来设置参保人群的各试点区域大多获得了积极的反馈，而北京市海淀区将户籍作为宽松准入标准的自愿参保模式并不利于提升群众的接受度和扩大制度的覆盖面。在制度实施的过程中，依据当地的发展状况和有关部门管理能力的提升程度，可逐步将城镇居民医疗保险和城乡居民基本医疗保险的参保人群纳入长护险参保范围，推动实现城乡统筹全覆盖的政策目标。在长护险制度经过初步的现实考验，能够顺利有效运行之后，可以进一步确立长护险的独立险种地位，将参保标准与医疗保险制度逐渐剥离，制定更加细化、明确、独立的参保规则，明确主体责任，实现独立设计、独立推进、独立运行，使长期护理保险制度成为一项认可度高、覆盖面广、运行高效的基本社会保障制度。

3. 设计筹资机制

各试点城市的筹资模式主要依据其资金来源的不同组合进行划分，资金来源具体涉及医保统筹、个人缴纳、财政补贴、单位补贴、福彩公益基金等渠道。其中最普遍的筹资模式是医保统筹加个人缴纳，包括长春市、齐齐哈尔市、重庆市；承德市、南通市、成都市、荆门市、青岛市、苏州市、安庆市，在医保统筹和个人缴纳的基础上增加了财政补贴。除此之外，其他试点城市的筹资模式之间均存在一定差异，例如，宁波市采取个人和单位共同缴费的方式，石河子市采取医保统筹、财政补贴、福彩公益基金相结合的方式，北京市海淀区采取个人缴纳、财政补贴、照护服务机构缴纳互助基金相结合的方式（见表11-2）。各试点城市的筹资模式对应的筹资比例、缴费时点、缴费金额等具体筹资要素，由各地政府根据当地社会经济发展状况决定。

表 11-2 我国长期护理保险试点城市筹资模式比较

试点地区	筹资模式
长春市、齐齐哈尔市、重庆市	医保统筹+个人缴纳
承德市、南通市、成都市、荆门市、青岛市、苏州市、安庆市	医保统筹+个人缴纳+财政补贴
上海市、北京市石景山区	个人缴纳+单位补贴+财政补贴
宁波市	个人缴纳+单位补贴
上饶市	医保统筹+个人缴纳+单位或财政补贴
广州市	医保统筹
石河子市	医保统筹+财政补贴+福彩公益基金
北京市海淀区	个人缴纳+财政补贴+照护服务机构缴纳互助基金

资料来源：根据各试点城市长期护理保险相关政策文件整理。

资金是长期护理保险制度能够顺利运行的关键。制定合理的筹资机制，需要有关部门综合考虑当地的社会经济发展水平、财政状况、民生水平、社会保障制度的运行效率等诸多因素。一方面，为了保证资金规模、降低制度风险，需要拓宽筹资渠道，确保能有相应的资金规模来实施对保障对象的给付，同时可以通过多种渠道之间的相互平衡与调整来维持资金的稳定；另一方面，在推广一项新制度时，要尽可能减轻个人的负担，避免通过牺牲个人的福利待遇来达成政策目标，这既是出于社会稳定的考虑，也是为了彰显保障制度的社会属性。

依照上述原则，在制度实施之初，可通过从医疗保险的统筹账户中直接划拨或调整医保统筹基金和个人缴纳费用的比例等方式来为长护险制度的运作提供初始资金。与此同时，可以辅以单位补贴、财政补贴等手段保障资金规模，并接受社会捐赠。总体而言，为了提高公众参保意愿，降低参保的门槛，个人缴纳费用的比例要较小，由政府或社会组织提供启动资金。具体的筹资结构和比例须由各地有关部门经综合考量后因地制宜做出决定。长期护理保险作为独立险种，在制度逐渐成熟之后，要逐渐采取过渡政策，尽可能减轻其对医疗保险统筹基金或其他社保基金来源的依赖，使不同类型的社保基金能够独立、有条理地运行并接受管理。与此同时，筹资标准也要根据当地经济社会发展、居民收入水平和基金实际运行情况，及时进行调整和更新。

（二）确定保障对象

设置待遇享受条件。待遇享受条件指长期护理保险的参保人员若要享受保险待遇，需要经专业评估达到的失能（失智）标准，在此基础上各个城市确定了其长护险制度试点对应的保障范围。从我国试点的实践情况来看，各试点城市在这个环节大致可以分为保障失能人群和保障失能及失智人群两个方向。在保障失能人群的城市中，大部分地区将重度失能人群作为保障对象，具体包括承德市、齐齐哈尔市、宁波市、安庆市、上饶市、荆门市、重庆市、成都市、石河子市和北京市石景山区。其中，成都市还将重度失能细分为一级、二级、三级。长春市和苏州市将保障对象扩大到中度失能人群，而北京市海淀区还将保障范围覆盖至全部失能人群。除此之外，上海市、青岛市、广州市、南通市等相对发达的试点城市在保障失能人群的基础之上，将失智表现同时纳入评估标准，并将存在认知功能障碍的失智或患阿尔茨海默病老年人也纳入保障范围（见表11-3）。

表11-3　我国长期护理保险试点城市保障范围比较

试点地区	保障范围
承德市、齐齐哈尔市、宁波市、安庆市、上饶市、荆门市、重庆市、成都市、石河子市、北京市石景山区	重度失能
长春市、苏州市	中重度失能
北京市海淀区	全部失能
南通市	中重度失能失智
上海市	失能和失智
青岛市	完全失能和重度失智
广州市	重度失能和中重度阿尔茨海默病

资料来源：根据各试点城市长期护理保险相关政策文件整理。

长期护理保险制度能够减轻失能人员及其家人在寻求长期基本生活照料服务时的经济负担和精神压力，其最终目的是维持个体基本的生命质量，维护他们的体面和尊严。因年老、疾病、伤残而丧失基本生活自理能力的人员，都是一个合格的社会救助制度体系所要照顾的对象。因此，一项成熟的长期护理保险制度需要在建立和完善的过程中，逐步将所有失能和失智人员纳入保障范围。

当前，我国的失能护理需求伴随着人口老龄化的加剧而不断增加，而护理行业尚未达到能与需求相匹配的专业、成熟水准。在制度推进初期，鉴于庞大的失能人群基数和高昂的专业护理成本，各地应当制定合理、细致、统一、严谨的失能评估标准，细化评估等级，优先关注重度失能人群。此后，根据运行效果和资金状况，有能力的地区可以逐步完善给付政策，使轻中度失能和失智人员也能够享受相应的待遇保障。在此过程中，负责评估工作的部门和机构应当积极建立失能等级评估专家库，并制定周详的失能状况复查复审制度，在实现应保尽保的同时防止资源浪费。有关部门应同步出台促进护理行业发展的政策意见，填补护理专业人才缺口，总体提升护理服务质量，降低购买专业护理服务的人均成本。

（三）制订失能评估方案

在评估标准的制定上，各地结合预期设定的保障范围，综合考虑待遇享受条件和评估方案，设计对应的评估工具和评估标准。纵观各地的实践，大部分试点地区包括承德市、南通市、宁波市、安庆市、上饶市、荆门市、石河子市仅考虑生活自理能力，并采用《日常生活活动能力评定量表》（Barthel 指数评定量表）作为评估工具。其衡量标准是：总评分在 40 分以下，则为重度失能；总评分 40~60 分，则为中度失能。长春市同样将生活自理能力重度依赖人群作为保障对象，但是其评估工具不仅包括 Barthel 指数评定量表，还包括《综合医院分级护理指导意见》和体力状况评分标准（卡氏评分 KPS）。另外，北京市海淀区基于生活自理能力维度进行评估，根据吃饭、穿衣、睡觉、如厕四项日常生活基本能力的失能项数划分等级，1 项失能为轻度失能，2~3 项失能为中度失能，4 项失能为重度失能（见表 11-4）。

还有部分地区综合考虑生活自理能力和认知功能的情况，并采用多种形式的评估工具和多个维度的评估指标。例如，广州市将诊断为中重度阿尔茨海默病，并且日常生活活动能力评定（Barthel 指数评定量表）不高于 60 分的人群纳入保障范围，即针对中重度阿尔茨海默病患者，可以适当降低失能水平的标准。上海市、成都市、苏州市、青岛市四个试点城市则自行开发综合评估量表，并从自理能力、认知能力、疾病情况、社会参与情况、家庭和社会环境等不同维度出发设计指标。其中，上海市将评估内容划分为自理能力维度和疾病轻重维度，前者包括日常生活活动能力、工具性日常生活活动能力、认知能力，后者主要是针对当前老年人群患病率较高的若干种疾病。成都市长期照护服务需求等级评估不仅考虑失能和失智情况，还在此基础上增加了对社会支持程度的衡量。苏州市规定把中重度失能人群作为保障对象，但是其评估维度实际上包含了失智情况，综合考虑感知能力、认知能力、行为能力、特殊护理项目等四方面因素。青岛市采用的评估表涵盖内容则更为广泛，具体包括日常生活活动、精神状态、疾病状况、社会参与、营养状况、生活环境状况等多个方面的因素。

表 11-4　我国长期护理保险试点城市评估标准比较

试点地区	评估工具/维度	衡量标准
承德市	Barthel 指数评定量表	总评分低于 40 分
长春市	Barthel 指数评定量表;《综合医院分级护理指导意见》,按照体力状况评分标准(卡氏评分 KPS)	Barthel 指数评定量表总评分低于 40 分,按照《综合医院分级护理指导意见》确定符合一级护理条件且生活自理能力重度依赖,按照体力状况评分低于或等于 50 分,癌症晚期
齐齐哈尔市	Barthel 指数评定量表	总评分低于 50 分
上海市	自理能力维度,包括基本生活自理能力、工具性生活自理能力、认知能力三个方面;疾病轻重维度,主要包括当前老年人群患病率比较高的 10 种疾病	采用国际通用的分类拟合工具,将评估结果分为:正常、照护一级、照护二级、照护三级、照护四级、照护五级、照护六级
南通市	Barthel 指数评定量表	总评分低于 50 分
苏州市	《苏州市长期护理保险失能等级评估参数表和自测表》,包括感知能力、认知能力、行为能力、特殊护理项目	分为轻度失能、中度失能、重度失能,保障中度和重度失能人群
宁波市	Barthel 指数评定量表	总评分低于 40 分
安庆市	Barthel 指数评定量表	总评分低于 40 分
青岛市	《青岛市长期照护需求等级评估表》,具体包括日常生活活动、精神状态、感知觉与沟通、社会参与、疾病状况、特殊医疗护理需求、营养状况、家庭经济情况、生活环境状况等	评估等级分为 0 级、一级、二级、三级、四级、五级等 6 个级别。0 级为能力完好,一级对应轻度失能,二级、三级对应中度失能,四级、五级对应重度失能
荆门市	Barthel 指数评定量表	总评分低于 40 分
广州市	Barthel 指数评定量表,经本市二级及以上社会医疗保险定点医疗机构中的精神专科医院或综合性医院神经内科诊断为中重度阿尔茨海默病	Barthel 指数评定量表总评分低于 40 分,或者诊断为中重度阿尔茨海默病,并且 Barthel 指数评定量表总评分不高于 40 分
成都市	《成都市成人失能综合评估技术规范》,包括失能程度、认知能力、疾病情况和社会支持度等方面	根据失能程度分为重度失能、中度失能和轻度失能。其中重度失能分为重度一级、重度二级与重度三级 3 个等级

试点地区	评估工具/维度	衡量标准
石河子市	Barthel 指数评定量表	总评分低于 40 分
北京市海淀区	吃饭、穿衣、睡觉、如厕四项基本生活能力	轻度失能(1 项丧失)、中度失能(2～3 项丧失)、重度失能(4 项丧失)
北京市石景山区	穿衣、进食、控制大便、控制小便、如厕、行走、洗澡、梳洗修饰、床椅转移、上下楼梯等方面的能力	总分共计 100 分,总分低于 40 分(含)的评估为重度失能,41～59 分为中度失能,高于 60 分为轻度失能

资料来源:根据各试点城市长期护理保险相关政策文件整理。

　　评估是长期护理保险制度受益对象必须经历的环节,决定了其享受待遇的资格,也决定了社会福利资源可真正提供给有需要的社会成员。因此,各地应该将评估工作和政府设定的保障范围综合考虑,设计因地制宜、合理可操作且公平公正的评估标准、评估工具。在借鉴国际通用的评估量表的基础上,在保障范围上暂时只考虑失能人群的城市,需要进一步根据我国失能人群的实际情况对量表进行本土化调整;而将失智人群也纳入保障范围的城市,需要将认知能力作为评估的主要维度之一,设计系统全面的评估工具。将评估内容覆盖行为能力、认知能力、重大疾病和心理状况、社会支持度等方面,是评估环节不断完善的目标,与此同时还要将评估标准不断细化,增强评估的准确性和可操作性,在实践中不断检验评估的效果,完善评估体系。

　　各试点地区失能状况评估的流程可以大致分为提交申请、材料初审、专家评估、结论告知、异议复评等步骤。在提交申请环节,有失能照护需求的参保人员或其亲属须依照政策文件将要求的材料提交至规定的受理机构,如社保经办机构设立的街镇级事务受理中心或街道办事处等。苏州市在书面申请方式之外还开辟了网络申请通道,相关人员可通过苏州市长护险信息管理系统平台在线提交申请。各受理机构接收到申请材料之后,及时对参保人员提交的材料进行审核,材料完整且具备资质的对象可以进入正式的评估环节。根据评估机构准入标准,具备评估资质、通过审核和公示的评估机构,将接收经办机构所提供的材料和信息,组织评估人员依照各地统一的评估标准,通知失能者及其亲属在指定地点开展现场评估,将各项评估指数录入信息系统，由信息系统判定申请人的失能等级。单次评估的评估人员一般不少于两人，部分城市针对行动不便的评估对象提供上门评估的服务。除此之外，大部分试点城市制定的评估流程规定，在对申请人进行失能评定期间，可就申请人生活自理情况在邻里、社区等一定范围内进行走访调查，作为失能评定的补充依据。广州市在现场评估的基础之上还增加了集体评审的环节，由市劳动能力鉴定经办机构组织评估专家小组对现场评估意见进行集体评审，最终确定评估对象的失能程度。在确定评估结果后，绝大多数试点城市采用政府网站和长期护理保险定点机构公示的方式公布评估结果，对于经公示无异议的结果，由保险经办机构将其送达申请人，或由申请人或其亲属自行至经办机构领取失能鉴定结论书。

若申请人对失能评估结果有异议，须在规定时间内向经办机构提出复评复议申请，由经办机构通知评估机构按规定程序对申请人的能力进行复评或终评。各试点城市的失能评估结果有效期呈现 6 个月、1 年、2 年等不同时限，以 1 年居多，过程中还包括状态评估、动态评估以及定期抽查评估等灵活性评估步骤。一般来说，在评估结果有效期满后，申请人须通过原申请渠道重新提交评估申请，以保证能够继续享受长护险待遇保障。各试点城市大多在介绍评估实施办法的文件中说明，评估环节的费用普遍由长护险基金承担，无需个人额外缴费。

（四）给付待遇享受

1. 确定给付方式

长期护理保险制度的实施是一项包含审核、筹资、给付、管控等诸多内容的系统工程，在制度探索实施的过程中，各个地区形成了不同的模式，给付模式大致可分为服务给付、现金给付和混合给付三种类型。在15 个国家级试点地区中，青岛、上海、宁波、长春、荆门、苏州、齐齐哈尔以及广州等 8 个地区选择了服务给付模式，而南通、成都、上饶、承德、安庆、石河子、北京市海淀区等 7 个地区则采取了混合给付模式（见表 11-5）。在非试点地区中，巨鹿、桐庐、临汾、贺州、济南、常州（武进区）、乌鲁木齐等 7 个地区采取了服务给付模式，而嘉兴、昌吉、克拉

玛依、徐州、扬州、无锡以及温州等 7 个地区采取的则是混合给付模式
（见表 11-6）。可见，当前绝大部分地区的给付模式中涵盖了服务给付，
而部分地区则会在考虑当地护理行业的发展状况、保险覆盖范围等因素的
基础上增添现金给付，来弥补服务给付的不足。

表 11-5　试点地区的给付模式

试点地区	给付模式	服务类型
青岛	服务	失能人群：医疗专护、护理院医疗护理、居家医疗护理、社区巡护， 失智人群：长期照护、日间照护、短期照护
南通	服务+现金	医疗机构照护、养老机构照护、居家照护， 辅助器具补助、居家自主照料补贴
上海	服务	社区居家照护、养老机构照护、住院医疗照护
宁波	服务	专业医疗机构护理、养老机构护理
成都	服务+现金	机构照护、居家照护， 居家自主照料补贴
长春	服务	机构照护
承德	服务+现金	医疗机构护理、护理服务机构、养老机构护理、居家护理， 居家自主照料补贴
上饶	服务+现金	上门护理、机构内护理， 居家自主照料补贴
荆门	服务	医院护理、养老机构护理、非全日居家护理、全日居家护理
安庆	服务+现金	医疗机构照护、养老机构照护、上门居家照护， 居家自主照料补贴
石河子	服务+现金	护理机构照料、上门居家照料， 居家自主照料补贴
苏州	服务	医疗机构护理、养老机构护理、居家上门护理
齐齐哈尔	服务	医养护理服务机构护理、养老护理服务机构护理、居家护理
广州	服务	定点机构护理、居家建床护理
北京市 海淀区	服务+现金	居家照护服务、社区照护服务、机构照护服务， 居家自主照料补贴

资料来源：根据各试点城市长期护理保险相关政策文件整理。

表 11-6　非试点地区的给付模式

非试点地区	给付模式	服务类型
巨鹿	服务	医疗机构专护、机构护理、居家护理
桐庐	服务	养老机构护理、医疗机构护理、居家护理
嘉兴	服务+现金	养老机构护理、医疗机构护理、居家护理，近亲属照料补贴
临汾	服务	医院专业护理、养老机构护理、居家护理、社区巡护
昌吉	服务+现金	医疗机构专护、护理或养老机构护理、居家巡护，居家自助护理补贴
克拉玛依	服务+现金	机构照护、居家照护，居家自主照护补贴
徐州	服务+现金	医疗机构照护、养老机构照护、居家照护，居家自主照护补贴
贺州	服务	居家护理、养老机构护理、医院护理
济南	服务	医疗专护、机构医疗护理、居家医疗护理
扬州	服务+现金	医疗机构照护、养老机构照护、上门居家照护，居家自主照护补贴
无锡	服务+现金	医疗机构住院护理、养老机构护理、社区居家护理，居家自主照护补贴(须经培训)
常州市武进区	服务	居家护理、养老机构护理、医疗机构护理
乌鲁木齐	服务	全日居家护理、全日定点护理服务机构护理、定点护理服务机构上门护理
温州	服务+现金	机构上门护理、养老机构护理、医疗机构护理，居家自主照料补贴

资料来源：根据各试点城市长期护理保险相关政策文件整理。

当前长期护理保险试点项目的服务多呈现"偏重生活照料，医疗与康复护理不足"的特点，除青岛和长春两地会提供医疗护理保险外，大部分地区只是提供简单的生活照料服务。主要原因是目前的长期护理保险多依托机构养老服务，但目前服务机构的"医养结合"水平较低，多侧重于提供清洁照料、睡眠照料、饮食照料、排泄照料等生活照料或家政服务，其专业化程度较低，不可替代性较差，失能者对专业医疗护理服务的强烈需求难以得到满足，这种供需错位降低了受益对象对服务给付模式的认可度。除此之外，当前长期护理保险制度的给付也缺乏对失能者及其家庭的"社会投资",大部分地区所提供的服务局限于对失能者的身体护理服务,而较少关注他们的心理健康,忽视对失能者的精神慰藉和关爱。同时,对失能者居家环境的年龄友好化改造也是提高其功能表现的重要途径之一,但目前我国长期护理保险制度对这方面的关注仍然不够。

作为服务给付模式的典型代表,青岛市自政策实施以来就一直采取服务给付,主要基于两方面的考虑:第一,青岛市的长期护理保险侧重于为失能者提供维持性的医疗护理,服务的专业性较强,需要依托专业医疗护理机构来实施;第二,青岛市长期护理保险强调家庭、政府和社会的角色定位与责任分担,认为家庭仍然是照料失能者的主体,保险则主要为失能者提供专业性较强、非正式照料者无法独立完成的护理服务。因此,青岛市最初通过居家医疗护理(守护)、长期医疗护理(院护)以及医疗专业护理(专护)等三种方式提供服务。而随着覆盖范围逐渐扩大为城乡一体,青岛市的长期护理保险又增添了社区护理机构人员上门巡诊照护(巡护)的服务方式,以解决农村定点服务机构不足的问题。

而对现金给付而言,几乎没有地区将其作为单独的给付方式,而往往是作为服务给付的补充方式。唯一比较特殊的是成都市的长期护理保险制度试点,作为国家级试点地区之一,成都市于 2017 年 7 月正式开始实施长期护理保险制度。虽然在进行给付制度设计时,成都市选择了混合给付模式,但本研究在 2019 年 7 月的实地调研中发现,超过 82% 的受益者选择居家亲情照护补贴,但他们很少会购买居家护理服务,而政府也鼓励失能者选择居家护理模式,为居家照料的失能者提供力度更大的补贴。因此,成都市的长期护理保险实际上演变为以现金给付为主的混合给付模式。

此外,也有一部分试点地区选择了混合给付模式,例如南通市在 2016 年建立了基本照护保险制度,采用混合给付的模式为受益者提供支持。受益者既可以在机构内接受医疗照护和日常照护服务,也可以接受指定护理机构提供的居家照护服务。南通市在基本照护保险制度出台之前,先后实施的一系列措施(如建立家庭病床制度)完善了护理服务体系,为提供服务给付奠定了坚实的基础。但为了缓解护理机构床位紧张的情况,政府通过为非正式照料者提供补贴、推出种类丰富的居家护理服务套餐等方式鼓励失能者接受居家照护。此外，对居住在农村地区、无法就近获得护理服务的失能者而言，现金给付也赋予了这一群体自主购买服务的权利，由此弥补了"偏远地区定点机构覆盖率低"这一短板。除此之外值得关注的是，南通市基本照护保险制度中的现金给付不仅为居家接受非协议机构照料的失能者提供照护补助，而且为有辅助器具需求的重度、中度失能者提供一定的服务费用补贴，减轻了失能家庭的经济负担。

为失能人群提供经济负担较小的长期护理服务，是长期护理保险制度设计的最直接目标。因此，绝大部分地区的给付模式中以服务给付为主体，在考虑当地护理行业的发展状况等因素后，适当辅以现金给付为补充，来弥补制度建设初期服务供给不足的短板。但就政策的最终目标而言，在政策导向上须显示服务给付的主导性和不可替代性，同时加强养老护理产业建设，推动护理行业整体发展，增加服务产品多样化、高质量供给，最终将保险收益直接转化为护理服务。

2. 设置给付标准

在确定给付方式之后，需要根据保险资金的收支状况、受益对象的规模、长期护理服务的供给能力、政策施行的目标综合考虑，制定详细、因地制宜的长护险待遇保障给付标准。各地在试点实践中，基本先将所提供的服务项目清单列出，然后按照保障对象选择的不同照护方式（如机构照护、居家照护、机构提供的居家上门照护、住院护理等）对其进行区分，针对不同的照护方式设置不同的给付标准。广州市、青岛市、成都市等城市制定不同照护方式所对应的长护险基金报销护理服务的比例，若是服务给付方式则支付给定点护理服务机构，若是现金给付方式则以补贴形式转入失能者的长护险社保账户；部分城市如广州市以护理服务的平均费用为依据设定了支付限额；苏州市则以"元/天"为单位设置了定额标准，由长期护理保险基金按标准定额进行支付；上海市则以时长为标准，规定应当给予不同失能程度的保障对象相应的护理服务时长。各地在政策制定上特别向社区居家照护这一模式倾斜，体现了我国目前养老大趋势下的主流倡导，有利于协调整个社会的失能护理资源。

（五）保险经办与管理

1. 明确政府部门职责分工

长期护理保险制度的建设是各地应对人口老龄化、建立和完善多层次社会保障体系的重要政策实践，由政府牵头、主导并负责制度的设计、执行和监督。政府各部门在长护险制度的议题上需要确定主责部门，并明确其他各部门的职责分工。各试点城市的实践在这一方面存在各种各样的差异，但总体来说，大多由市人力资源和社会保障行政部门或专门的医疗保障行政部门为主体，负责组织开展长期护理保险工作，对经办机构进行管理；由财政部门负责保险基金的保障和监督；由民政部门负责对提供长期护理服务的养老服务机构开展行业管理；由卫生健康部门负责对提供长期护理服务的医疗机构开展行业管理；发展改革、市场监管、大数据等部门从各个方面做好长护险制度体系的补充完善和衔接过渡。

2. 明确经办管理主体责任

社会保险经办机构是指社会保险行政部门在统筹地区内设立的具有提供社会保险服务、管理社会保险事务和基金的业务管理机构。长护险制度作为一项新型社会保障制度，其经办管理涉及保险资金筹集、费用结算与拨付、评估认定、护理服务质量监管、信息系统建设维护等具体工作。全国各试点地区基本依照"市级统筹，分级经办"的原则，将市本级和县（市、区）级的社会保险经办机构或医疗保险经办机构作为长期护理保险制度试点的经办机构。市本级经办机构负责长护险的费用结算和拨付、信息系统建设和维护等经办管理工作；县（市、区）级经办机构负责本辖区内长护险的具体经办业务。在确保基金安全和有效监控的前提下，大多数试点城市通过政府采购、招标等方式将除统筹管理之外的部分经办服务委托给具备资质的商业保险公司等第三方专业机构，由政府或社会（医疗）保险经办机构进行监督管理，费用从长期护理保险基金中列支，以提升经办服务的能力，青岛市、重庆市、南通市、上海市、宁波市、成都市、承德市、安庆市、苏州市和北京市石景山区等均采用这一方法。北京市海淀区以及非试点城市温州市等地区，则将具体基金业务经办工作全部委托给商业保险机构办理（见表11-7）。

表 11-7　我国主要长期护理保险试点城市的组织经办方式

试点城市	辖区内社会（医疗）保险经办机构	商业保险机构等第三方专业机构
青岛市	市、区（市）社会保险经办机构负责保险资金筹集、支付和经办管理工作	受委托承办具体经办服务工作
重庆市	社会保险经办机构负责经办管理服务	受委托承办具体经办服务工作
南通市	市医疗保险经办机构负责保险资金筹集、支付、结算等经办服务与管理工作	受委托承办受理评定、费用审核、结算支付、稽核调查、信息系统建设与维护等经办服务
上海市	市社会保险经办机构和医疗保险经办机构负责保险资金的筹集工作。市、区医疗保险经办机构负责经办管理服务。市医保中心负责保险的费用结算和拨付、相关信息系统建设和维护等管理工作。区医保中心负责本辖区内长期护理保险的具体经办业务	受委托承办具体经办服务工作（可利用老年照护统一需求评估结果，提供长期护理商业保险产品服务，提高经办管理服务能力）
宁波市	市、县（市、区）医疗保险经办机构负责经办管理服务。市级经办机构负责保险费用结算和拨付、信息系统建设和维护等经办管理工作，负责市区范围内委托第三方参与经办服务的管理工作。各县（市、区）经办机构负责本辖区内长护险的具体经办业务	受委托承办申报受理、失能评估、费用审核、结算支付、稽核等经办服务
成都市	市和县（市、区）社保经办机构、医保经办机构和劳动能力鉴定机构依照各自职责负责具体经办管理工作	受委托承办部分具体经办服务工作
长春市	市和县（市、区）医疗保险经办机构负责辖区内保险费用征集、使用和经办管理工作	受委托承办具体经办服务工作（长期照护保险承保及业务经办服务）
承德市	人力资源和社会保障部门负责安排保险经办管理工作	受委托承办具体经办服务工作
上饶市	市、县（市、区）医疗保险经办机构负责该险种的资金筹集、人员评定、待遇支付和管理服务等各项工作	受委托承办保险费用结算、监督管理等服务工作，通过整合社会资源拓展和延伸经办服务内容
荆门市	市医保经办机构负责辖区内长期护理保险业务经办管理	受委托承办具体经办服务工作
安庆市	市医疗保险经办机构负责保险基金筹集、支付、结算等经办与管理工作	受委托承办具体经办服务工作

续表

试点城市	辖区内社会（医疗）保险经办机构	商业保险机构等第三方专业机构
石河子市	市社会保险经办机构具体承办护理保险资金筹集、支付等经办服务与稽核监管、护理机构和护理人员服务质量评价等管理工作	受委托承办具体经办服务工作
苏州市	市社会保险经办机构负责经办管理服务	受委托承办具体经办服务工作
齐齐哈尔市	市医保经办机构负责资金筹集、支付、结算等经办服务与管理工作，组织开展长期护理保险的申请、评定以及定点服务管理等工作	受委托承办具体经办服务工作
广州市	市医疗保险经办机构负责保险的经办服务和管理工作。市劳动能力鉴定经办机构具体组织办理失能评估业务工作及相关事务	受委托办理保险待遇经办、失能评估等工作
北京市海淀区	—	负责具体基金业务经办、长护险投保人的资格管理、保险金的收缴与保险金的保值增值，以及服务支持、运行管理与服务金支付等业务
北京市石景山区	区社会保险经办机构负责保险基金的征缴、监督管理工作	受委托负责组织失能评估、与提供护理服务的机构和个人签订管理协议、费用审核、结算支付、护理服务质量监管、相关人员培训等经办管理业务

资料来源：根据各试点城市长期护理保险相关政策文件整理。

总体而言，将社会（医疗）保险经办机构作为长护险试点制度的经办机构能够借助原有社会保障体系的组织基础和运行结构更加顺利地进行制度实施和深化，"市级统筹，分级经办"的原则能够有效在纵向维度上对不同层次、辐射不同范围的经办服务管理工作进行合理分配。在政府及相关事业单位执行能力有限的情况下，在确保基金安全和有效监控的同时，借助保险行业的市场机制，通过"购买服务，政府监督"的模式，将一些细化、复杂、专业性强的经办服务工作委托给商业保险公司等第三方机构，可以作为现有经办机构的有效补充，依托社会力量灵活应对新制度的新变化，提升经办管理服务的能力。依据各地区社会保障体系建设程度，人社部门可以因地制宜地决定委托第三方经办保险业务服务的类型和比例，探索建立有效的工作衔接机制，推动制度的落实和推广。

在试点制度建设后期，各地需借鉴试点经验，逐步搭建长护险制度独立运行的组织框架和经办管理模式，使其逐渐摆脱对已有社会保障制度和机构的依附状态，明确主体机构及主体责任，进一步实现长护险制度的相对独立。

3. 基金管理和结算管理

各地的长护险试点制度在基金管理方面按照社会保险基金管理制度要求实行市级统筹，统一参保范围、统一缴费标准、统一待遇水平、统一经办管理。基金纳入财政专户，单独建账、单独核算、专款专用，接受财政、审计和社会的监督，出现收支缺口时，由财政部门报市级政府批准后予以补贴。长护险制度的基金管理必须遵循社会保险基金管理制度的基本法律法规，独立核算、透明公开。

各试点地区以现金进行待遇给付时，通过保险账户按月进行划转；以护理服务进行给付所产生的费用，基本实行床日包干管理，按规定的床日定额标准进行结算个人承担部分由参保人员个人与定点护理服务机构进行结算，保险基金承担的部分由长护险经办机构与定点护理服务机构按固定时间节点进行结算。

4. 评估机构的准入与管理

长期护理保险参保人员想要享受相关待遇时，需要利用评估工具、依照评估标准对其失能程度进行评估。为了保障长护险制度能够有效、稳定运行，需要制定统一科学的评估标准、选择专业评估机构和评估人员开展评估过程。各试点地区均出台了专门的长期护理保险制度失能评估管理办法，为定点评估机构制定了严格的准入标准。具有一定数量的评估人员、符合行业主管部门的评估要求、依法独立登记的资质良好的民办非企业单位或企事业单位，可向所在地的保险经办机构提出申请，成为该试点地区的长护险定点评估机构。当地人社部门对符合准入条件的机构实施协议管理，使其按要求配备符合数量要求、具有相应资质的管理操作人员，建设人社系统内部互联互通的长护险档案信息系统，并定期向社会公众公示定点评估机构名单。在制度运行的过程中，政府继续对评估过程进行跟进，对评估机构进行监管，明确监管原则和监管责任，评估机构自我管理，社会公众参与监督。

5. 护理服务机构的准入与管理

各试点地区人社部门在制定的制度实施细则或专门的定点护理机构管理政策文件中，对承担长护险制度保障对象待遇给付、提供护理服务的供应方制定了准入规则和管理办法。符合条件的护理机构可向保险经办机构提出申请，经办机构按照政策标准进行审核后与其签订服务协议，明确双方权利义务，约定协议价格和长期护理保险支付标准等内容，对此类定点护理服务机构进行协议管理。保险经办机构还需定期向社会公示机构名单，负责定点护理服务机构的监督管理。上门提供护理服务的护理人员必须具备相应资质，并与定点护理机构签订劳务合同。定点护理服务机构应主动公开机构内部设施建设和服务内容等基础信息，供保障对象及其家属根据需要进行自由选择。协商签订服务协议后，护理机构依照护理对象的情况制订相应的服务计划，提供优质合规的护理服务。

（六）建立制度运行的监督体系

监督是保障长护险制度有效运行的重要环节。各试点地区政府部门牵头，协同长期护理保险经办机构，依托长护险经办服务信息系统，严格按照有关法律法规的要求，建立评定复审机制，加强对基金筹集、评定复审、费用支付等环节的监督管理，防范保险基金欺诈、骗保行为，确保长护险基金安全，控制制度运行风险。各试点地区针对长护险制度运作的不同环节出台了相应的监督审查措施，为建设全方位、多层次的长护险制度监督体系提供了案例参考。

1. 考核考评制度

在评估质量监督层面，上海市等试点地区出台专门的评估管理办法和评估机构行业管理办法。一方面，通过建立评估复审机制，及时更新没有达到失能标准的保障对象的待遇享受，防止照护资源的浪费；另一方面，对失能评估机构和体系的监管原则、监管责任、监管流程等做出明确规定，在评估的各个环节中推动政府部门与社会公众协同监管，建立全流程多元化评估机构行业管理体系。人社部门通过建立诚信档案、日常考核、定期抽查、质量控制、信息公开和投诉举报等手段，对定点评估机构及评估人员进行监督检查，保障评估质量和监管效果。

在护理服务质量监督层面，成都市、广州市、青岛市等试点地区长护险经办机构建立质量评价机制及运行分析和日常巡查等管理制度，通过信息网络系统、随机抽查巡访、满意度调查等手段，加大对护理服务情况的跟踪管理。安庆市、南通市等试点地区在经办机构与协议护理服务机构结算的过程中实行预留保证金制度，为长护险基金安全和护理服务质量控制提供保障。经办机构应严格按规定审核护理费用，不符合长护险支付规定的不予支付；符合支付规定的先支付90%（或其他比例），其余作为保证金（服务质量保证金、风险准备金），年底根据对协议护理服务机构执行长护险政策规定及服务质量考核情况予以处理。

在第三方经办服务质量监督方面，成都市等试点地区长护险经办机构建立对委托承办经办服务的第三方机构的考核考评机制，并作为经办服务费用和基金划拨的主要依据，以保障经办服务整体质量。

2. 信息管理制度

各试点地区在出台的长护险制度试点实施意见中均指出，要加强长护险运行过程中的信息化建设。政府部门牵头主导搭建统一集成、实时更新的信息化平台，对制度运行的各个环节实施实时追踪和动态管理，评估机构及时上传申请对象在各个维度的评估数据，由计算机系统直接测算评估等级，护理服务机构依据实际情况及时更新服务对象的基本情况、服务内容、服务时间和服务费用等数据。长期护理保险经办机构负责相关软件的测试、运营、验收和维护，实现长期护理保险申请、评估、经办、服务、结算和管理全过程的信息化、智能化、精细化、标准化。

三　上海市的长期护理保险制度

（一）上海市长期护理保险制度建设概况

早在开展试点之前，上海市就已经实施"高龄老年人居家医疗护理"，作为保障老年失能人员基本护理需求的制度探索，其实施过程也被作为后续开展长期护理保险制度试点的先行经验和参照。作为人社部确定的国家长期护理保险制度建设进程中的首批试点城市之一，上海市于2016年底发布《上海市长期护理保险试点办法》（沪府发〔2016〕110号），对开展长期护理保险制度试点过程中的适用对象、部门责任、资金筹集、评估认定、服务形式与内容等基本要素进行了明确规定，并随即发布需求评估实施办法、定点护理服务机构管理办法、社区居家和养老机构护理规程等配套政策文件。2017年，上海市在徐汇、普陀、金山三区开展了长期护理保险试点。2017年底，上海市依据开展试点一年内的政策实施状况，印发了修订后的《上海市长期护理保险试点办法》（沪府发〔2017〕97号）和《上海市长期护理保险试点办法实施细则（试行）》，对试点制度设计进行了完善和补充，并于2018年在全市范围内试点。截至2018年11月底，上海市长期护理保险试点已基本覆盖全市街镇，有约18.6万老人接受护理服务，定点护理服务机构已有近千家，已申报执业护士、养老护理员、健康照护师等各类护理服务人员约3.2万人。2018年1~10月，长护险基金支付服务费用7.06亿元。[1] 此后，上海市不断补充制定和完善更新长护险制度的各项配套政策文件，并于2019年底将试点办法和实施细则的有效期延长至2021年12月31日。2020年5月，上海市将社区日间照护服务试点纳入支付范围，补齐了"居家-社区-机构"养老服务体系的短板，与上海市"9073"养老服务格局（90%由家庭自行照顾，7%接受社区居家养老服务，3%入住机构养老）相互衔接支撑。截至2020年6月，上海市接受长护险服务的老人人数为39.1万人，其中接受养老机构照护6.7万人，接受居家照护32.4万人。从护理内容看，生活照料占服务量总数的86%，医疗护理占服务量总数的14%。[2] 享受长护险服务的不同失能等级老人，健康水平都有不同程度提高。

（二）上海市长期护理保险制度运行流程分析

1. 筹集保险基金

依据修订后的《上海市长期护理保险试点办法》（沪府发〔2017〕97

---

① 田晓航：《上海约18.6万老人受益于长期护理保险试点》，新华社网，2019年2月1日。
② 吴頔：《长护险试点：绣花功夫走过"艰难的路"》，《解放日报》2020年9月27日。

号），上海市将当地试点的长护险参保范围规定为参加本市职工基本医疗保险的人员（第一类人员）以及参加本市城乡居民基本医疗保险的60周岁及以上人员（第二类人员）。为了应对严峻的人口老龄化趋势，加快推进长期护理保险制度的建立和推广，彰显"社保第六险"的社会福利属性，推动建立老年友好型城市，上海市将全市职工和城乡居民基本医疗保险的参保人员同时纳入长护险参保范围。作为我国典型的特大城市和直辖市，这样的政策设定不仅与当地经济发展水平和政策施行能力相适应，而且在全国范围内率先建立了城乡一体、覆盖全市的长期护理保险制度标杆。

上海市长期护理保险基金的筹资水平按照"以收定支、收支平衡、略有结余"的原则合理确定，并根据实际情况及时进行调整。长期护理保险的资金筹集工作由市社会保险事业管理中心、市医疗保险事业管理中心负责，基金来源主要由个人缴费、单位缴费和财政补贴多个渠道构成。其中，职工基本医疗保险参保人员的用人单位缴纳职工医保缴费基数的1%，个人缴纳职工医保缴费基数的0.1%；城乡居民基本医疗保险的参保人员个人缴纳总筹资的15%，政府补贴总筹资的85%。在试点期间，上述资金全由医保统筹资金划拨；针对第一类人员，按照用人单位缴纳职工医保缴费基数1%的比例，从职工医保统筹基金中按季调剂资金。针对第二类人员，根据60岁以上居民医保的参保人员人数，按照略低于第一类人员的人均筹资水平，从居民医保统筹基金中按季调剂资金。长护险基金管理纳入市社保基金财政专户，统一管理、专款专用。市社会保险事业管理中心、市医疗保险事业管理中心（简称"市医保中心"）负责长期护理保险的资金筹集工作。

制定长期护理保险基金的筹资方案，需要参照现有各项基本社会保险的筹资水平和筹资渠道，依照城市社会保障体系的建设水平和资金实力确定收支分配的基本原则，以及资金的各种来源和权重分配。此外，还需制定试点期间的过渡方案，利用现有的医保基金完成从运行五项基本社会保险到六项基本社会保险的顺利衔接。

2. 确定保障对象

《上海市长期护理保险试点办法》规定，60岁及以上经过专业评估失能程度达到评估等级二至六级且在评估有效期内的参保人员，可以享受长期护理保险待遇。此外，上海市还对符合年龄要求申请享受待遇的参保人员规定了基本的待遇享受条件，即第一类人员需按照规定办理完成申领基本养老金手续，第二类人员需按规定完成居民医保缴费且享受居民医保待遇。从整体来看，基于上海市相对领先的养老护理行业发展水平、社保基金支付能力、公共服务供给能力，综合估算上海市老龄失能人口照护需求，上海市长护险试点的保障人员标准基本将失能和失智的老人囊括在内，能够为大多数需要基本护理服务的老年失能失智人员提供支持和保障。

在制订失能评估方案方面，上海市于 2016 年 12 月 30 日发布《上海市长期护理保险需求评估实施办法（试行）》，介绍了评估环节的基本操作。2020 年 4 月 30 日，上海市印发《上海市老年照护统一需求评估办理流程和协议管理实施细则（试行）》，参考近年来的试点经验，对评估环节的实施规则进行了细化。

（1）评估主体。符合申请条件的参保人员在申请受理后，需按规定接受长护险定点评估机构的评估。具有一定数量的评估人员、符合行业主管部门的评估要求、依法独立登记的资质良好的民办非企业单位或企事业单位，可向所在区医保中心提出申请，成为上海市长护险定点评估机构。符合条件的机构由上海市医保中心对其实施协议管理，并须按要求配备具有相应资质的管理、操作人员及信息联网系统。市医保中心须定期向社会公众公示定点评估机构名单。

（2）评估标准与评估工具。上海市在整合现行的上海市老年照护等级评估、上海市高龄老人医疗护理服务需求评估以及上海市老年护理医院出入院标准的基础上，统一制定了《上海市老年照护统一需求评估标准（试行）》（沪卫计基层〔2018〕012 号），该标准从自理能力维度和疾病轻重维度出发，采用国际通用的分类拟合工具将评估结果分为正常、照护一级、照护二级、照护三级、照护四级、照护五级、照护六级共七个层级。其中，自理能力维度将基本生活自理能力、工具性生活自理能力、认知能力分别对应 85%、10%、5% 的权重进行计分测量，疾病轻重维度则以当前老年人群患病率比较高的 10 种疾病为测评依据，将每种疾病的局部症状、体征、辅助检查、并发症分别对应 30%、30%、30%、10% 的权重测量该种疾病的得分。此后，先按照疾病维度得分将被评估人员分为不同程度的三个类别，再在三个类别之中分别依照自理能力维度得分进行最终的失能级别评定。与此同时，上海市依照评估标准制作了《上海市老年照护统一需求评估调查表》，作为统一的评估工具。定点评估机构组织评估人员上门完成评估调查，将被评估人员的情况如实记录在评估调查表上，然后按照评估标准分级规则，利用长护险信息系统的评估计分软件对评估调查记录给予综合计分评级。

（3）评估流程。上海市长护险制度试点的评估流程分为初次评估以及期末评估，评估有效期为 2 年。如对初次评估的结果有异议，被评估人可以申请复核评估。相关部门也提供在评估结果有效期内的状态评估，并为具有特殊需求的人员开辟评估"绿色通道"。其中最关键的初次评估，定点评估机构须在收到符合条件的老人向街镇社区事务受理渠道提出申请信息后的 15 个工作日内，完成现场评估调查、录入评估调查记录、集体评审、出具评估报告和结果告知书、公示评估结果等评估工作，将评估报告和结果告知书等内容反馈至社区事务受理中心，由社区事务受理中心评估其等级和相应的待遇享受。被评估人员初次评估的费用由长期护理保险基金支付 80%，个人自负 20%。定点护理服务机构将在后续根据评估报告和有关规定，结合护理服务对象的实际，制订服务计划，再安排护理服务人员按照服务计划提供相应的护理服务。

（4）评估体系监管。上海市颁布的《关于加强本市老年照护统一需求评估机构行业管理的通知》（沪卫老龄〔2019〕4 号）对老年人失能评估体系的监管原则、监管责任、监管流程等做出了明确规定。依照"政府主导，属地管理""社会共治，公开公正""改革创新，提升效能"的基本原则，该通知要求在评估的各个环节做到政府部门协同监管、行业组织规范自律、评估机构自我管理、社会公众参与监督，建立全流程多元化评估机构行业管理体系，通过建立诚信档案、定期抽查、质量控制和信息公开等手段，保障评估质量和监管效果。

3. 给付待遇享受

设置给付标准与方式。上海市的长护险制度给付采取以服务给付为主的形式，将服务类型分为社区居家照护、养老机构照护、住院医疗照护三种，对每一种服务模式的具体服务内容和待遇标准进行了详细规定。上海市规定的 42 项护理服务项目包括 22 项日常生活照料项目、17 项医疗护理服务项目以及 3 项预防康复训练项目。总体按照以照护地点确定的不同服务类型制定不同的给付标准。针对采取社区居家照护方式的保障对象，其制定的服务时长标准是：评估等级为二级、三级的，服务时间为 3 个小时/周；评估等级为四级的，服务时间为 5 个小时/周；评估等级为五级、六级的，服务时间为 7 个小时/周。为鼓励居家养老方式，可给予符合特定条件的评估等级为五级、六级的照护对象一定的额外服务时长或现金补贴。长护险基金支付 90% 参保人员在评估有效期内发生的社区居家照护服务费用。针对评估等级为二至六级、采取养老机构照护方式的保障对象，长护险基金支付 85% 在评估有效期内发生的养老机构照护服务费用，每月可分担 510~790 元护理费。针对采取住院医疗照护方式的保障对象，其在住院医疗护理期间发生费用的报销，按照其本人所参加的本市职工医保或居民医保的相关规定执行。长护险制度试点阶段，将逐步推进参保人员由老年照护统一需求评估后再享受住院医疗护理。

上海市将服务给付作为待遇给付的主体，是基于上海市相对发达的养老护理行业基础和可以预估的保险基金规模，同时也是出于更好地为失能者提供长期护理、实现政策目标的目的，为不同类型的保障对象制定不同的给付规则，能够更加细致地落实政策，满足保障对象相应的需求。

护理机构的准入与管理。上海市按照鼓励社区居家照护、推动公平竞争、引导社会力量参与、控制服务成本和提高服务质量等基本原则确定定点护理服务机构，符合准入条件的机构可向市医保中心提出申请。社区居家照护的服务机构包括具备从事社区养老服务资质的基层机构和公司；养老机构照护有养老机构；住院医疗照护有社区卫生服务中心、护理院等基层医疗卫生机构和二级医疗机构。试点阶段，承担老年护理服务的基本医疗保险定点医疗机构，可以视为定点护理服务机构。市医保中心按照《上海市长期护理保险定点护理服务机构管理办法（试行）》（沪医保规〔2019〕3 号）对此类定点护理服务机构进行协议管理，约定协议价格和长期护理保险支付标准等服务协议内容，定期向社会公示机构名单，负责定点护理服务机构的监督管理。

4. 保险经办与管理

明确经办管理主体责任。修订后的《上海市长期护理保险试点办法》规定，市医保中心和各区医保中心是上海市长期护理保险经办机构。市医保中心负责长期护理保险的费用结算和拨付、相关信息系统建设和维护等管理工作，区医保中心负责本辖区内长期护理保险的具体经办业务。鉴于上海市社会保障体系的设计相对健全、运作效率较高、责任划分较为清晰、工作人员具备相应的能力，上海市的长护险经办工作基本依托已有的社会保险经办服务体系，利用医疗保险的经办机构实施长期护理保险的经办流程，在《上海市长期护理保险试点办法》中并未直接提及委托第三方商业机构代理经办服务的内容。

保障体系运行过程中的监督。市医疗保险监督检查所受市人力资源和社会保障局委托，具体实施长期护理保险监督检查等行政执法工作，由有关部门制定相应的监管细则，对没有履行相应责任或造成违法犯罪的工作人员进行处置。

（三）上海市长期护理保险制度试点的经验与问题

上海市的长期护理保险制度设计坚持问题导向、需求导向、效果导向。上海市的试点经验为其他城市，尤其是经济发达的大城市提供了很多可供参考的经验。

其一，上海市将全市范围内的职工和城乡居民基本医疗保险的参保人员全部纳入参保范围，有利于制度的普及和推广。

其二，上海市估算保险基金和基础设施的承受能力之后，在设定保障人群时兼顾了失能和失智人员，满足大部分照护对象的需求。

其三，《上海市长期护理保险试点办法》中所设置的多渠道筹资模式能够保障运营资金规模，维持资金运营稳定，降低制度运行风险。同时，减轻个人负担，彰显社会属性。在试点阶段，上海市采取全由医保统筹资金划拨调剂的方式，能够有效进行制度衔接与过渡，逐渐提升居民的认知度和接受度。

其四，上海市长护险制度试点中的老年照护统一需求评估体系较为成熟和完善，对提交定点评估机构申请的单位，尤其是其中的评估人员制定了严格的准入标准；在评估标准的制定上考虑行动能力、认知能力和重大疾病，并制定统一的评估工具；在评估流程的制定上明确各项工作完成的时长限制，督促相关责任单位和机构提高效率，并通过复核评估和期末评估来监督管控评估的质量，防止照护资源浪费；政府牵头建设需求评估监管体系，并承担监管的主要责任，以有形有效的手段对评估流程中的各环节、各人员进行监督管理。

其五，在设置服务给付的标准时，给予社区居家照护方式更多的政策关照，能够更好地鼓励社区居家照护的发展，协调养老照护资源。

其六，针对提供照护服务的护理服务机构的管理制度较为成熟，在协议管理的过程中，注重责任划分和信息管理。

但在实施过程中，上海市的长期护理保险制度也暴露了一些问题，具体如下。

首先，上海市的试点政策目前仅针对老年群体，并未考虑 60 周岁以下因疾病或伤残丧失基本生活自理能力的有关人员，这也是上海市在后续完善长护险制度体系过程中的一个关注方向。

其次，评估有效期过长，一旦参保人通过评估，在不自行申报复审或状态评估的情况下，两年之后才会接受下一次评估。评估机构和经办方无法有效关注到保障对象两年内的健康状况变化，既无法为健康状况恶化的老人提供额外的帮助，也有可能出现家属隐瞒老人身体情况好转的事实骗保的情况。

再次，上海市的服务给付模式，在服务项目上依托良好的养老护理行业基础，相对注重医疗护理，但缺失心理和精神层面的支持，且将服务范围限制在"床边服务"的范围内，没有纵深考虑独居老人的生活需求；同时，以时长为依据制定给付标准并不能很好地满足失能老年人的日常照料需求。

最后，上海市的筹资机制存在筹资标准与方式不独立、用人单位负担较重等问题。尤其是在试点期间，资金调度完全依赖医保基金，作为一种过渡手段，需要及时推进下一步的衔接过渡方案，否则将违背长期护理保险作为独立险种试图减轻医保负担的初衷。

　　在扩大试点期间，上海市须进一步明确长护险功能定位，完善需求评估机制，提高服务供给能力，进一步加强评估管理、服务管理、机构管理、护理人员管理，推进市区紧密协同、"一网通办"，形成政府提供基本保障、社会提供多元服务、商业保险满足高端需求的生态圈，为国家长期护理保险制度体系建立提供更具参考性的"上海经验"。

四　结论

　　自 2016 年 6 月人社部办公厅发布《关于开展长期护理保险制度试点的指导意见》以来，15 个首批试点城市陆续根据当地经济发展水平和政策施行能力出台了地区长期护理保险试点相关制度。近年来，一些非试点城市也自发开展长期护理保险制度建设探索，取得了许多有价值的实践经验。2020 年 9 月 16 日，国家医保局、财政部发布《关于扩大长期护理保险制度试点的指导意见》（医保发〔2020〕37 号），新增 14 个试点城市，进一步深入推进试点工作，力争在"十四五"期间基本形成适应我国经济发展水平和老龄化发展趋势的长期护理保险制度政策框架，推动建立健全满足群众多元需求的多层次长期护理保障制度。整体而言，我国的长期护理保险制度试点遵循"政府主导，社会互助，统筹协调，因地制宜"的原则，以"广覆盖、保基本、多渠道、多层次、可持续"为制度设计方向，在试点地区内实行市级统筹，统一参保范围、统一缴费标准、统一待遇水平、统一经办管理。

（一）筹集保险基金

　　在覆盖人群上，至少囊括城镇职工基本医疗保险的参保人群，发达地区则将城乡居民基本医疗保险参保人员等人群也纳入参保范围，推动实现城乡一体全覆盖。在资金筹集上，各地通过医保统筹、个人缴纳、财政补贴、单位补贴、福彩公益基金等渠道筹集保险基金，具体筹资模式、筹资比例及筹资标准根据当地经济发展水平决定；筹得的保险基金纳入财政专户，单独建账、单独核算、专款专用，接受财政、审计和社会的监督。

（二）确定保障对象

在保障范围上，各地以合理、统一的失能评估标准划定失能人员的评估等级，优先关注重度失能人群，部分经济发达地区将轻中度失能人员和失智人员同步纳入保障范围。在失能评估上，各地依照当地基本情况制定了统一的评估标准，大多数地区将生活自理能力作为主要评估依据，而保障范围囊括失智人员的地区将认知能力维度同时纳入评估方案。长护险经办机构制定相应的评估机构准入标准并对符合条件的申请机构实行协议管理和监督，建立失能评估专家库和复审制度。

（三）制定给付模式

保险给付可分为服务给付、现金给付和混合给付三种模式，大多数试点地区采取服务给付模式，一些地区在服务给付的基础上增加现金补助的措施，形成了混合给付模式。各地依据各自的保障范围和护理服务发展水平，因地制宜制定给付层次和标准。对于给付过程中的护理服务，由指定的长期护理保险经办机构与符合条件的护理服务机构签订协议，实行协议管理，并按照规定对所产生费用的个人承担部分和基金承担部分分别进行结算。

（四）保险经办管理

在组织经办方式上，各地基本将原有的社会（医疗）保障经办机构作为长护险经办机构，并在确保基金安全和有效监控的前提下，通过政府采购、招标等方式将部分经办服务委托给具备资质的商业保险公司等第三方专业机构，以提升经办服务的能力。

目前，我国的长期护理保险制度已进入扩大试点阶段，需要明确现阶段的制度设计目标。除了进一步扩大覆盖人群和保障范围，完善筹资方式、给付标准和评估流程之外，还需开始强调长护险的独立险种地位，使其与已有的社会保障尤其是医疗保障体系相互衔接但相互独立，创新体制机制，完善多层次、广覆盖的社会保障体系，为全国各地提供可借鉴、可参照的实践经验。

结　语

　　人口老龄化是人口转变的必然结果，而与人口转变过程相伴随的是人口的健康转变过程，慢性疾病取代急性病和传染性疾病，成为人类健康的重大威胁。带病存活至老年甚至高龄阶段的人群规模不断扩大，老年人群的生活自理能力不断下降，他们的长期照料逐渐成为学术界的重点研究领域，也日益引起政府和社会的广泛关注。对不同出生队列的老年人衰老过程的分析表明，个体生活自理能力严重受损的发生时间随着寿命的延长而不断推迟，老年人生活自理能力严重受损后的尚余存活时间相对比较稳定。研究中对老年人活动能力衰退过程的纵向分析展现了个体衰老进程的异质性，揭示了预期寿命延长过程中衰老进程的变化趋势，佐证了外部环境支持的变化能够在一定程度上弥补客观生理功能恶化带来的活动能力下降，验证了建立动态的老年期年龄标准的合理性。本项目的研究结果表明，与年龄相比，尚余存活时间是评价老年人生理功能衰退状况的更有效指标，老年人往往在去世前的一段时期才会出现生活自理能力的快速衰退，这一过程并不会随着预期寿命的延长而出现相应的扩张性改变。本研究揭示的人类衰老进程随预期寿命不断延迟的发展过程缓解了人们对于老龄化进程中不断加剧的照料负担的忧虑，启发人们更加科学、理性地看待衰老与临终，妥善从容选择老年及临终照料模式与资源；研究结论中关于重度失能时间在个体生命历程中相对固定的发现，为未来老年人失能率以及失能老年人照料成本预测提供了关键性的数据支持；研究结论对把握未来的老年人健康状况变化趋势、预测长期照护需求具有重要的借鉴和指导意义。

　　老年期活动能力的衰退过程受到诸多因素的影响，而社会经济因素在其中发挥着重要作用，这些因素通过"选择"和"保护"两种途径影响衰退过程。多种机制的共同作用导致了老年人失能风险变化趋势的不确定性，对目前的中国老年人群而言，由于社会经济状况的改善，死亡的淘汰作用下降，老年人整体健康状况下降，这种改变在一定程度上延长了老年人生理功能受损后的存活时间。因此，积极推进健康老龄化、构建老年友好环境对提高个体老年期的生活质量、延长独立生活时间具有重要意义。研究揭示了导致老年人口失能率变化趋势不稳定的相关因素及其内部作用机制，对人口转变和健康转变的不同阶段老年人口的余寿和健康预期寿命拓展模式的差异提供了理论解释。该研究结果具有重要的应用价值：一方面，研究发现为未来的老年人失能率以及照料成本的增长趋势判断提供了理论依据；另一方面，研究识别了存在高度健康风险的弱势人群，为健康老龄化的社会干预和全生命周期的健康管理提供了理论和事实依据。

人口老龄化已经成为不可逆转的趋势，随着经济发展水平提高、医疗卫生技术不断进步，人口的高龄化特征不断显现，随之而来的便是失能人口规模的不断扩张，以及日常照料和专业护理需求日益增加。长期照护制度是各国应对人口老龄化的产物，这一制度在服务的提供和资金的支持方面减轻了家庭照料负担，通过长期护理保险的方式将长期照护服务从专业的医疗卫生服务体系中相对剥离，抑制了医疗卫生成本的上升势头。发展长期照护服务已经成为中国基本养老服务体系建设的重要内容，而实施长期护理保险制度也将成为中国缓解失能老年人家庭照料服务负担、提高失能老年人生存质量的关键举措。本研究对长期护理实践的理论和实证分析结果将为未来长期护理保险试点的推广和完善提供可靠的理论和事实依据，本研究的结论旨在启发人们进一步推广和普及长期护理保险制度，完善长期护理保险制度设计，优化运行机制，从多角度入手构建广覆盖、高质量的长期照护体系。

后　记

　　健康的恶化和身体功能的下降是老年期最大的困扰，也是造成众多老龄问题的根本原因之一；而老年人口健康状况的变化亦是评估老龄政策实施效果的重要依据。准确地了解老年人口的健康状况和发展趋势是保障积极应对人口老龄化国家战略的高效、持续推进的基础前提。对老年健康的关注是老年学研究中历史最悠久同时最为庞大的一个分支。但在人口的高龄化趋势不断显现的今天，人们依然无法准确掌握长寿老年人的健康状况和身体机能的变化规律，这也给老龄社会的前景带来了很大的不确定性。人类社会生产力水平的提高，物质生活的改善提高了人们的生活品质，带来了寿命的延长，却未必带来幸福的结局。越来越多的人担心将会步入漫长而失控的老年期，面对沉重的医疗和照护负担。人们甚至开始反思，我们一直以来追求的生产和生活方式，以及人生目标是否正确？显然这些困惑将会损害人们的生活品质，甚至阻碍老龄社会的发展。

　　在人口转变的不同阶段，人类健康的主要威胁也在不断发生变化。在绝大多数人难以活到 60 岁的时代，人们在与各种传染病和突发疾病抗争，长寿是人们最大的渴望。但在 80% 的人都会活过 70 岁的今天，人们更希望能够健康地长寿，甚至对晚年生活品质的渴望超过了对生命长度的追求。随着老龄化的加剧和余寿的延长，老年人群中的慢性疾病患病率持续升高，躯体的活动能力已经取代疾病成为区分老年人群行为和养老需求的最主要特征。降低失能风险，提高晚年生命质量，减轻对家人和社会的负担是当前包括中国在内的世界各国开展健康老龄化行动的基本目标，而揭示不同特征人群晚年的失能发展轨迹，识别相关风险因素，将为人们寻求活跃、自立的晚年生活，实现健康老龄化提供有益的参考。

正是出于上述考量，我近十年来的研究工作主要关注老年人的失能风险，失能引发的照料问题和应对策略。本书集中了作者近年来在老年健康和长期照护体系建设方面的研究成果，书中各章内容的完成需要大量的数据资料收集、整理和分析工作，作者谨在此处感谢中国人民大学老年学研究所的付敏、梅真、王东京、陈诗璐、李念、史埕玮等同学在这项工作中提供的大量帮助。

最后，作者真诚地感谢中国人民大学科学研究基金（中央高校基本科研业务费专项资金资助）项目（19XNI001）对本研究的长期持续支持。

图书在版编目（CIP）数据

中国老年人活动能力及照料需求／张文娟著．
北京：社会科学文献出版社，2024.12. --ISBN 978-7-
5228-4466-4

Ⅰ. R473

中国国家版本馆 CIP 数据核字第 2024ET9170 号

中国老年人活动能力及照料需求

著　　者／张文娟

出 版 人／冀祥德
责任编辑／周雪林
责任印制／王京美

出　　版／社会科学文献出版社（010）59367126
　　　　　地址：北京市北三环中路甲 29 号院华龙大厦　邮编：100029
　　　　　网址：www. ssap. com. cn
发　　行／社会科学文献出版社（010）59367028
印　　装／三河市龙林印务有限公司

规　　格／开本：787mm×1092mm　1/16
　　　　　印张：16　字数：252 千字
版　　次／2024 年 12 月第 1 版　2024 年 12 月第 1 次印刷
书　　号／ISBN 978-7-5228-4466-4
定　　价／98.00 元